GONGLI YIYUAN XINGZHENG GUANLI SHIJIAN TANSUO

公立医院行政管理实践探索

周其如 主编　司彤 副主编

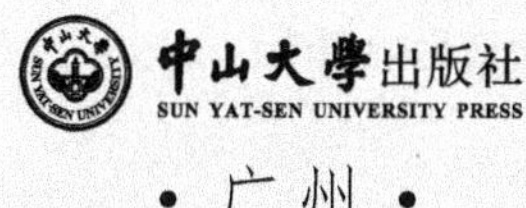

· 广州 ·

图书在版编目（CIP）数据

公立医院行政管理实践探索/周其如主编；司彤副主编．--广州：中山大学出版社，2024.7．--ISBN 978-7-306-08126-1

Ⅰ．R197.322

中国国家版本馆 CIP 数据核字第 20241F5C91 号

出 版 人：王天琪
策划编辑：曾育林
责任编辑：曾育林
封面设计：林绵华
责任校对：梁嘉璐
责任技编：靳晓虹
出版发行：中山大学出版社
电　　话：编辑部 020-84113349，84110776，84111997，84110779，84110283
　　　　　发行部 020-84111998，84111981，84111160
地　　址：广州市新港西路 135 号
邮　　编：510275　　　　传　真：020-84036565
网　　址：http://www.zsup.com.cn　　E-mail：zdcbs@mail.sysu.edu.cn
印 刷 者：广东虎彩云印刷有限公司
规　　格：787mm×1092mm　1/16　20.75 印张　395 千字
版次印次：2024 年 7 月第 1 版　2024 年 7 月第 1 次印刷
定　　价：86.00 元

如发现本书因印装质量影响阅读，请与出版社发行部联系调换

编 委 会

主　编　周其如

副主编　司　彤

编写人员

（排名不分先后）

高　龙　张云竹　王云情　李志豪　秦　怡

王丽娜　吴禹飞　陈　海　周银湘　朱伟杰

黄　焕　黄志全　陈宗荣　林杰民　王盛飞

曾　洁　陈俊洪　金思一　熊一兴

主编、副主编简介

主编：

周其如　从事临床、医院管理40年，原广东省网络医院院长，现为广东省第二人民医院互联网医疗中心负责人、广州地区互联网医院质量控制中心主任、广东省“互联网+”家庭医生签约服务中心负责人、广东省基层医生能力提升培训中心主任、中国研究型医院学会移动医疗专业委员会副主任委员、广东省临床医学学会互联网医院专业委员会主任委员。

副主编：

司　彤　博士，副主任医师，广东省第二人民医院医务部主任，先后担任西藏山南市人民医院副院长、广东省第二人民医院阳山医院（阳山县人民医院）院长职务。学术任职：广东省医学会泌尿外科分会青年委员会委员、广东省医学会泌尿外科基层学组委员、广东省健康养生协会泌尿健康分会委员。获2021年度“羊城好医生”称号。广东省医院学会委员、广东省卫生经济学会委员、广东省临床医学会互联网医院专业委员会常务委员。

主要编写者简介

高　龙　高级政工师、卫生管理研究助理员、经济师，广东省第二人民医院文秘科副科长，研究领域：医院管理。

张云竹　硕士研究生，卫生管理研究助理员、经济师，广东省第二人民医院办公室业务骨干，主要从事医院办公室管理方面研究。

王云情　广东省第二人民医院医务部医疗科科员，医学硕士，主治医师，卫生管理研究助理研究员，毕业于山东大学。从事风湿免疫临床相关工作近10年，从事医务管理相关工作3年多，参与省、市级课题3项，以第一作者发表SCI论文2篇。

王盛飞　广东省第二人民医院互联网医疗中心副主任，从事医务管理、互联网医疗管理及运营、临床医疗10多年，在急危重症体系建设、互联网医疗质量控制、专病管理方面有一定研究，参与相关课题3项，发表论文近10篇。

曾　洁　广东省第二人民医院互联网医疗中心卫生管理研究助理研究员。主要从事远程会诊、远程心电和远程影像等互联网医疗服务工作。目前发表SCI论文10多篇，主持省市级课题3项。

吴禹飞　广东省第二人民医院人力资源部人力资源管理师，主要从事医院人力资源管理方面的研究。

朱伟杰　广东省第二人民医院信息科工程师，主要从事医院信息化建设工作，对远程医疗、互联网医院、智慧医院建设方面有较深理解。广东省第二人民医院互联网医院“叮呗医生”系统项目和“广东省互联网医疗服务监管平台”主要参与者。发表文章7篇，其中SCI收录2篇；参与国家级、省级科研项目3项。

李志豪　广东省第二人民医院科教部，具有10年的科教工作管理经验，曾负责科研项目、医院实验室、实验室生物安全、医企联合、专利、成果转化、学术任职、伦理审查、研究生教育、本科生教育、进修生等工作管理。

周银湘　广东省第二人民医院财务部预算科，硕士研究生，会计师，研究方向为医院财务管理。

黄　焕　广东省第二人民医院房管科工程师，主要负责医疗规划设计建设全流程管理工作，曾参与广东省应急备用病区、国家重大疫情救治基地等重点省级/国家级医疗建设项目。

陈宗荣 广东省第二人民医院医学工程部医疗器械工程师，主要负责大型医用设备全生命周期运维管理和院区设备耗材管理工作。

陈俊洪 卫生管理研究主管医师，广东省第二人民医院民航院区纪检室负责人。“广东省抗击非典三等功”及“广东省抗震救灾先进个人”“广州市抗击非典先进个人”称号获得者，曾获广州市预防医学会优秀论文三等奖。

陈　海 广东省第二人民医院纪检室，经济师，主要从事党员、干部遵纪守法培训，内部管理风险防控研究等工作。

黄志全 广东省第二人民医院房管科科员，现主要负责医院基建项目管理工作，包括基建项目的规划、立项、筹备、实施、验收交付等全过程管理，曾参与广东省第二人民医院应急备用病区改造等省级重点项目建设。

林杰民 汕头市中心医院医疗器械工程师，广东省基层医药学会医疗器械管理分会常委，主持2项汕头市科技局项目，参与1项国家卫生健康委科研项目，取得发明专利多项。

熊一兴 广东省第二人民医院医务部医疗科科员，从事医务管理、临床医疗近10年，对急危重症体系建设、医疗机构依法执业、突发公共事件医疗救援有一定研究，发表论文2篇。

金思一　毕业于南方医科大学，医学硕士，临床医师，卫生管理研究实习员，现就职于广东省第二人民医院医务部，从事互联网诊疗管理、医务管理、临床相关工作6年多，广东省健康管理学会医务管理专业委员会委员，参与国自然课题1项、院级课题2项，发表中文核心期刊论文2篇、SCI论文4篇。

王丽娜　广东省第二人民医院伦理办秘书，硕士研究生学历。作为第一作者发表文章2篇，核心期刊参与发表文章1篇，参与编写专著1部，参与实用型专利1项。

秦　怡　大连市友谊医院伦理委员会秘书，在读医学伦理学博士。先后主持大连市卫计委科研课题3项，参与省级课题1项，获大连市科技进步奖三等奖1项。

目　　录

 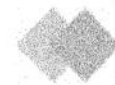

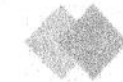

第一章　医院办公室行政管理

第一节　办公室工作概述

一、办公室工作

办公室是一个单位、一个系统、一个机构的关键部门，起着承上启下、协调各方的作用，承担着协调、组织、管理医院日常办公工作的职责，责任重大。2023年，习近平总书记对新时代办公厅工作作出了重要指示，强调提高政治站位，强化政治担当，提升政治能力，落实政治责任，建设让党放心让人民满意的模范机关。习近平总书记关于新时代办公厅工作的重要讲话和指示批示，系统回答了新时代办公厅的政治要求、职责定位、主要任务、工作标准、队伍建设等一系列重要问题，是新时代新征程做好“三服务”工作的根本遵循[1]。

结合习近平总书记的重要讲话和指示批示精神，医院办公室工作也要进一步深刻领悟“两个确立”的决定性意义，带头做到“两个维护”，紧扣党的二十大确定的目标任务，强化政治担当，切实提高政治把关能力，更好履行抓落实的基本职能，全力推动院党委决策部署落地见效。要适应新形势新任务，全面提高“三服务”工作能力水平，着力加强统筹协调，着力当好参谋助手，着力确保政令传输安全畅通，着力筑牢保密防线，着力做好服务保障。要落实政治责任，以更高标准、更严要求、更实措施加强医院办公室自身建设，为医院高质量发展作出应有贡献。

二、医院办公室工作的性质特点

习近平总书记曾经讲到，办公室工作有四个特点，一是“重”，既是单位的第一参谋助手，也是一定程度上的“大服务员”，还是重点任务的高效督办员。二是“苦”，很多同志加班加点、夜以继日，舍小家为国家。东汉刘祯“驰翰未暇食，日昃不知晏；沉迷簿领书，回回自昏乱”，正是办公室人员埋头文稿的真实写照。三是“杂”，巨至国家大事、重要决策，细至室内卫生、干部生活，上至接待首长领导，下至联系平民百姓，内至核心机密，外至世俗民情，什么都要了解。四是“难”，有的事情是刻不容缓、马上要落实的；有的事情是常抓不懈，时时要催办、督促的；必须抓住牵一发而动全身的关键环节，切实担负起责任，争做建设现代政府的生力军。

三、办公室工作职责

根据办公室工作要求、定位、主要任务、性质特点，确定了医院办公室工作职责如下：

（1）负责全院行政管理及文秘工作。

（2）负责安排各种行政会议，完成会议记录并进行会议内容跟踪。

（3）负责医院内部外部文件的收发和院领导批示文件的督办及跟踪。

（4）协助院领导制定医院工作规划和年度报告。

（5）在院领导的指导下，对有关工作进行督办、综合协调。

（6）负责对外行政工作的联系、外单位人员来院的接洽和参观的接待工作。

（7）负责协调各职能科室的工作，组织工作落实。

（8）管理医院档案室、文印、打字、保密、传真等，负责医院各种文件的管理。

（9）负责医院印章的管理，开具各类医院行政证明。

（10）负责医院行政查房的安排和院领导、院行政值班的安排及管理。

（11）围绕医院中心工作和院领导同志的指示，组织专题调查研究，及时反映情况，提出政策性建议。

（12）指导、监督医院信息公开工作。

第二节　医院办公室负责的办文工作

一、办文工作职责

公文办理包括收文办理、发文办理和整理归档。

（一）收文办理主要程序及职责

（1）登记：对收到的各类文件进行记录和登记，包括文件类型、发文单位、文件标题、收文日期等要素的记录，以确保文件的准确性和完整性。

（2）分发传阅：根据文件的性质和内容进行分类和分发，将文件送到相应的部门或个人手中，以便进行后续处理。

（3）传阅：将文件流转给相关人员阅读和审阅，以便形成意见和决策。

（4）催办：在公文承办过程中，办公室负责催办、查办工作，直至公文办结。

（5）承办：办公室按照院领导阅批意见，及时转送相关各部门（科室）承办落实。

（6）归档：公文办结后，由办公室将办理过程中领导批示、会商、落实等能反映公文办理全过程的原始件集中收集、保管整理，按文书归档标准立卷、归档。

（7）保密：对于涉密文件，其处理要严格按照相关保密制度规定执行，坚决防止失泄密行为的发生。

（8）答复：公文的办理结果应当及时答复来文单位，并根据需要告知相关单位。

（二）发文办理主要程序及职责

（1）拟稿：由主办部门（科室）按照公文行文的规范性要求草拟公文。

（2）初审：公文送领导签发前，由各办文科室负责人、分管领导进行审核。审核的重点是是否确需行文，行文方式是否妥当，是否符合行文规则和拟制公文的有关要求，格式是否符合规定等。

（3）签发：以本单位名义制发的上行文，由主要院领导签发。

（4）制发：由办公室编号、排版，然后进行印制。

（5）分发：公文印制完毕后，对公文的文字、格式和印刷质量进行检查无误后分发。

（6）归档：根据《中华人民共和国档案法》的有关规定和要求，将工作中形成的有归档价值的材料进行收集、整理、归档。

二、公文处理工作

（一）公文的概念、作用

根据《中共中央办公厅　国务院办公厅关于印发〈党政机关公文处理工作条例〉的通知》（中办发〔2012〕14 号），党政机关公文是党政机关实施领导、履行职能、处理公务的具有特定效力和规范体式的文书，是传达贯彻党和国家的方针政策，公布法规和规章，指导、布置和商洽工作，请示和答复问题，报告、通报和交流情况等的重要工具。[2]

（二）公文的种类及格式

医院常用公文种类主要有：决定、通告、通知、通报批复、纪要、函、报告、请示及意见等。

公文一般由份号、密级和保密期限、紧急程度、发文机关标志、发文字号、签发人、标题、主送机关、正文、附件说明、发文机关署名、成文日期、公开方式、印章、附注、附件、抄送机关、印发机关和印发日期、页码等组成。[3]

公文的版式按照《党政机关公文格式》执行。公文使用的汉字、数字、外文字符、计量单位和标点符号等，按照有关国家标准和规定执行。公文用纸幅面采用国际标准 A4 型。特殊形式的公文用纸幅面，根据实际需要确定。

（三）公文的处理程序和基本要求

医院公文处理必须符合中共中央办公厅、国务院办公厅《党政机关公文处理工作条例》和上级有关规定要求执行。

各地、各单位主送医院的公文，由办公室统一归口负责受理、办理；非涉密公文的办理应通过办公自动化系统（以下简称“OA 系统”）流程运转。涉密公文必须严格遵守保密规定和程序，由指定的保密人员受理、办理和运转。院领导原则上（除院领导直接交办事或突发事件外）不直接受理，各科室（部门）向医院报送需要审批的公文，须按规定程序办文。

医院公文办理中，需送多位院领导阅批的，原则上后送院主要领导。重

大事项和省委、省政府、国家卫健委、省卫健委主要领导批示先呈院主要领导。院领导阅批公文，对有具体请示事项的，应签署明确意见、姓名和日期，不签批具体意见即表示同意来文提出的拟办意见。凡符合公文行文规则需要办理的公文，由办公室按业务分工分送相关机关职能部门办理或呈院领导阅示。公文承办机关职能部门如对公文分办有异议，应及时送办公室商转其他机关职能部门承办；若无法确定承办单位，由办公室提出建议，呈报院领导裁定；若公文办理涉及两个或以上职能部门，办文牵头部门存在争议未能确定的，原则上由公文发文单位处室的对应职能部门作为牵头部门办理。

需要两个以上机关职能部门办理的，应当明确主办部门，由主办部门协商协办部门按时间按要求办结。机关职能部门之间征求意见或会签文件时，主办部门除通过 OA 系统发文会签外，可以复印分送有关部门（密级文件除外）。涉及卫生健康秘密事项或来文为秘密文件需复函的，按秘密文件发文流程办理。在规定时间内不回复意见又无另行商定的，可以视为无意见。

提高公文办理效率，进一步精简公文。医院公文办理的各个环节应规范办理程序，提高公文质量和办理效率。对紧急公文（电报），办公室应根据紧急程度在办文表上标注“特提”“特急”“加急”“平急”；经办人应严格按公文（电报）要求的具体时限办结。原则上，“特提”公文（电报）要求即刻办理，“特急”要求 2 天之内办结，“加急”要求 4 天之内办结，“平急”要求 6 天之内办结。紧急公文（电报）送阅时应向院领导提示。

三、实践及感悟

（一）发文标准操作程序 SOP

1. 发文拟稿

发文拟稿流程为：根据实际选“上报/下发”→填写标题→部门意见→点击下方“输入草稿”处输入正文→上传相关附件。

2. 发文流转

流转顺序为：其他部门来文/自行拟稿→拟稿部门主任批示意见中的会签部门→办公室核稿→分管院领导批复同意→书记/院长批复同意→拟稿部门核稿→办公室制文→打印盖章→归档。

3. 发文核稿

发文流转过程中办公室收发员需对所有文件进行第一轮核稿，检查内容包括（按顺序检查，以免遗漏）：

（1）全文排版是否符合公文规范（字体、字号、行距、缩进等）；着重检查标题、抬头、落款。

（2）标题规范：关于+（×××医院）+事由+文种。

（3）抬头单位名称规范。

（4）落款内容固定，落款日期用阿拉伯数字。

（5）落款不单独成页，当落款页无正文时，把行距调大，确保该页至少有一行正文。

（6）正文部分：①正文文种如为方案、规定、规则等，开头需有一个术语。②正文文种如为请示、函等，需在落款下一行附上联系人及联系方式，格式为“（联系人：××，联系方式：×××）”。③文中如提到附件，检查上传的附件是否完整。④留意是否有抄送单位。

对于发现的问题应及时反馈。如内容有不妥之处，按领导要求与部门沟通，由部门作出修改后再继续走流程。

核稿三校：

（1）根据发文文种决定是否需要在核稿阶段实行三校。

（2）对于所有上行文、与外单位交流的文件（如请示、函等），均需在系统上检查，同时打印一份纸质版进行三校，且对内容需要逐字认真校对，避免错漏。

（3）对于所有医院内部下行文，需在系统上核稿校对。

（4）核稿校对时根据各部门特点有针对性地注意问题，如：主要确认表述有无不妥，并与拟稿人仔细确认，避免多次返工；以检查有无错别字或格式问题为主；在排版的基础上，还需在一定程度上修改表述使其规范（部分内容需与部门对接确认）。

4. 发文制文

选择文号，点击“生成公文”，按公文版式要求排版。注意：红头、文号、标题、台头、落款是否准确对应；根据书记/院长/分管院领导批复同意的时间，修改落款日期和印发日期。

5. 版记部分

（1）校对人为拟稿部门负责人。

（2）版记位置，分三种情况：①正文无附件，则在公文最后一页的最下方，原则上与正文至少空一行；如版面放不下，则另起一页，在页面最下方。②正文有附件，版记在附件之后单独成页，去掉页码。③正文为方案、规定、规则类，后附附件，版记在附件后单独成页，无须去掉页码。

（二）收文 SOP

1. 下载及登记文件

（1）下载及登记流程如图 1－1 所示。

获取文件
省卫健委系统
市卫健委系统
粤政易、公共邮箱、纸质来信等
留意短信、微信通知；
定时检查系统内容是否更新
下载文件
单个文件
复制标题作为文件最终名称
多个文件
合并为一：转发呈批表+pdf正文
压缩打包：≥3个不同类型文件
OA收文
收文管理-
收文登记
院收文表单
内容登记
来文单位、文号
上传附件（来文
正文+附件）
题目保持一致
标题
拟办意见
紧急程度
公开方式

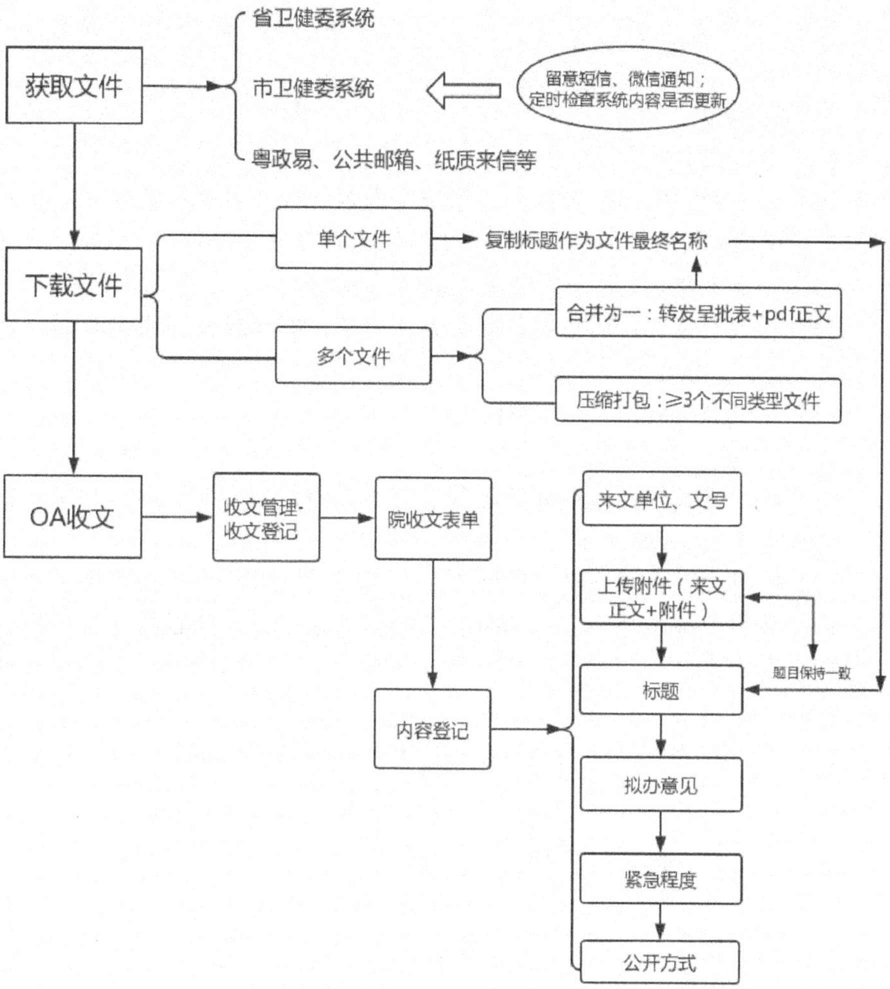

图 1－1　下载及登记流程

（2）注意事项如下。

紧急程度：若文件中相关事项的处理时限在 5 个工作日以内，则紧急程度更改为“紧急”；处理时限在3个工作日以内，则更改为“特急”。若来文中注明“特急/加急”等，则按来文要求进行更改。

公开方式：需要隐藏文件的几种情况：①来文注明“免予公开/不公开”，或有“此件为工作秘密……”等说明；②来文平台中作出相关说明；③文件中含有医院重大事项或重要数据；④其他不便于公开的事项。

附件上传：附件标题中若有“+”号则需删掉，否则无法打开。

每日下班前检查各系统、短信、邮件等，并逐个与OA系统上登记的文件对照，防止遗漏。

2. 拟办意见

（1）概括来文要求或内容。

（2）判断对应的办理部门。根据来文内容所涉及事项，确定医院的办理部门；根据来文单位的发文部门，确定医院对应的办理部门。

（3）根据上述判断呈分管院领导阅示，院领导按一定顺序进行呈批。

（4）根据上述判断请办理部门阅办。与来文事项最密切相关的部门为主要办理部门，放在首位，协办部门在后。

（5）重要事项需呈书记、院长阅示。

3. 需要催办的几种情况

（1）已临近或超过事项办理时限，文件仍停留在某办理部门，则需联系“当前处理人”催办处理。

（2）文件在院领导处停留时间过长，则需联系办理事项的部门负责人。

（3）收文流程已走完，但实际上未将事项办理完，则需联系办理事项的部门核实。

第三节　院办公室的公文拟制工作

一、医院公文的写作特点与基本要求

公文拟制包括公文的起草、审核、签发等程序。

公文起草应当做到：

（1）符合国家法律法规和党的路线方针政策，完整准确体现发文机关意图，并同现行有关公文相衔接。

（2）一切从实际出发，分析问题实事求是，所提政策措施和办法切实可行。

（3）内容简洁，主题突出，观点鲜明，结构严谨，表述准确，文字精练。

（4）文种正确，格式规范。

（5）深入调查研究，充分进行论证，广泛听取意见。

（6）公文涉及其他部门职权范围内的事项，起草单位必须征求相关部门意见，力求达成一致。

（7）医院负责人应当主持、指导重要公文起草工作。[4]

二、医院常用公文的拟制

（一）请示的拟制

医院常用的公文包括：请示、报告、通知、总结等，请示的具体内容及格式如图 1－1 所示。

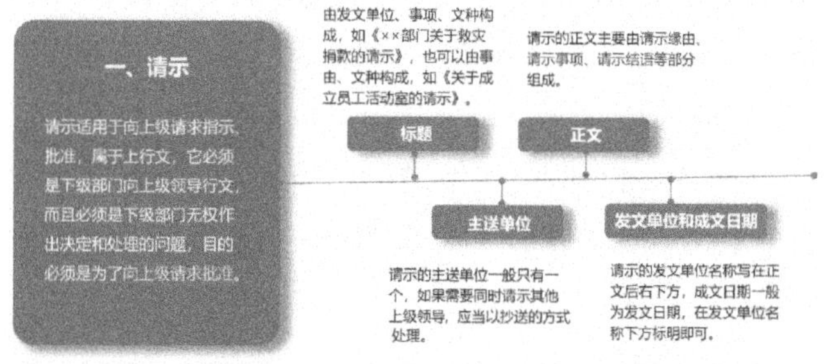

[发文单位] 关于 [事项] 的请示

[主送单位]：

[说明请示的原因、遇到的困难等]。特请示如下：

[写明要求上级指示、批准的具体内容和事项]。

当否，请批示。

[发文单位名称]

[成文日期]

图 1－1　请示的具体内容及格式

（二）报告的拟制

报告的具体内容及格式如图 1－2 所示。

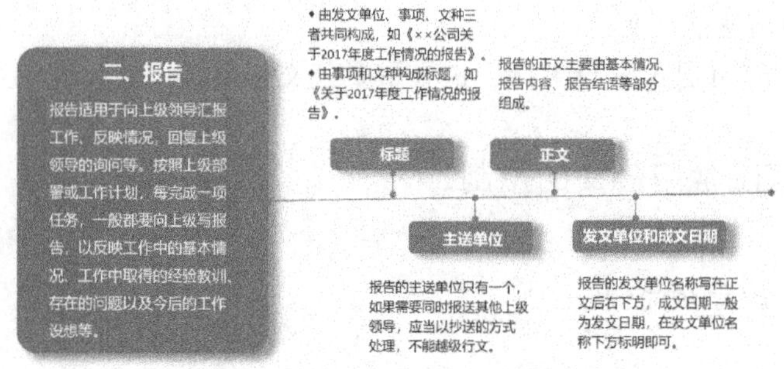

[发文单位]关于[事项]的报告

[主送单位]：

[说明报告的目的、原因等]。现将有关情况报告如下：

[写明报告的具体内容，如工作成绩、存在问题、今后安排等]。

特此报告。

[发文单位名称]

[成文日期]

图 1－2　报告的具体内容及格式

（三）通知的拟制

通知的格式如图 1－3 所示。

[发文单位]关于[事项]的通知

[主送单位]：

[说明通知的原因、背景、目的等，也可省略这一部分]，现就有关要求通知如下。

[写明通知的具体内容]。

[说明要求或希望等内容，也可补充联系方式等附加信息]。

特此通知。

[发文单位名称]

[成文日期]

图 1－3　通知的格式

（四）总结

总结的具体内容及格式如图 1－4 所示。

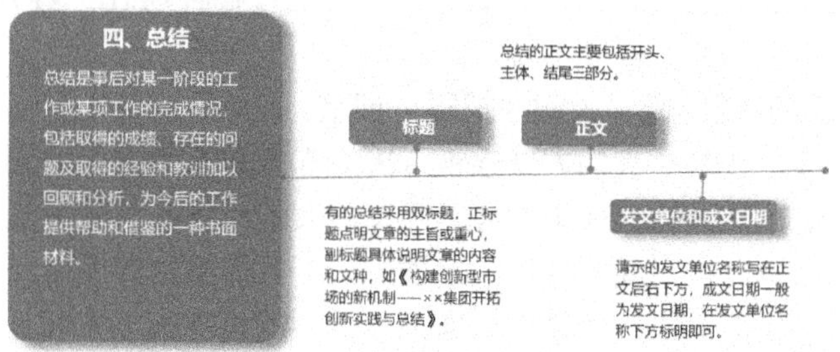

[发文单位+年度+内容]总结

[概括介绍总结的目的、内容等]。

[回顾内容，说明取得的成绩、经验、教训等内容]。

[提出方向、展望未来、表明决心等]。

[发文单位名称]

[成文日期]

图 1－4　总结的具体内容及格式

三、实践及感悟

如何起草好领导讲话稿?[5]

领导讲话稿是办公室从事综合文字的工作人员经常遇到的一种文体，它是领导在各种会议上表达主张、见解、思想或安排工作的一种手段，也是办公室人员干好工作的一项基本功。要写好领导讲话稿，起码要做好以下五点：

（一）谋懂“人”和“事”

1. “谋人”的时候，关键要把握两点

首先，我们需要理解领导的意图，我们的任务是将领导的想法转化为文字形式，为他们发声。这意味着我们需要精确地理解、领会和表达领导的意图，在这个基础上，结合实际情况，创造性地深化和扩展他们的意图。有时候，领导的意图会明确告知，有时候则不会，这时候我们就需要想办法或者主动去找领导了解。其次是体现领导风格。每位领导讲话都有其个性和独特风格，这就要求我们在起草讲话稿之前，要通过各种途径了解其讲话风格，否则文稿就会不对路，领导不喜欢。

2. “谋事”的时候，关键要把握“四情”

一是上情，就是上级的方针政策、决策部署和有关方面的会议和文件精神；二是外情，从大的方面讲就是国际国内政治经济社会的大趋势，从小的方面讲就是周边地区、同类地区的发展现状、可供借鉴的发展经验等；三是内情，就是本地区本部门的情况；四是下情，就是下级，尤其是群众关注和迫切希望解决的热点、难点问题等。

（二）分清“地”和“时”

1. “地”就是讲话稿所用的场合

场合不同，文体就不同，其特点和写法也不同。以活动致辞为例：首先讲清楚为何要举办该次活动以及活动的主旨，其次赞扬活动双方近期就相关事项取得的成就，最后是对活动的展望或者要求。

2. “时”就是讲话稿所用的时间

时间的对象不同，要求就不同，语言、措辞也不一样。例如，领导对上

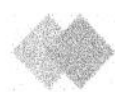

级汇报工作，要多讲些带有本单位特色的东西，多谈些工作中的新鲜经验，讲话要突出重点、短小精悍，在用语、修辞上要注意分寸，注意礼貌，留有余地；对平行单位的讲话，要谦虚，多用平等商谈的语气，不能强加于人，不能下命令；对下级发表讲话，则可以充分展开，但要注意听众的文化水平，尽量用浅显通俗甚至口语化的语言说明道理。

（三）搞明“死”和“活”

1．“死”就是公文特有的、固定的格式和结构

现行的领导讲话稿多是程式化的三段论，即过去工作回顾、当前存在问题、日后工作打算等，我们也不可能完全跳出这样的框架。

2．“活”就是要创新

不囿于“三段论”的老教条，而是每次都要变、要有新意。如在层次的多与少、标题的长与短、句式的变化或遣词造句上有所创新等，就会给人耳目一新的感觉。创新主要包括内容创新和语言创新，如在内容上要紧跟时代新潮流，紧贴上面新精神，紧靠基层新情况，符合工作新要求，要老问题挖出新观点，常规事情找出新特点，日常工作分析新进展，等等，在语言上要不断变换手法、变换角度、变换修辞等，增强可读性和吸引力。

（四）用熟“叙”和“论”

综观各类领导讲话稿，无外乎报告类和演讲类两种，涉及两种最基本的写作方法，即叙述和论说（议论说理）。

1．灵活运用叙述手法

①抓住主线。需要从众多的细节和信息中提炼出关键的观点，并围绕这些观点进行阐述。②运用顺叙手法。需要按照时间顺序来安排文章的结构，让听者能够按照设定的顺序理解文章的内容。③真实准确反映客观实际。避免夸张和不恰当的形容和比喻。

2．灵活运用论说手法

一要注意论说的生动性。领导讲话要吸引听众，就必须防止呆板、枯燥地说教，要带点文学性、有点文采。如可以恰到好处地借用一些优秀文学作品中有生气的艺术形象或运用一些家喻户晓的成语典故，或有意对一些事物旁征博引，制造造成幽默的效果等。二要注意论说的鼓动性。我们写作时一定要爱憎分明，使领导在讲述真善美时，有充沛的感情，热情地讴歌与赞

美，激起听众的情绪；在讲述假恶丑时，有愤怒的揭露和控诉的语言，引起听众的共鸣。三要注意论说的通俗化。写稿时要用人民群众熟悉、喜闻乐见的语言，把抽象的道理讲得浅显明了，无论篇幅长短，都要做到通俗易懂，坚决摒弃晦涩的术语，也不要生造词汇或生吞活剥地搬用外来语。

（五）做好“知”和“行”

1.“知”就是要加强学习和积累

俗话说，“知识在于积累”“厚积薄发”。起草领导讲话稿，需要丰富的知识，需要长期学习积累。我们必须平时加强学习，多读书，读方方面面的书，做一个博学的“杂家”。还要做个有心人，在日常读书看报时，要把一些闪光的观点、精辟的论述、富有哲理的话语和自己偶然的灵感记录下来，天长日久，必有所用。

2.“行”就是要加强实践和探索

我们应该勇于接受起草领导演讲稿的任务，并大胆认真地写作。通常，在第一次写作时，可能会感到困难，思维受阻，无法流畅地写作，甚至感到畏惧，写不出太多内容。但是，经过多次写作实践后，思维会变得更加开放，笔下的文字也会越来越多，写作速度会越来越快，写作质量也会逐渐提高，原本看似困难的任务也会变得不再那么困难。这就是所谓“实践出真知”“熟能生巧，巧能生华”。

第四节　医院办公室负责的会议工作

一、会议工作职责

办公室负责的会议工作的职责包括：

（1）会议筹备：组织会议日程、确定与会人员，发送邀请函以及准备会议材料。

（2）场地安排：确保会议室及设备准备妥善，包括投影仪、白板等。

（3）记录会议：担任会议记录员，记录会议讨论、决定和行动项，制作会议纪要。

（4）参与协调：协调同部门之间的沟通，确保信息传递畅通，协助解决会议相关的问题。

（5）文件管理：管理会议文件、资料，确保其安全、有序存档。

（6）行动项跟进：跟进会议中确定的行动项，追踪进展并报告相关情况。

（7）反馈整理：汇总与会人员的反馈意见，为下次会议改进提供建议。

（8）流程改进：参与并推动会议流程的不断改进，提高工作效率。

（9）保密责任：对涉及机密信息的会议，确保信息的保密性。

（10）问题解决：处理会议中出现的问题，寻找解决方案以确保会议的成功进行。

二、医院会务工作

（一）医院会议的类型

医院实行医院党委会、院长办公会议、医院纪委会、年终总结大会、职代会、现场办公会和各种专项、专业性会议等会议制度。

医院党委会议按照党委会进行议事决策，院长办公会议按照院长办公会议议事规则进行议事决策，医院纪委会按照纪律检查委员会会议议事规则进行议事决策。

党委会议是医院最高议事决策机构，由党委书记召集并主持，研究讨论决定重大决策、重要干部人事任免、重大项目安排和大额度资金使用等事项。坚持党委领导下的院长负责制。医院党委对医院工作实行全面领导，发挥把方向、管大局、作决策、促改革、保落实的领导作用。支持院长依法依规独立负责地行使职权。坚持民主集中制，实行集体领导和个人分工负责相结合的制度，凡属重大问题都要按照集体领导、民主集中、个别酝酿、会议决定的原则，由党委集体讨论作出决定。[6]

1．党委会议的决策范围

医院党委会会议讨论决定以下事项[7]：

1）医院党的建设重要事项。

（1）学习贯彻习近平新时代中国特色社会主义思想，落实党的路线方针政策和上级党组织决策部署的重要措施。

（2）执行同级党员大会（党员代表大会）决议决定的重大举措。

（3）医院党建工作规划和年度工作计划、总结等重要事项。

（4）基层党组织和党员队伍建设的重要事项。

（5）思想政治、意识形态、统一战线等工作的重要事项。

（6）党的纪律检查工作、党风廉政建设和反腐败工作的重要事项。

（7）医院工会、共青团、妇联等群团组织，专业委员会等学术组织和管理、咨询组织，以及职工代表大会等工作的重要事项。

2）事关医院改革发展稳定及医疗、教学、科研、管理工作的重要事项。

（1）医院章程、总体发展规划、综合改革发展方案和医院重要改革措施、重要工作计划、重要规章制度的制定修订。

（2）医院内部组织机构、人员岗位的设置和调整。

（3）医院年度财务预算方案、决算情况的审定，大额度支出和预算追加，以及其他大额度资金运作事项。

（4）各级各类重点建设项目，大型医疗设备、大宗医院耗材、器械物资的采购和购买服务，基本建设和大额度基建修缮等重大项目的设立和安排方案。

（5）医院重要资产处置、重要资源配置、无形资产授权使用。

（6）医疗、教学、科研平台和团队建设，有关项目、经费管理和成果转化、奖励中的重要事项。

（7）医院国内国（境）外交流与合作重要项目。

（8）专业委员会等学术组织和管理、咨询组织的章程制定、修订，负责人推荐，以及学术评价、审议、评定工作中的重要事项。

（9）院级及院级以上评优评先和重要表彰奖励事项。

（10）医院安全稳定重要事项和重大突发事件的处理。

3）干部选拔任用和干部队伍建设的重要事项。

（1）干部队伍建设规划，干部教育、培训、选拔、考核和监督工作中的重要事项。

（2）医院内部组织机构负责人和医院管理的其他干部的选拔任用。

（3）推荐优秀年轻干部和推选上级党的代表大会代表、人大代表、政协委员等人选。

4）人才工作的重要事项。

（1）医院人才工作规划，人才培养、引进计划和人才激励保障等相关政策措施。

（2）人才政治引领、政治吸纳和政治把关的重要措施。

5）医德医风和医院文化建设的重要事项。

6）职工人事招录、职称评聘、职务职级晋升、年度考核、薪酬分配、

福利待遇、奖惩和其他事关职工切身利益的重要事项。

7）需要党委会会议讨论决定的其他事项。

院长办公会议是医院行政议事的决策机构，坚持全面贯彻新时代党的卫生与健康工作方针，贯彻落实深化医药卫生体制改革政策措施，坚持公立医院的公益性，推进医院医疗、教学、科研、管理各项工作健康发展。

2. 院长办公会议事决策范围

1）院长办公会议主要研究提出拟由党委会会议讨论决定的重要事项方案，具体部署落实党委会会议决议的有关措施，研究决定医疗、教学、科研、行政管理相关工作事项。

2）院长办公会议研究提议的重要事项：

（1）医院发展规划、综合改革发展方案，医疗、教学、科研、行政管理的重要改革措施、重要工作计划、重要规章制度等。

（2）医院医疗、教学、科研、行政管理机构、人员岗位的设置和调整方案。

（3）医疗、教学、科研平台和团队建设，有关项目、经费管理和成果转化、奖励方案。

（4）医院人才工作规划，人才培养、引进计划和人才激励保障等相关政策措施。

（5）医院年度财务预算方案、决算情况的审定，大额度支出和预算追加，以及其他大额度资金运作事项。

（6）各级各类重点建设项目，大型医疗设备、大宗医院耗材、器械物资采购和购买服务，基本建设和大额度基建修缮等重大项目设立和安排方案。

（7）医院重要资产处置、重要资源配置、无形资产授权使用方案。

（8）医院国内国（境）外交流与合作重要项目。

（9）专业委员会等医疗、教学、科研学术组织和管理、咨询组织设置和调整方案，以及学术评价、审议、评定工作中的重要事项。

（10）医疗、科研、教学、行政管理的院级及院级以上评优评先和重要表彰奖励事项。

（11）医德医风和医院文化建设的重要事项。

（12）职工人事招录、职称评聘、职务职级晋升、年度考核、薪酬分配、福利待遇、奖惩和其他事关职工切身利益的重要事项。

（13）院长认为需要提交党委会会议讨论决定的其他事项。

（14）医院党委认为需要先由院长办公会议审议的其他事项。

3）院长办公会议讨论决定的事项：

（1）贯彻执行党的路线方针政策和上级部门决策部署，加强医疗、教学、科研、行政管理的工作措施。

（2）执行医院党委会会议决议或决定事项的实施方案和重要措施。

（3）医院医疗、教学、科研、行政管理具体规章制度的制定和执行。

（4）医院人才培养、引进、使用日常工作的重要事项。

（5）医疗、教学、科研平台和团队建设，项目、经费管理和成果转化、奖励日常工作中的重要事项。

（6）医院医疗质量、医疗安全、药事质控、院感管理等重要事项。

（7）医院临床教学、继续教育和职工境内外派学习、进修等重要事项。

（8）医院年度财务预算方案的执行，大额度支出和年度追加预算的执行，大额度资金调动、使用和运作的具体安排，以及财务管理与监督审计的重要事项。

（9）医院重要资产处置、重要资源配置、无形资产授权使用方案实施中的重要事项。

（10）医院重大建设、合作、采购项目实施中的重要事项，一般建设、修缮项目的设立和普通物资采购、购买服务的安排方案。

（11）医院日常行政事务、后勤运行保障、安全生产、信息化建设、社会服务等重要事项。

（12）医院国内国（境）外交流与合作项目实施中的重要事项。

（13）医院职工代表大会等有关行政工作的提案、意见办理事项。

（14）其他事关医院事业发展、职工切身利益的重要行政事项。

（15）按规定需要由院长办公会议审议的其他事项。

现场办公会由院长（或按医院领导排名在前的领导）主持或委托分管院领导主持，出席人员为有关院领导、相关职能部门人员、相关科室负责人以及其他有关人员。

根据分工和工作需要，院领导可随时召开专题会议研究具体工作，参加部门（科室）和人员由会议召集人确定。会议准备和组织工作由主办部门负责，会后由主办部门按照召集人要求起草专题会议纪要，由会议召集人签发后印制。

如上级单位临时安排或工作需要临时召开的会议，由承办科室报院长办公会研究。

院领导参加省委、省政府、国家卫健委、省卫健委的重要会议，会议结束后要及时通报有关会议精神，也可指示办公室将有关文件送其他院领导传

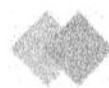

阅。各职能部门负责人参加重要会议，要及时将会议情况报告分管院领导，必要时通报院办公室。

上级部门和单位商洽在医院召开全省性或区域性会议，有关科室（部门）应及时将情况报告院主要领导和分管领导，经同意后方可作出答复和安排。任何科室（部门）和个人不得擅自答复。

（二）会议集体决策程序

党委会议由党委书记召集并主持，非党委委员的院长和副院长可列席会议。在党委会议中，对于重要事项的决定应当逐一进行讨论和投票，只有当赞成票数超过预定出席人数的半数时，该事项才算正式通过。

院长办公会议由院长召集并主持，院行政班子领导人员和纪委书记参加会议，党委其他成员则根据议题内容选择是否参与。在讨论研究事项时，所有与会人员需明确表达同意、反对或暂缓决定的观点。院长在综合听取各方意见后，对讨论的事项做出最终决定。

重要行政、业务工作应当先由院长办公会议讨论通过，再由党委会议研究决定。院长办公会议的重要议题，应当在会前听取书记意见。重大事项提交集体决策前，书记、院长和有关领导班子成员应当个别酝酿、充分沟通，书记、院长意见不一致的议题应暂缓上会。

坚持以会议形式集体决策重要事项。党委会、院长办公会须有半数以上成员到会方能召开，讨论决策重要事项时须有三分之二以上成员到会方能召开，会议记录完整存档。[8]

三、实践及感悟

办公会议题整理 SOP 如下。

（一）议题收集汇总

（1）每周一至周二上午检查 OA“工作汇总”及“工作上报”中各部门的议题上报情况，周二一早提醒议题数量较多的部门及时上报（如医务部、科教部、总务部）。

（2）行政查房周的周五提醒相关部门上报行政查房情况，对于未上报的，下一周的周一再次提醒。

（3）检查、整理邮件中及纸质版的好人好事、表扬信、感谢信等。

（4）检查、整理微信群中的议题及附件，并与“工作上报”中的对照，避免遗漏。

（5）将上报议题中所有的文件下载汇总到一个大文件夹里，可给每个部门建立单独文件夹，或在标题中注明上报部门，以避免遗漏，尤其注意附件（一个议题可能对应多个附件）。

（二）分类汇总议题及附件

（1）若上报部门在“工作上报”中填写内容，则将其复制粘贴到 Word 文档里，标题注明上报部门。

（2）若上报的议题文件中有 PDF 文件，或标题注明“附件”字样的单个 Word 文档，统一转为 PDF 格式文件作为议题附件，标题注明上报部门。

（3）对议题文件中的 Excel 表格（主要是财务部），如果没有注明“附件”，则将表格插入到议题正文中，如果注明“附件”，则转为 PDF 格式作为议题附件，标题注明上报部门。

（4）若上报的议题只有单个合同/协议/表格/PDF 附件（例如感谢信、其他部门来文等），需要自拟标题，并拟写一小段议题正文，将事项说明清楚。

（三）议题排版

1. 完整议题要素

（1）行政查房周：封面（包括标题、时间、目录）、议题正文。

（2）周会周：封面（包括标题、时间、目录，目录后注明“×月×日周会由×××传达”），议题正文，上周行政查房情况（包括问题和建议、表扬两部分）。

2. 议题

议题包括补充议题，按照规范格式进行排版。

3. 议题目录及顺序部分

（1）议题目录中需要填写议题的标题，若该议题有附件（无论几个）则标题需标注“（含附件）”。

（2）议题顺序按负责部门顺序排列。

（3）议题页码从议题正文第一页开始编号。

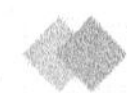

4. 议题正文部分

（1）议题正文排列顺序应与议题目录保持一致。每个议题应标注议题序号（如“议题一”），左对齐并加粗。

（2）正文中的议题标题居中并加粗。

（3）议题正文设置为首行缩进 2 字符。

（4）若上报部门提供的 Word 文档中后附表格、图片或附件，则保持一致，直接添加到正文中，不需另外作为附件（特殊情况则根据领导意见安排）。若表格、图片过大，则用“下一页分节符”将其独立置于一页，并设置为横向页面。

5. 行政查房情况部分

注意：“科室”一栏填写上报科室，而不一定是事项相关科室。每个科室的一项意见/建议/表扬用一个序号。若上报科室提供了整篇文章/图片/表格，则视情况粘贴到该科室对应的单元格中，或作为附件与其他议题附件汇总在一起。

6. 议题附件

（1）将所有含附件议题的附件，按议题顺序先后合并为一个 PDF 文件。

（2）在每个附件左上角标注对应议题（如“议题－附件”）。

（3）排版时注意检查附件有无空白页、是否完整，尤其注意表格的列是否都在同一页内。若附件图片大小不一，则用“打印”方式统一设置页面为 A4 大小。

（4）议题附件若想列入正文，正文里不要出现“附件”二字；议题里含有附件，但附件未出现在正文，需在正文处写清楚附件是什么。

（四）议题审校、打印、拷贝

（1）将议题整理排版完毕之后，首先分条目记下有疑问之处。容易产生疑问的情况如：①议题内容文件较多较复杂，不易于理解；②原始议题内容仅有图片/表格，标题及正文由排版者自行拟写；③议题重复上报，包括不同部门一起上报、同一部门在不同时间段多次上报等。对于发现的疑问和问题，应在排版后、校对前及时提出，并进行讨论。

（2）汇总、整理好的初版议题，先命名为“20××年第××次办公会议题（1.0）”，发到文秘科群里，并打印一份，进行三校。校对人校对时，开启修订模式作出修改，形成议题 2.0 版本（其后的修改版本以此类推）。若后续有新增的议题，要在已校对的新版本上进行补充，以免造成混乱、遗漏。

（3）校对时注意检查封面中的议题题目与正文中是否一致。

（4）最终上报的议题标题统一改为“20××年第××次办公会议题（报会）”，附件标题为“附件－20××年第××次办公会议题（报会）”。

将校对完毕的最终版议题发送给院办主任、分管院领导、院长、党委书记审核，并根据领导意见调整议题。

第五节　宣传工作

一、宣传工作职责

（1）负责构建多种传播模式互联互通的融媒体平台，开展医院品牌文化建设宣传工作。

（2）负责医院新闻宣传与品牌文化建设工作。

（3）负责联系沟通新闻媒体，维护医院对外宣传媒体关系。

（4）负责医院官网、官微、官方视频号等新媒体平台的维护与管理工作。

（5）负责医院重要事件的摄影、摄像工作。

（6）负责统筹医院医学科普健康传播工作。

（7）负责统筹运维医院互联网直播工作。

（8）负责舆情应对工作，减少、避免或消除突发舆情对医院的负面影响。

（9）负责统筹新闻宣传等材料稿件。

（10）负责医院标识系统及宣传品制作使用管理工作。

二、医院宣传工作

（一）全媒体时代的医院宣传

目前，我国传媒体系迅速发展，媒介环境及形态发生较大的变化，在这样的发展背景下，医院宣传工作的开展也面临更多的挑战与困难。医院开始迎来一个崭新的全媒体时代，以文字、图片、视频、声音等多种传播形式，结合互联网、广电及电信三种网络传播的媒体，促使信息在任何时间与地点，都能在各类媒介平台中加以传播。因此，在医院的整个管理工作中，宣

传工作十分重要，既是打造医院良好品牌形象的途径，又是开拓医院市场份额的有效手段。在全媒体环境下，应做好医院宣传工作定位，进一步增强医院宣传工作的实效性，从而提升医院的公众形象。

（二）医院宣传的重要性

宣传工作，是组织向外界传递信息的一个窗口。良好的宣传工作的开展不仅可以让更多的群众知道并了解医院，同时借助于良好的宣传工作的开展，也可以达到凝聚人心和树立医院良好形象的作用和目的，最重要的是通过良好的宣传工作的开展可以提高外界对于医院的满意程度和认可程度，有助于良好的医患关系的构建。因此我们说，对于医院而言，宣传是必不可少的组成部分，既是对外展示医院形象的主要途径，又是很多医疗信息的通知渠道。

从宏观层面上看，医院宣传能够为医院的名声、医疗力量起到良好的作用，对医院的综合实力提升具有积极的影响。从微观层面上看，医院通过宣传可以进一步加强群众的认知度，促使建设区域医疗中心的重大意义真正深入人心，从而确保医院始终稳定正确的舆论导向。

（三）医院宣传工作制度之“舆情应对处置管理制度”

1. 舆情监测和研判分级

（1）制定预案。医院舆情应对处置主要负责机构要结合实际，针对各种类型的网络事件，制定比较详尽的判断标准和预警预案，做到凡事有所准备，从容应对。

（2）舆情监测。医院舆情应对处置主要负责机构负责开展网情监测工作，对涉及医院或员工的负面新闻或不实信息，短期内可能形成网上舆论热点的，要在第一时间展开全网搜索和动态监测。对于重点信息源要每日进行排查、监测。

（3）研判分析。一般按照舆情事件的紧急程度、发展速度、可能造成的危害程度、涉事群体规模大小、矛盾冲突激烈程度等，明确舆情等级（一般或者重大），确定处置方式。[9]

2. 舆情报送

（1）对于医院日常医疗行为及突发事件、医患纠纷、医患冲突等可能引发舆情爆发、造成严重不良影响的情况，医院各科室应及时跟舆情应对处置主要负责机构报告，机构主要负责人应上报医院宣传工作分管领导，同时统筹做好一旦发生舆情的各项应急处置准备。

（2）对于已经发生的舆情事件，医院各科室应及时向医院舆情应对处置主要负责人报告，负责人及时向医院宣传工作分管领导报告。

对于初步判定为“一般网上舆情事件”的，医院舆情应对处置领导小组办公室按照医院宣传工作分管领导意见和相关工作制度做好应对处置，并做好后续事态发展监测应对工作。

对于初步判定为“重大网上舆情事件”的，或者由“一般网上舆情事件”升级为“重大网上舆情事件”的，医院舆情应对处置主要负责机构应按照相关工作制度处置，除报告医院宣传工作分管领导外，要在30分钟内向医院主要领导报告。

3. 舆情应对处置

（1）一般网上舆情事件。医院舆情应对处置主要负责机构主动监测或者收到舆情报告，经研判为“一般网上舆情事件”的，主要负责机构联合相关部门开展调查，积极处置，密切关注事态发展。

（2）重大网上舆情事件。医院舆情应对处置主要负责机构主动监测或者收到舆情报告，经研判为“重大网上舆情事件”的，由医院舆情应对处置领导小组牵头，召集相关职能部门、涉事临床科室主任与当事人，联合召开舆情处置专题会，通报情况，研究对策，根据医疗卫生事件处置的具体办法和程序，审时度势，因势利导，及时、适度调整舆论应对策略，妥善处置。

相关职能部门、涉事临床科室要配合医院舆情应对处置领导小组办公室迅速启动应急预案，积极做好情况调查，做好回应说明和新闻稿件的起草、发布等工作，有效开展回应和舆论引导工作。

医院舆情应对处置领导小组及时向上级主管部门汇报，争取上级部门的支持。

（3）舆情处置方式。根据事件调查结果、事件的性质、重要程度及舆情发展的态势，分别采取以下信息公开方式：一是召开新闻发布会；二是通过权威主流媒体发布新闻；三是通过官方网站、微信发布调查结果；四是加强舆论引导。建立网络民意回应机制，切实解决舆情热点问题。[10]

面对网络民意，建立快速回应机制。完善网络民意的审核、答复和转办机制，积极回应网民关心的议题。咨询类问题，及时回帖，耐心解释；建议类问题，认真分析论证，科学合理采纳；投诉类问题，严格核实，妥善做好化解处置工作。

（四）医院宣传工作制度之“新媒体平台宣传管理制度”

（1）医院新媒体平台必须严格遵守国家法律法规和规章制度，坚持属地管理和“谁主办、谁主管、谁负责”的原则进行管理。各科室负责人为第一责任人，运营管理员为直接责任人。

（2）新媒体平台的运营管理须以“科学建设、规范运营、充分利用、确保安全”为指导原则，主动建立健全管理制度，落实专人专号管理。

（3）各科室新媒体平台运营管理员本着对医院、对科室/部门高度负责的态度，认真履职尽责，与医院重点工作、科室发展方向同频共振，促进医院对外宣传工作有力、有序发展。

（4）医院新媒体平台应发挥新闻宣传、科普宣教、品牌文化建设、信息发布、服务患者等作用，主动公开发布重要信息，塑造医院良好形象。

（5）运营管理员应保持新媒体平台的活跃度，对内容更新不积极、粉丝数量极少、影响力小、存在必要性低的平台，医院应及时清理或合并。对内容违规、管理不当的平台，须立即开展针对性整改，整改无效者须及时清理注销，若因未及时清理注销造成不良后果的，将按规定追究责任。医院宣传部门将定期抽检，并进行通报。

（6）当新媒体平台在运行过程中遇到提问、建议、投诉等相关问题时，运营管理员应及时了解情况，认真对待处理，并上报科室负责人。

（7）当发生危机事件，事态严重或事件敏感，传播范围有扩散趋势时，运营管理员应第一时间上报科室负责人、宣传及分管院领导，以便高效应对处理。情节严重的，按照相关应急预案积极应对。对因工作失误给医院造成不良影响的新媒体平台，医院有权责令其关闭，并追究该新媒体平台直接负责人和第一负责人的责任。

（8）各科室须对新媒体平台所发布内容的真实性负责，严格执行“先审后发”制度。医院各新媒体平台及个人在网络社交媒体上发布信息要严格遵守国家相关法律法规和医院各项管理规定。

（9）进一步加强运营管理规范，规避因缺乏有效审核和监督而带来的负面风险，各单位及科室应高度重视假冒名称、简称等开通的新媒体平台，并自行掌握监控。

（五）医院宣传工作制度之“宣传信息管理制度”

（1）建立覆盖全院的通讯员网络，各科室确定一名工作积极主动、认真负责、思维敏捷、乐于奉献，热爱新闻写作，并有一定写作能力的通讯员。

（2）科室通讯员对医院或科室开展的新技术、新业务、急危重病抢救、医德医风典型案例、名医名护故事等新闻信息要及时报道，保证新闻的时效性。

（3）各临床及医技科室每月要结合科室的实际情况，至少报送一篇新闻稿件，要保证新闻稿件的真实性，防止报道失实造成不良影响。

（4）报送的书面新闻稿件要经科室负责人审核、签字后方可报送，对于时效性强，有重要新闻价值的重要信息、重大事件，必须在第一时间通知宣传科，凡因错过新闻时限而失去新闻价值的，要追究科室责任。

（5）科室报送的新闻稿件和新闻信息由宣传科统一进行修改、编辑，上报院务公开领导小组审核后方可发表、发布。

（6）各科室报送的信息、稿件和在年度内被市级、省级、国家级等报刊媒体采纳的稿件，参与医院对科室的质量考核及各种评选、奖励活动。

（六）医院宣传工作制度之“宣传制品管理制度”

（1）科室制作、悬挂的宣传制品，应在宣传科办理申报、审批手续，由宣传科提交院务公开领导小组审批后，按指定地点悬挂。

（2）宣传制品悬挂、张贴或摆设应与医院和科室的形象统一协调，与营造温馨就医环境的总体规划相适应，做到美观大方、文字准确，色调与院色一致。

（3）宣传制品需统一制作，由设计人员进行实地勘察，确定宣传制品的规格、样式后将设计草样反馈科室，经科室校对修改、负责人确认签字后方可制作。

（4）科室如有特殊情况需自行设计制作的宣传制品，必须与医院整体宣传形象相统一，内容须经宣传科等相关部门审核确认，严禁标注赞助单位。

（5）各科室要加强广告制品管理，不符合规定的各类广告制品不准悬挂，涉及行政职能部门宣传制品的张贴及摆放，由各部门按医院文化建设要

求统一规划管理。

（6）严禁在医院内非规定区域张贴宣传品和广告，未经审批擅自悬挂、张贴、摆放或在活动结束后未及时清除宣传品的科室，宣传科会同相关部门对宣传品进行清除并对科室予以责任追究。

三、实践及感悟

关于医院宣传与品牌传播文化体系建设，医院的宣传工作，特别是构建品牌化的传播文化体系对医院的发展具有十分重要的促进作用。一个资深品牌的建立，与医院的良好形象和高质量长远发展密切相关。医院宣传部门的宣传策略、业务能力以及职业素质是品牌化宣传战略的关键，并关系到医院在社会中的竞争力。

在医院宣传工作上，主要目标是树立医院形象，推广医院品牌，以专业技术与特色服务形成医院优势，打造具有影响力和一流技术的高水平医院。在具体的宣传实践中，要结合本院特色，与科室合作，进行医疗效果和科室业务相结合的专业宣传。这就要求宣传要以科室部门为主体，深入各科室医疗内部，对其治疗效果、最新医疗进展以及患者反馈的情况进行深度跟踪采访，形成既具有影响力又贴近现实的宣传报道，从而提高医院的知名度与可信力。同时，患者的反馈也给科室的发展和医生医疗水平的提高带来良好的促进作用。

医院对内、对外宣传工作相辅相成，缺一不可。当前医院宣传对内的目标主要是加强医院资深文化特色建设和员工职业道德规范，并把两者融合在一起，增强整个医院的核心竞争力和综合实力。其中，对于医院员工文化精神的渗透也在不断地进行，让医院职工自觉参加医疗服务活动。对外宣传主要是将医院的特色，例如医疗设备、先进技术、一流服务、医疗专家等，广泛宣传，以增加社会对医院的了解，树立良好的医院形象。

做好医院宣传工作要注重以下几个方面。首先，医院宣传应以科室专科技术为中心，千方百计助力专科技术的培育发展；以服务科室为宣传出发点，多渠道、多途径宣传专科技术、树立专家形象。在宣传科室技术的同时，要注意保持相当的客观性、中立性，明确“宣传不是做广告”的理念与目标。目前，普通公众对于正确健康科普有着非常大的需求，因此，以科室专业技术为核心的专业化品牌打造，可以与健康科普事业进行充分深度融合。

其次，要改变宣传策略，除了以主流媒体为主要阵地的宣传方式外，还要深度参与到所有自媒体平台的宣传应用中。随着医院宣传稿件由社会新闻逐步转向主动策划、专科技术的宣传以及医院发展层次的攀升，医院需要在更高层次的主流媒体上展现形象。同时应该注意到，抖音、小红书等新型传播途径越来越成为在主流权威媒体之外的重要流量来源，采用适宜这些自媒体传播的方法和路径对于吸引年轻人的关注就显得格外重要。

最后，良好的宣传是以团队的协作为前提的，在医院宣传中，也要更为注意宣传主题与宣传形式的合理与新颖。因此，要定期召开科室恳谈会，了解当前科室进展，与科室工作人员一起研究策划宣传主题，做到不遗漏一个亮点，不放过一个重点。

医院宣传工作的良好开展是医院展示整体形象，促进医患有效沟通、与社会和谐建设的助推剂。良好的宣传工作的开展对于促进医生整体素质的提高，打造强大的医院品牌服务工作具有重要的推动作用。因此，要选择合适的手段和措施，不断加强宣传工作，积极创新宣传的方法和手段，使其成为医院不断发展和建设的巨大推动力。

第六节　医院办公室档案管理工作

一、档案管理工作职责

（1）认真学习、贯彻国家《档案法》和上级有关档案工作的方针、政策、指示和规定。

（2）负责接收本单位文件材料的整理、归档工作，保证归档文件材料完整、准确、系统。

（3）做好档案的鉴定工作，使保存的档案既精炼又完整，对超过保管期限失去保存价值的档案，要认真履行鉴定程序，对确需销毁的档案，应履行批准手续后进行销毁。

（4）做好档案的技术保护工作，认真搞好防潮、防尘、防虫、防盗、防火等工作。

（5）严格遵守档案管理的各项规章制度，做好档案借阅登记工作，工作中做到主动热情，认真细致，调档迅速、准确。

（6）注意文件材料的安全和保密工作。

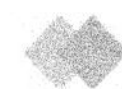

二、医院档案管理工作

（一）档案室工作制度

（1）认真贯彻执行《中华人民共和国档案法》及上级有关档案工作的方针、政策和规定。

（2）负责档案的资料收集、积累，做好档案资料的整理、保管、查询、借阅、开发利用等工作。

（3）编制必备的检索工具，提高档案的利用率，热情接待查询和借阅档案人员，坚持做好借阅和登记工作。

（4）负责档案材料保管期限的确定、核查和档案的定期鉴定和销毁工作。

（5）严格贯彻执行保密、保卫制度，做好档案的保密工作，确保档案、库房安全，无失、泄密事件。

（6）切实做好档案防火、防潮、防虫等工作，确保档案材料完整安全，保持档案室整洁。

（7）负责全院内部文件资料的打印、印刷、传真等工作；凡需复印、复制的档案材料，须经办公室主任批准，并履行登记手续。

（8）凡需要借出档案资料，借期不超过七天，如工作需要延长应经办公室主任同意，并重新办理借阅登记手续。

（9）严禁在档案上划道、注字、拆散和折页等，严禁把档案资料弄脏损坏，否则追究责任。

（二）档案管理制度

档案是医院的宝贵财富，记载着医院建设发展过程和管理工作的内容，要按照档案管理的规定，妥善保存各类重要文件、资料，留存医院发展的史料。

1. 档案收集、归档

（1）凡医院缮印发出的公文（含定稿和打印的原件与附件、批复请示、转发文件等），原件一律由医院办公室统一归档管理，发文复印件按规定由收文部门各自归档。

（2）各部门处理完毕或批存的文件材料，由部门文秘集中统一整理、归档。

（3）一项工作分别由几个部门（科室）参与办理，形成的文件、决议，由主办部门（科室）负责收集整理，交医院档案室归档。

（4）部门（科室）组织召开的工作会议纪要与有关材料由本部门（科室）收集、归档。

（5）医院召开的工作会议文件由医院档案室收集、归档，并由会议组织部门（科室）指定专人将会议材料、声像档案等文件提交至医院档案室办理归档手续。

（6）医院职工因外出学习、考察、调研、参加上级单位召开的会议等公务活动需将有关文件归档的应及时交医院档案室归档。[11]

2. 档案立卷

档案管理员应使用档案盒或档案袋，根据文件类型将档案分别立卷，统一存放至档案柜中。

3. 档案保管权限、形式及类型

1）档案保管权限。

（1）财务处档案由财务处保存。

（2）人事科档案由人事科保存。

（3）党委档案和证章由党委办保存。

（4）医院证、章、信由医办公室专人负责保存。

（5）其他各类档案由医院档案室保存。

2）文档的保存形式。

（1）对于文字性的普通文档，可以选择文字或电子形式进行保存。

（2）对于计算机存储的涉密文件，必须采取加密保护措施来确保文件的安全。文件密码应由指定的文件保管人设置，并且需要将该文件路径和密码报告给医院办公室进行备案，并确保所有信息的真实性。

三、实践及感悟

如何准确把握《电子文件管理办法》的主要内容和精神实质?

《电子文件管理办法》共 6 章 33 条，围绕规范电子文件管理和促进电子文件应用，对电子文件定义效力、管理体系、管理流程支撑保障等作出明确规定，具有很强的时代性、指导性和操作性。

（1）要准确把握电子文件内涵实质。明确电子文件产生主体为党政机关、群团组织、国有企事业单位等主体；明确电子文件产生过程为履行职责或者处理业务活动；明确电子文件本质是通过计算机等电子设备形成、传

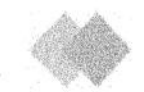

输、办理和存储信息记录；明确电子文件的生效要件为来源可靠、程序规范、要素合规、安全可用；明确电子文件具有凭证、资产和查考价值，与传统载体文件具有同等效力，为电子文件管理工作开展奠定制度基础。

（2）要准确把握电子文件管理工作体系。明确电子文件管理工作应当坚持党的领导，遵循全程管理、规范标准、高效利用、安全可控的原则；明确国家电子文件管理部际联席会议负责全国电子文件管理工作的统筹协调、整体推进和督促落实，明确各地区各部门电子文件管理责任；明确加强电子文件管理工作督促指导、监督检查、奖励惩处等要求，为电子文件管理工作开展构建完善的工作体系。

（3）要准确把握电子文件全过程管理要求。明确电子文件的全过程管理应当符合有关法律法规以及国家标准的要求；明确电子文件形成、传输交换、使用办理、存储、利用、归档、处置等全过程各环节管理要求，确保电子文件始终处于受控状态，确保电子文件真实、完整、可用、安全，为电子文件规范管理和安全使用提供坚实保障；明确规定促进电子文件高效共享和有效开发利用，充分发挥电子文件数据资源价值作用。

（4）要准确把握电子文件管理支撑保障要求。明确电子文件管理相关政策法规、标准规范、支撑能力、产业发展、人才培养等支撑保障要求；明确电子文件管理工作统筹纳入信息化发展规划，电子文件管理与业务信息化建设同步规划、同步实施、同步应用“三同步”并纳入绩效评价等要求；明确推进各领域特别是重点领域电子文件管理工作，为电子文件管理工作营造良好环境，推动电子文件管理工作更好地服务党和国家各项事业的发展。

第七节　保密管理工作

一、保密管理工作职责

（1）遵守宪法、法律和保密法规，严守党和国家秘密，同泄密行为做坚决斗争。

（2）凡属保密范围的文件、资料、报表、刊物等（以下简称“密件”），必须按照《中华人民共和国保守国家秘密法》等有关规定执行。

（3）在医院保密工作领导小组领导下开展好日常保密工作，医院保密工作领导小组的日常工作，由医院办公室承办，由办公室主任直接分管。

（4）应熟练掌握国家保密法规和保密业务工作，具体负责医院涉及国家秘密的文件和物品处理、管理；对加强医院的保密工作措施以及保密法规的宣传提出意见和建议。

（5）密件及与密件相关的各种图纸、资料的收发、保管、销毁，必须逐件核对登记，绝密文件由管理人员单独登记，按照领导批示阅办；收发及传递密件时，严格履行登记、签收手续，建立专门的密件收发、传递及借阅登记本。

（6）收发、传递和外出携带，由指定人员担任，并采取必要的安全措施；工作人员离岗时，应将自己所经管或保存使用的密件移交、清退给原单位。

二、医院保密工作

保密工作制度如下。

（1）机关工作人员都要保守党和国家秘密，做到不该说的机密绝对不说；不该问的机密绝对不问；不该看的机密绝对不看；不该记录的机密绝对不记录。

（2）保守国家秘密工作要积极防范，突出重点，既确保国家秘密，又便利各项工作的开展。每个工作人员都要做到：不在非保密本上记录机密；不在私人通信中涉及机密；不在公共场所和家属、子女、亲友面前谈论机密；不在不利于保密的地方存放机密文件、资料；不在普通电话、明码电报、普通邮局传达机密事项；不携带机密材料游览、参观、探亲、访友和出入公共场所。普通网络通信交流内容严格限定为周知性的一般信息，禁止传播一切国家秘密、工作秘密、商业秘密等涉密信息。[12]

（3）工作人员外出必须携带的秘密文件，应指定专人或自己亲自管理。外出开会领回的正式文件，应如数交办公室统一存档管理，认真做好交接登记工作，个人不得私自存阅。阅办完的秘密文件应及时交还，正在阅办的文件离开办公室时，要锁入抽屉或保密柜（箱）内，不得摆在桌面上。

（4）会议研究讨论的问题，凡需要暂时或长期保密的，必须严格保密。会议作出的决议，除按规定由有关领导和人员传达办理外，任何人不得擅自提前泄露。

（5）密件及与密件相关的各种图纸、资料的收发、保管、销毁，由办公室档案管理人员负责。必须逐件核对登记，绝密文件由管理人员单独登记，按照领导批示阅办。在使用办理完结后，应及时交还办公室档案管理人员，认真做好交接登记工作，不准复制、传阅、借阅和带出办公区。需要销

毁的文件，须由有关人员鉴定和分管领导审批，到指定场所由两人以上监销，保证不丢失、不漏销。医院内部文件资料借到各科室（部门）办理和使用的，由科室（部门）负责人统一管理。

（6）对计算机系统信息，要严格划分密级。秘密信息，不能在开放的计算机网络系统里加工、贮存、传输。计算机网络传输或贮存秘密信息，必须采取保密措施。计算机加工的秘密信息，要存入专用载体，指定专人保管。

（7）凡属保密范围的文件、资料、报表、刊物等，必须按照《中华人民共和国保守国家秘密法》等有关规定执行。

（8）医院的密件是指所有在各种媒介上被标记为绝密、机密、秘密以及内部刊物的党政文件、资料，还包括没有明确标注可以公开的党内文件、资料，以及尚未公开的各种会议资料等文件。

三、实践及感悟

医院保密工作领导小组工作制度如下。

（1）医院保密工作领导小组在省卫生健康委保密委员会和医院党委的指导下，统一领导各科室（部门）的保密工作。

（2）医院保密工作领导小组的工作坚持以马克思列宁主义、毛泽东思想、邓小平理论、“三个代表”重要思想、科学发展观、习近平新时代中国特色社会主义思想为指导，认真贯彻《中华人民共和国保守国家秘密法》关于“积极防范、突出重点、既确保国家秘密又便利各项工作的方针”和《中共中央关于加强新形势下保密工作的决定》，以及《中央保密委员会关于党政领导干部保密工作责任制的规定》等法律法规，有效发挥保密工作“保安全，保发展”的重要作用。

（3）医院保密工作领导小组应了解医院各科室（部门）的保密工作情况，研究解决保密工作中的重大问题，并及时向省卫生健康委保密委员会和医院党委报告，提出工作意见和建议。

（4）认真贯彻落实党的保密工作方针政策、党内保密规章和国家保密法律法规。

（5）认真落实省卫生健康委保密委员会的各项工作部署，研究制定医院保密工作规章制度和年度工作要点，部署医院各科室（部门）的保密工作任务。

（6）指导、协调各科室（部门）的保密工作，保密宣传教育和保密干部培训工作，总结经验，表彰先进典型，抓好保密干部队伍建设。

（7）指导、协调各科室（部门）重大涉密活动、重要涉密会议和重要涉密事项的保密工作。

（8）指导、协调各科室（部门）保密技术发展工作和电子政务及办公自动化方面的保密管理。

（9）监督检查各科室（部门）贯彻落实党的保密工作方针政策、保密工作部署和保密法规、规章情况。

（10）组织开展对医院重点保密要害部门的保密安全检查，以及对重点涉密人员遵守、执行保密规定的检查，协调有关科室（部门）查处泄密事件，配合省卫生健康委保密委员会查处重大泄密案件。

（11）研究解决各科室（部门）保密工作中的重大问题，组织开展对保密工作新情况、新问题的调查研究，并提出对策和措施。

（12）医院保密工作领导小组成员负责领导本部门的保密工作并做好本岗位的保密工作；向领导小组报告本部门的保密工作情况，提出加强保密工作的意见和建议；认真组织实施分工负责范围内的保密工作，努力完成领导小组决定的各项任务。

（13）专职保密员应当熟练掌握国家保密法规和保密业务工作。具体负责医院涉及国家秘密的文件和物品处理、管理；督导各科室的保密工作，并对泄密事件进行报告和调查处理；对加强医院的保密工作措施以及保密法规的宣传提出意见和建议。

（14）医院保密工作领导小组全体会议每年召开一至两次，遇有需要及时研究的重要事项可随时召开；领导小组会议由组长召集并主持，也可由组长委托副组长召集并主持。

（15）医院保密工作领导小组的日常工作，由医院办公室承办，由办公室主任直接分管。医院办公室的保密工作应直接请示医院保密工作领导小组组长或副组长。医院各科室（部门）的保密工作由本科室（部门）负责人负责，重大事项必须请示组长或副组长。

第八节　印章管理工作

一、印章管理工作职责

医院印章管理工作的职责通常包括以下八个方面：

（1）制定医院印章管理规章制度，确保印章使用符合法律法规要求。

（2）对医院内部各部门印章进行管理，包括印章的制作、发放、回收、销毁等环节。

（3）对医院外部单位或个人使用医院印章的流程进行审批和监督，防止印章被滥用或盗用。

（4）建立医院印章使用记录，及时更新印章使用情况，保证印章使用的安全性和合法性。

（5）定期对医院印章进行盘点和清点，发现问题及时解决，避免印章丢失或被盗用。

（6）对医院印章管理人员进行培训和指导，提高其印章管理能力和水平。

（7）参与医院内部审计和监察工作，对印章使用情况进行审查和评估，确保医院印章使用合规、安全、有效。

（8）医院印章管理工作需要严格遵守法律法规和医院内部规定，加强印章使用的监管和管理，确保医院印章使用的合法性和安全性。

二、印章管理工作

（一）印章的刻制

（1）医院的公章按有关规定由公安局指定单位刻制，印章正式启用时，由上级卫生主管部门发文通知各单位，若医院挂销更改名称，印章应停止使用，并封存交回上级卫生主管部门处理。

（2）医院内部各有关科室、部门使用的印章，由各科室、部门提出书面申请，经分管院长批准后，由医院办公室指定专人到公安局指定单位刻制。

（3）新刻印模应在医院办公室留底备案，如科室名称更改，印章停止使用，并封存交回医院办公室注销和处理。

（4）未经批准私自刻制印章的，应视情节轻重给予党纪、政纪处分或追究法律责任。

（二）印章的使用和管理

（1）医院公章由医院办公室专人管理，不得委托他人代盖印章，印章如被盗盖，发生严重后果，将依法追究印章管理人的责任。

（2）在使用医院印章时，必须严格控制在医院职权范围内的使用，需要进行严格的登记和审批。以医院名义提交的、发送的文件、资料、报表等，必须由院长签名，并加盖公章的原件。

（3）要使用院长的工作用章（私章），必须得到院长本人的同意。

（4）以医院名义签订的经济合同、协议等，必须经过审计、财务等相关部门的审批，并在分管院领导或主要院领导批准签字后，方可加盖医院印章。

（5）医院出具的工作证、结业证、职务（称）聘书等，由主管部门负责统一办理盖章业务。

（6）因公出差、联系业务等须开具证明，经主管领导批准后方可加盖公章。

（7）私人取款、取物、挂失、驾驶员办证等，需开具单位介绍信，由医院办公室主任批准方可盖医院公章，并进行登记。

（8）医院印章原则上不得携带出办公室，凡因工作特殊需要持章外出，要提出申请，经分管院长批准，由公章管理人携章一同外出，原则不能超出一天。

（9）严禁出具加盖公章的空白介绍信、证明等。

（10）节假日印章要严加保管，加锁密封。如发现印章被盗，应立即报告医院保卫科和分管院长，办理遗失手续。

（11）各科室、部门使用的印章，要安排专人保管，并根据具体工作情况制定使用办法，印章遗失要立即报告医院保卫科和医院办公室，办理遗失手续。

（三）印章使用要求

医院印章必须严格谨慎使用，任何个人不得违反规定使用印章。

（1）严格执行印章使用审批原则。院章必须由主要院领导或分管院领导签批同意；院党委章必须由院党委书记或院党委副书记签批同意；院领导个人章原则上必须由院领导本人签批同意；院办公室章原则上必须由院领导

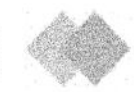

或院办公室领导签批同意；各职能部门（科室）章原则上必须由部门（科室）领导签批同意。紧急文件或专门事项用章可由院领导授权同意，并由有关职能部门负责人审核同意。

（2）严格执行印章使用审核原则。各职能部门（科室）要切实落实业务主管的审核职责，对医院业务办理须核提意见。各职能部门（科室）把好审核关，对需要医院盖章的业务要严格审核，确保医院印章使用的严肃性和准确性。

（3）严格执行印章使用程序。医院印章的使用必须严格遵照先审批后盖章的原则，盖章时应先出具领导签批件，严禁将未经任何领导签字同意的材料送去盖章，印章使用和管理人员要严格审核，坚持原则。

三、实践及感悟

医院印章管理工作规范如下。

（一）明确印章保管

医院印章包括院章、院党委章，医院各类专用章，医院各职能部门（科室）章，各业务专用章。医院各类印章的保管分为：

（1）院章、院党委章、院纪委章，医院各类专用章，医院办公室章由医院办公室负责管理，由院办保密室负责使用和保管。

（2）医院各职能部门（科室）章由各职能部门（科室）负责管理，由科室负责文秘保密工作同志负责使用和保管。

（3）各业务专用章由该项业务经办科室管理和使用。

（二）规范印章管理

印章作为医院职权行使的代表，必须严格按照要求管理，确保印章的使用安全。印章的管理应做到：

（1）医院各类印章必须指定专人管理，印章保管场所必须安全可靠。

（2）医院印章必须在医院办公室内使用，不得擅自带出使用。若确有需要带出使用，须报主管领导审批同意并由印章管理人员陪同带出，使用完后应立即送回院办公室。

（3）印章管理和使用人员必须妥善保管印章，如有遗失，须立即向主管领导报告。

（4）印章管理和使用人员必须做好印章的维护，确保印章使用清晰和端正。

（三）严格印章使用

医院印章使用坚持“遵照规定、方便工作”原则，在遵守规定的前提下，以方便工作、服务业务科室和机关为目的。印章的使用应体现医院印章的合法性、权威性和严肃性，使用过程中必须严格按照要求，遵照程序，合理规范使用，切实保障医院日常工作的高速有效运转。

1. 印章使用范围

（1）医院对内对外行文盖章：以医院名义签发的文件，包括各类通知、通报、请示、报告、决定、函件、报表等。

（2）医院审批盖章：代表医院对外的各类审批盖章，代表医院发放各类证书。

（3）医院其他文书盖章：代表医院对外工作联系的介绍信，各类证明材料，以医院名义签署的各类合同、项目协议、授权书、承诺书及其他文书的盖章。

2. 印章使用程序

医院印章严格遵照先审批后盖章的使用程序，医院印章使用程序是：

在医院办公自动化系统上办文的，按流程完成审核，由院办公室呈送主要院领导或分管院领导签批；纸质呈批件原则上由各职能部门（科室）审核送院办公室，由院办公室呈送主要院领导或分管领导签批。领导签批件和所需盖章材料一并送院办保密室盖章，盖章完毕后院领导签批件（可复印件）留院办公室保密室存档备查。

各职能部门（科室）印章和各业务专用章由各职能部门（科室）领导审批，并由各职能部门（科室）承担权责。

3. 印章使用规范

（1）印章管理者用印前，应对盖章文件的审批内容、签发日期、文件格式、盖章份数等情况予以核对，确保审批内容和盖章内容一致，核对无误后方可盖印。

（2）印章管理者和经办人要对每次盖章事项做好存档，包括盖章内容、审批人、份数、日期，经办人姓名，做到有据可查。

（3）印章管理者亲自用印，盖印时要求图章清晰、端正，印章使用应

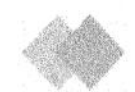

规范，齐年盖月、位置适当。

（4）印章管理者必须严格遵守保密制度和印章管理制度。禁止私自使用公章，禁止在空白介绍信、保函、合同、金融票据、白纸上加盖印章。

各职能部门（科室）确有紧急业务办理需加盖院章，若分管领导出差不能及时审批的，应由职能部门审核并请示院领导同意，经职能部门领导签署意见后送院办公室先行盖章，后补送院领导审签。

各职能部门（科室）常规业务办理原则上一事一批，凡涉及审批事项均应先报院领导审批后盖章。若确有工作需要授权各职能部门（科室）审批事项，必须由职能部门（科室）提出书面申请，经分管领导审核同意后报主要领导审批同意，并送院办公室备案。此类业务办理即可由职能部门（科室）领导和办公室领导审核同意后送保密室盖章。

（5）加强公文行文盖章审核。一是各职能部门（科室）要加强对办公内网的使用，医院对外行文原则上全部使用OA系统，方便文件查阅和信息共享，记录公文行文流转各个环节，监督各流程修改内容和修改人员，保证签发稿和印制稿的一致性。二是按照医院公文行文流程，各职能部门（科室）发文呈院领导签发后，退回各职能部门（科室）经办人校对，校对无误后打印正式文件连同院领导签批件一并送保密室盖章。公文一经院领导签发后不得随意修改。若有实质性修改的，需报院领导复审后才能盖章，若不涉及原则性修改，需报职能部门（科室）领导和院办公室审核后与院领导签发稿一并送保密室盖章存档。三是公文印发后，各职能部门（科室）若需要加印并盖章已签发文件，经办人需提出加印意见报办公室领导审核同意后，送保密室盖章。

参考文献：

［1］习近平．习近平对新时代办公厅工作作出重要指示［J］．秘书工作，2023（9）．

［2］中共中央办公厅、国务院办公厅．党政机关公文处理工作条例［J］．秘书工作，2013（3）．

［3］中共中央办公厅、国务院办公厅．党政机关公文处理工作条例［J］．秘书工作，2013（3）．

［4］中共中央办公厅、国务院办公厅．党政机关公文处理工作条例［J］．秘书工作，2013（3）．

［5］国家卫生计生委办公厅．办公室工作艺术：办公室工作研究征文成果集［M］．北京：人民卫生出版社，2017．

[6] 中办印发《关于加强公立医院党的建设工作的意见》[N]. 人民日报，2018-06-25.

[7] 中国医院协会.《公立医院章程范本》[J]. 中国医院，2019 (9).

[8] 赵波. 新媒体时代三级公立医院网络舆情管理策略研究——基于八例医疗舆情案例 [J]. 中华临床医师杂志（电子版），2020，14 (10).

[9] 程妍. 融媒体时代医院网络舆情管理问题研究——以内蒙古自治区F公立医院为例 [D]. 呼和浩特：内蒙古农业大学，2020.

[10] 苗正，阎丽娜. 谈档案管理的规范化建设——以内蒙古医科大学附属医院为例 [J]. 内蒙古医学院学报，2012，34 (S5).

[11] 岳德明，邓淑云. 文秘工作基本职能和要求 [J]. 渤海学刊，1992 (4).

第二章　医务管理

第一节　概　　述

医务管理是根据医院运行的相关情况，运用某些理论和方法，对医院医疗活动的全过程进行的计划、组织、协调和控制，使之具备良好的运行状态，并对变化了的客观环境有较强的适应性，以达到最佳综合效益的管理活动过程。

医务管理的业务核心是医疗管理，包括质量、安全、感染、医保等内容，而医务部门是医务管理最重要的执行者之一。对上要正确贯彻执行国家医疗卫生政策和法规，落实院领导对医院医疗业务和学科等的整体发展规划；对下要联系各个科室，督促和协助科室搞好医疗业务、提高学科水平，全程质量监控、保障医疗安全。

第二节　组织架构

不同级别和规模的医院，往往根据管理职能需要进行灵活调整，组织结构可分为“大医务部”和“小医务部”。在较小的医疗机构中，为了简化结构、减少层级、提高工作效率，医务部只有一个科，承担着组织协调、业务指导、纠纷处理、医疗质量安全等职责；而在大型综合医疗机构中，则需要建立多个职能部门，以便更好地管理和监督医疗服务，如医务科、质控科、纠纷办、医保科、院感科等，各部门承担着不同的职责。

较为典型的医务部组织结构包括部门负责人、各科科长以及一定数量的科员。部门负责人通常是医务部的管理者，负责组织、协调和指导医疗管理整体工作。各职能科长协助部门负责人完成各项工作。科员负责具体事务的处理。

第三节　管理职责和工作内容

一、医疗管理

医疗管理是指对医院医疗全过程所进行的组织与协调。

（一）工作职责

（1）根据医院的工作计划，制订医疗业务工作计划，并组织实施，定期总结医疗工作现状和对策，为领导决策提供参考。

（2）组织医疗业务、服务的策划。临床、医技方面的医疗日常工作管理。

（3）负责医师执业管理。包括医师资格考试、医师执业注册、电子化注册、多点执业、医师定期考核等。

（4）结合医院实际，参与制定医疗质量安全核心制度，并参与组织培训工作。

（5）负责医疗技术管理。包括制定医院医疗技术管理办法，限制类医疗技术准入管理，手术、腔镜、介入等高风险医疗技术准入管理，医疗新技术管理等。

（6）负责组织统筹院内会诊、多学科诊疗、院外会诊工作。

（7）负责下基层支援管理工作，组织实施临时性院外医疗任务及对基层的技术指导和医疗合作等。

（8）负责胸痛、卒中、创伤、危重孕产妇等几大中心建设协调工作。

（9）负责政府指令性的大型活动医疗保障任务。

（10）负责医院妇幼工作管理。包括母婴保健执业校验、人员准入、重症孕产妇和重症儿童救治、出生医学证明管理、早产儿视网膜筛查等。

（11）负责红十字会救助基金、疾病应急救助基金、广州市道路交通事故社会救助基金申请。

（12）参与国家及省三级公立医院绩效考核数据管理及填报工作。

（13）负责相关科室之间的协调工作，负责进行医疗业务的外部联络。

（14）负责突发医疗事件及重大传染疾病救治相关工作。

（15）负责精神卫生管理方面工作。

（16）负责上级部门安排的工作。

（二）医疗管理工作内容

医疗管理工作的内容主要是在医院运营中达到最佳的医疗效率和医疗效果。

1）医疗效率即医疗产出（医疗服务产出数量）与医疗投入（资源投入）比。

（1）反映医院病床效率的指标：病床使用率、病床周转次数（率）、平均住院日等。

（2）反映医务人员效率的指标：年人均门诊人次、年人均住院床日数。

（3）反映设备使用效率：大型设备使用率。

2）医疗效果及接受医疗服务后健康状况的改善程度，即医疗质量。

（1）诊断质量：主要衡量诊断是否准确、及时和全面。具体的指标有门诊（入院）诊断和出院时诊断的符合率、临床诊断与病理结果诊断的符合率、术前和术后的诊断符合率、住院后三日及时确诊情况、从住院到确诊之间花费的时间。

（2）治疗质量：主要衡量治疗是否合理、有效和及时。包括：治愈率、好转率、未愈率、病死率、抢救危重患者的成功率等。

（3）治愈时间的长短：为治愈者平均住院日等。

（4）有无给患者增加不必要的痛苦和损害：如医疗差错发生率、手术并发症发生率等。

医疗管理的基本原则就是以患者为中心，把患者利益放在首位，让患者满意。在诊疗过程中，我们所采取的诊疗方案都应该是对患者最安全、最有效的方案。患者安全是医疗管理的核心内容。任何诊疗措施都存在风险，诊疗行为对患者来说是风险最小的，并且医生和患者都能接受。

在医疗管理过程中，要善于抓住重点，把主要精力放在重点环节、重点人群等关键点上。如：重点关注初次就诊、急危重症、疑难病例、手术患者的管理和诊疗效果，这是判断一个医院诊疗水平高低的主要标准。面对初诊患者一般选择高年资医师坐门诊；对于急危重症患者要重点加强急救绿道建设，不断提高医务人员的急救水平；疑难病例要建立病例讨论、多学科会诊、上级医师查房或请院外专家会诊等制度和措施。在医疗活动中还应重点保障特殊身份患者的诊疗工作。

在医疗管理过程中，要注重内部的协调、沟通问题，包括医医之间、医护之间、医技之间等。比如医师与医师之间在交接班的时候病情沟通不畅，导致值班医师对非自己所管患者信息了解不够，就会导致患者在出现病情变化的时候处理不及时或不恰当；医护之间沟通不畅，护士在观察病情时，发现病情变化后可能不能及时找到主管医师，工作一忙可能就忘了，或是报告给了值班医师，而值班医师让找主管医师，或认为不需要紧急处理，结果可能就造成了对病情的判断失误或延误；医技科室与临床科室沟通不畅，当病情与检查结果不符时，没有及时沟通，也会造成一些不必要的失误。

二、医疗质量控制

医疗质量控制是指在整个医疗活动中，运用科学管理方法对医疗服务要素、过程和结果进行管理。

（一）工作职责

（1）执行上级领导的决定，落实医疗质量与安全管理委员会交办的任务，处理有关的日常事务。

（2）设置质量监控点，负责组织医疗质量的检查，进行质量数据的统计分析。

（3）指导全院各部门制定质量管理实施办法。

（4）在医疗质量与安全管理委员会的领导下，负责组织规划、汇总、分析全院质量管理目标。

（5）负责组织质量管理体系的持续改进。

（6）负责组织质控员的培训，指导各科质控员工作的实施。

（二）工作内容

1）通过科学的质量管理，全面加强医疗质量管理，规范医疗行为，持续改进医疗质量，保障医疗安全，防范医疗差错和纠纷的发生，促进医院医疗技术水平、管理水平不断提升[2]。根据颁布的《三级医院评审标准广东省实施细则》要求，实行全面质量与安全管理以及全过程的质量控制。构建从患者就诊到出院的全病程管理质量体系，事前、事中、事后的质量控制流程，明确质量管理的核心并将其纳入医务部门的日常工作，实施动态全程的监控，并与科室目标责任制结合，保证质控措施的落实，促进医院质量管

理的精细化、标准化、规范化，以达到提高医疗质量及运营效率的目的。

2）医院组建医疗质量管理委员会，管委会主任由院长或主管副院长担任，下设医疗安全、质量控制、医院感染、护理管理、设备管理、信息系统管理等职能部门人员参与，并纳入临床科室、药学部及辅助科室等核心人员。管委会制订工作制度和计划并组织实施，具体督促落实医院质量的监测、预警、分析、考核、评估和反馈工作，并定期公布。讨论、决定全院医疗、护理工作中的缺陷、差错或纠纷等事件的院内处理意见。

3）科室层面根据医院管理委员会的制度和计划，成立本科质控工作小组，组长应该由科室负责人担任，组员为科室核心骨干，并指定专人落实督导日常工作。

4）医院建立伦理委员会、医院感染控制委员会、药事管理委员会、病案管理委员会、临床用血管理委员会、耗材与设备管理委员会和护理质量管理委员会等专业组织，管委会定期研究相关事务和质量管控工作制度。

5）建立全员参与、覆盖临床诊疗服务全过程的医疗质量管理与控制工作制度。

6）监督医务人员应当遵循临床诊疗指南、临床技术操作规范、行业标准和临床路径等有关要求开展诊疗工作，做到合理检查、合理用药、合理治疗。

7）监督医务人员在诊疗活动中应当严格遵守医疗质量安全核心制度，主要包括：首诊负责制度、三级查房制度、会诊制度、分级护理制度、值班和交接班制度、疑难病例讨论制度、急危重患者抢救制度、术前讨论制度、死亡病例讨论制度、查对制度、手术安全核查制度、手术分级管理制度、新技术和新项目准入制度、危急值报告制度、病历管理制度、抗菌药物分级管理制度、临床用血审核制度、信息安全管理制度等。

8）加强药事与药品安全质量管理，提升临床药学服务能力，推行临床药师制，发挥药师在处方审核、处方点评、药学监护等合理用药管理方面的作用。临床诊断、预防和治疗疾病用药应当遵循安全、有效、经济的合理用药原则，尊重患者对药品使用的知情权。

9）加强护理质量管理，完善并实施护理相关工作制度、技术规范和护理指南；加强护理队伍建设，创新管理方法，持续提升护理质量。

10）加强医技科室的质量管理，建立覆盖检查、检验全过程的质量管理制度，加强室内质量控制，配合做好室间质量评价工作，促进临床检查检验结果互认。

11）完善门急诊管理制度，规范门急诊质量管理，加强门急诊专业人员和技术力量配备，优化门急诊服务流程，保证门急诊医疗质量和医疗安全。

12）加强医院感染管理，严格执行消毒隔离、手卫生、抗菌药物合理使用和医院感染监测等规定，建立医院感染的风险监测、预警以及多部门协同干预机制，开展医院感染防控知识的培训和教育，严格执行医院感染暴发报告制度。

13）加强病历质量管理，建立并实施病历质量管理制度，保障病历书写客观、真实、准确、及时、完整、规范。

14）监督医务人员开展诊疗活动遵循患者知情同意原则，尊重患者的自主选择权和隐私权，并对患者的隐私保密。

15）建立完整的医疗质量管理监测体系，定期开展医疗质量管理与自我评价，持续改进医疗质量。

16）健全四级质量监督考核体系，建立全员参与、多层次（质控员、科室质控小组、各职能科室、医院各质量管理委员会）的动态四级医疗质控质量监督、考核体系。在医疗质量与安全管理委员会领导下，医务部质量管理科作为医疗质量管理的执行科室，具体执行与落实委员会的工作；其他职能部门落实相应委员会的工作；各临床科室医疗质控小组对本科室的医疗和护理质量随时进行督导与考核。医务等部门及各临床科室的质控管理小组要制定切实可行的管理手段、评价指标和措施，规范健全相关医疗质量记录及登记，全面对质量指标做好收集、统计与分析评价工作，应用科学的管理工具进行持续改进。

17）制定全院的质量与安全目标，并每年定期更新，根据医院的指标体系将指标分解到业务科室进行考核。

18）制定业务科室的考核标准，每季度定期考核。考核内容包括医疗目标的完成情况、医疗核心制度落实情况、环节质量控制、医疗文书质量、医院感染管理、合理用药、医疗安全等，考核内容随上级质量管理的要求随时调整。

19）实行分级管理及考核。

（1）各级医疗质量管理组织定期检查考核，对医疗、护理、医技、药品、病案、医院感染管理等的质量进行监督检查、考核、评价，提出改进意见及措施。

（2）分管院长组织职能部门和相关科室负责人定期进行业务查房，督促检查质量管理工作。

（3）职能部门定期对科室进行质量检查，重点检查医疗卫生法律法规和规章制度执行情况。

(4) 质量管理科联合相关职能科室定期组织全面的质量管理交叉形式的检查与考核。

(5) 各科室医疗质控小组应每月对本科室医疗质量工作进行自查、总结、上报。

20) 建立质量管理效果评价及双向反馈机制。

(1) 科室医疗质控小组每月自查自评，认真分析讨论，确定应改进的事项及重点，制定改进措施。

(2) 各职能部门将检查考核结果、医疗质量指标完成情况等汇总分析后提出整改意见，及时向业务科室质控小组反馈，科室质控小组应根据整改建议制订整改措施，并上报相关职能部门。

(3) 医疗质量与安全管理委员会定期召开全体会议，评价质量管理措施及效果分析，讨论存在的问题，交流质量管理经验，讨论、制订整改计划及措施。

(4) 医疗质量检查结果实行内部公示制。各职能部门将检查考核结果、医疗质量指标完成情况上报相关管理部门，并定期通过医院 OA 文控系统、通知通告栏目、季度质控报告、办公会等进行公示。

21) 建立医疗质量（安全）不良事件报告制度，鼓励医务人员主动上报临床诊疗过程中的不良事件，具体见《不良事件报告制度》。

22) 建立药品不良反应、药品损害事件和医疗器械不良事件监测报告制度，并按照国家有关规定向相关部门报告。

23) 加强医疗质量重点部门和关键环节的安全与风险管理，落实患者安全目标，保障患者安全。

24) 制定本机构的医疗质量管理办法，明确奖惩制度，优奖劣罚。定期的医疗质量检查考核结果应该与科室月度绩效、年底评先评优、个人晋升职称相挂钩，并有医疗质量一票否决权。

三、医患关系管理

(1) 在医务部主任的领导下，负责全院医疗投诉、信访管理和纠风管理工作。

(2) 负责处理医疗质量相关医疗纠纷、信访工作及医德医风相关投诉工作。

(3) 组织制定医疗投诉处理管理制度及工作流程，并完善医院行风建设及医德医风建设的各项规章制度。

（4）组织医患沟通、医事法律法规培训。

（5）组织实施医疗纠纷风险防控工作，并对医务人员医德医风、行风建设等工作进行计划、实施、监督、检查、教育指导、考核评价、改进等。

（6）负责拒收红包、表扬信、锦旗的登记、录入、总结、宣传和归档工作。

（7）定期组织开展院内门诊患者、出院患者满意度测评工作，定期组织门诊、住院部满意度巡查，发现问题并组织整改。

（8）配合第三方机构组织在院内开展患者满意度测评，发现问题并组织整改。

四、医保管理

医保管理是指通过采取相关手段，对医疗保险活动进行计划、控制及监督的过程。

（一）医保管理工作职责

1. 日常业务岗

（1）负责医保一、二类门特申请，省直、市直医保的特殊检查申请（盖章），医保转诊转院申请、为医保患者办理医院等级证明。

（2）特殊药品、耗材备案申请。

（3）解答参保人及临床科室的各类医保及省直、市直医保和区公医政策疑问。

（4）跟进、解决前台或医保中心转来的参保人关于医保就医的投诉。

（5）联合药房、物价科、设备科、信息科，持续做好国家三大目录数据更新工作。

（6）协助收费科处理医保系统结算过程出现的故障。

（7）审核日常收费科转来的“低费用”出院患者病历。

（8）为参保人打印门诊清单及门特结算单。

（9）复核出入院办上交的每月医保报表。

（10）办理广州市长期护理保险延续护理评估表。

（11）审批人工耳蜗耗材支付范围。

2. 分析控费岗

(1) 起草报办公会内容：向临床科室通报近期各类医保及省直、市直医保、区公医上级管理部门对各定点医院结算管理的新要求及新政策；通报近期各科室医保费用控制情况；协助起草院内各科室医保费用控制建议。

(2) 跟进医保控费系统统计功能和页面展示的更新改造，利用医博系统分析医保相关数据，并对费用进行总结分析，结合医保政策向院领导及临床科室提出可行性控费建议。

(3) 联合病案室、院感科、药学部、设备科、质控科等与临床科室对接医保培训事宜，并做好培训 PPT。

(4) 配合内审培训岗开展相关人员（结算人员、临床科室）的培训。

(5) 每个季度、每半年对各临床科室费用做统计分析。

(6) 负责各类医保的清算事宜，包括特殊病例申请、大额病例申请及专家评审名单确认及报送。

(7) 联合各个科室负责医药服务评价指标填写及全院门诊、住院满意度调查。

(8) 完成职工 32 种指定手术、按病种分值付费、生育保险、血透的绩效考核分配。

(9) 每年两次院内大型医保考试的出题、组织工作。

(10) 写好科室年度总结、自查报告。

(11) 医保年终清算核查及汇总。

3. 内审培训岗

(1) 参加各类医保及省直、市直医保、区公医上级部门组织的业务培训。及时开展相关人员（结算人员、临床科室）的培训（每年 2 次大的培训，联合人事科开展入职医保培训）并协助科长完成有突出医保问题的临床科室的相关培训工作。

(2) 每天自查病历，对于报错单病种类型、低标准入院、重复住院、分解住院及时修改，做好记录并反馈到临床科室和收费科。

(3) 协助医保中心调取协查病历并做好解释工作，补写扣减调整说明，记录我院违规行为及医保中心意见，分析医保中心结算审核说明，及时向科长汇报，并向所在科室反馈督促改正。

(4) 组织及协调院内专家参加广州市及省内异地、跨省医保中心病历评审。

(5) 处理上级部门转来的投诉、求助问题。

(6) 协助三大目录映射相关科室对三大目录映射进行复核，发现问题转相关科室。

（7）每月协助病案室、信息科上传市医保、省内异地医保住院患者结算清单，并及时校验核对。

（8）按照医保中心、省直医保、市直医保每月下发智能审核数据进行复核和反馈。

（9）协助物价岗工作人员核查科室收费问题。

（10）协助本科室处理日常临床科室、参保人医保政策咨询与求助。

4. 综合文秘岗

（1）收发各类医保及省直、市直医保、区公医上级部门有关文件，及时向科长汇报。同时根据上级指示及要求，协调跟进相关部门完成工作。

（2）起草各类文件、报告、办公室纪要，并做好文件归档保管和备查工作。

（3）根据上级医保部门自查自纠要求，收集汇总全院自查情况、书写自查报告并上报。

（4）及时做好 OA 医保专栏、季度工作计划。

（5）协助分析控费岗做好医保年终清算绩效考核分配工作。

（6）配合完成省医药服务评价上报工作。

（7）根据上级医保部门要求，及时完成医保协议签订、数据核定、宣传更新等工作。

（8）处理参保人咨询、沟通工作。

（9）处理医保科所需各类文件的签字、盖章工作。

（10）处理异地参保人门诊住院费用核查工作。

（11）收到处方权申请后通知相关人员收集信息，及时做好国家医保平台医保责任医师、护士、药师、技师的维护工作。

（12）协助医保局驻点大病专管员数据调取工作。

5. 政策咨询岗

（1）解答参保人及临床科室的各类医保及省直、市直医保、区公医政策疑问。

（2）每天自查出院及在院患者的收费清单，并督促及时整改。

（3）负责对接临床科室，对行政护士进行相关政策培训。

（4）协助内审培训岗处理医保中心反馈的参保人投诉问题。

（5）负责参保人基金状态异常的查询并联系医保中心协助处理。

（6）负责参保人门诊清单及门特结算清单的打印。

（7）负责本院系统内医保责任医师、护士的信息维护、更新工作。

（8）每年两次院内大型医保考试的组织、监考工作。

（9）协助大病驻地专员下科检查。

6. 物价管理岗

（1）执行有关医药价格政策，对本院的医药服务价格项目和收费行为进行管理。

（2）测算定价所需的医疗服务项目成本，建立真实、客观、可靠的医疗服务价格项目成本与价格、费用间的数据关系；通过全国医疗服务价格和成本监测与研究网络报送相关监测数据。

（3）收集本院新增或修订医疗服务价格项目需求，向上级医疗保障行政部门申报。

（4）指导各科室正确执行医药价格政策，对各科室的收费管理工作进行检查、指导。

（5）根据医药价格政策的调整，及时调整价格管理信息系统的医疗服务项目内涵，并组织、指导、监督药学部、医学工程部等调整价格标准等。

（6）按政策要求，组织对医疗服务项目价格、药品价格及医用耗材价格进行调整并公示。

（7）定期对门（急）诊、住院患者医药费用等进行检查，并将检查结果向科室反馈，纠正不规范收费行为。

（8）参与新技术、新疗法进入本机构前的收费许可审核，参与医疗设备、卫生材料采购前的收费许可审核。

（9）组织对机构临床、医技、门诊等医护人员进行新的收费政策（业务）、费用核算培训和指导。

（10）接受医药收费咨询，处理医药收费投诉。

（11）协助、配合医保局、市场监督管理等部门开展医药收费检查，完成上级行政部门交办的医疗服务项目成本调查和统计工作。

（12）组织核定医院开展的市场调节价、特需医疗及自主定价医疗服务项目价格，并对市场调节价、特需医疗及自主定价医疗服务项目及价格进行公示。

（二）医保管理工作

（1）严格执行医保中心颁发的有关文件规定，建立健全医疗质量管理等各项规章制度，并通过规章制度规范医务人员的行为，使医保工作实现制度化管理。

（2）医保科对医保中心下发的文件进行认真学习，在院办公会上进行传达，并通过医院OA医保专栏、OA论坛、微信交流群、医保公众号进行宣传。组织院内医保培训学习，结合医院的实际，制定适合本院的医疗保险管理制度。

（3）医保科每个月统计、汇总指定手术、生育保险、住院总费用等各类医保数据，将分析汇总结果发放到各个临床科室，并结合医保政策向院领导及临床科室提出可行性控费建议。

（4）根据医保中心要求，联合药学部、物价科、设备科、信息科，持续做好国家三大目录映射工作。

（5）负责日常医保各类治疗检查住院申请、一类、二类门诊特定病种申请，为医保患者办理医院等级证明，耐心解答参保人及临床科室医生医保相关问题。

（6）医保科每周对住院医保患者进行医保身份核对，对医保患者的病历进行检查，出入院有无达到标准，转诊转院有无符合医保政策规定，住院须知、《非基本医疗保险范围费用登记表》有无家属或患者签字，并把每次检查情况予以统计上报办公会。每周提醒监督临床科室完成医保中心人脸识别打卡任务，配合医保中心核查我院住院医保患者有无挂床、骗保等侵害医保基金的行为。

（7）医保科每月对各类医保及省直市直医保、区公医的门诊处方及一、二类门特进行核查，检查门诊处方的诊疗合理性及用药限量，一、二类门特申请准入情况及诊疗合理性，并把每次检查情况予以统计上报办公会。

（8）督促科室遵守医疗保险的各项规定，积极参加医保科举办的医保政策培训，对参保人进行医保政策教育并做好解释工作。

（9）督促医护为就医的参保人建立门诊，一、二类门特或住院相关档案及收费明细记录，使用规定格式的门诊，一、二类门特病历，就诊记录应清晰、准确、完整，病历、门诊处方按规定保存。

（10）监督患者入院标准必须符合《广东省基本医疗保险诊疗常规》，不得故意延长参保人住院时间，不得分解住院。

（11）物价科严格执行收费标准，不准重复收费和分解收费，不准对参保人员另行收费。

（11）出入院办需检查新入院医保患者其医保就医凭证及入院通知单，为其办理登记手续。如不能提供相关资料的，通知患者三天内补齐资料。

（12）出入院办需使用由医保中心规定格式的基本医疗保险结算单和财税部门规定的专用收据。

（13）出入院办做好广州市医保，省直、市直医保、生育，省内异地、跨省异地结算，报表申报工作，并按要求每月将纸质版医保报表送到医保中心。

五、医院感染管理

医院感染管理指针对在诊疗活动中存在的医院感染及与之相关的危险因素，进行科学的控制活动。

（一）医院感染管理工作职责

1. 感染防控工作

（1）制订医院感染防控工作计划，组织制定医院及各科室医院感染控制规章制度，并督促实施。

（2）对医院感染发生情况进行调查、统计及分析，并向医院感染管理委员会或者医疗机构负责人报告。

（3）定期开展环境卫生学监测工作，对医院的环境清洁、消毒灭菌、手卫生、无菌技术操作和医疗废物管理进行指导、督导与反馈。

（4）每季度收集、汇总全院感染监测资料，编制《医院感染与预防保健简讯》。

（5）每季度发布细菌药敏分析报告。

（6）对购入消毒灭菌产品，一次性使用的医疗、卫生用品进行审核，对其储存情况、使用过程及用后处理进行监督。

（7）对医务人员有关预防医院感染的职业卫生安全防护进行相关指导。

（8）重点科室重点人群目标性监测工作。

（9）多重耐药菌医院感染防控主动监测工作。

（10）每年开展医院感染现患率调查工作。

（11）每季度开展医院感染管理质量检查、风险评估工作。

（12）组织全院医护人员等开展感染预防与控制方面相关科研工作。

（13）公立医院绩效考核、院感质控数据等报送工作。

（14）对医院感染暴发事件进行报告、调查分析与反馈，提出管理措施并积极协调、组织相关部门进行及时处理。

（15）迎接上级主管部门的监督检查等。

2. 培训教学工作

（1）全院各级各类人员院感染防控知识与技能的培训及考核。

（2）全院医务人员传染病防控知识培训和考核。

（3）感染管理学专业知识的教学工作。

（4）承担地方紧急医学救援骨干培训关于感染防控教学任务。

（二）工作内容

1. 医院感染管理工作要求

（1）院感管理专职人员负责制订医院感染管理工作计划，并组织实施。

（2）院感管理专职人员定期到科室查房，监督检查全院有关医院感染管理制度执行情况。

（3）院感管理专职人员每日审核医院感染报告卡，发现院感聚集病例及时开展调查。

（4）院感管理专职人员定期对各科室进行环境监测，采样抽查物体表面、空气、医务人员/工勤人员手、氧气湿化瓶、一次性物品，使用中消毒剂微生物污染情况，抽检无菌物品消毒效果。

（5）院感管理专职人员每季度统计医院感染率及迟漏报率，汇总平时抽查及抽查中发现的问题，分析医院感染中存在的薄弱环节，提出改进建议，发放《质量改进通知书》要求责任科室整改。

（6）每半年组织召开医院感染管理委员会工作会议一次，分析讨论我院医院感染管理中存在的问题，提出改进措施。

（7）根据院感培训计划组织医院感染管理知识培训、考核工作。

（8）发生医院感染暴发流行的情况，立即采取控制措施，上报分管副院长、院长及医院感染管理委员会。

2. 医院感染监测规程

（1）院感管理专职人员利用医院感染信息管理系统的预警功能，对预警为医院感染的疑似病例进行监测，从门诊到入院诊断、最终确诊以及感染情况、发病过程、细菌培养和辅助诊查情况等多个方面了解有无院内感染的发生，落实好医院感染监测和督导工作。

（2）发现可疑医院感染病例，与相关科室人员共同探讨，如若确定为院内感染，立即采取对应措施并填报感染病例报告卡，进而有效控制与减少医院内交叉感染的发生。

（3）每季度对医院感染病例资料进行统计、分析、汇总及反馈，总结全院各临床和医技科室感染发生率、部位发病率、细菌培养阳性情况、病原菌药物敏感情况。

（4）监督抗菌药物使用情况，促进临床科室合理使用抗菌药物。

（5）院感管理专职人员每日对多重耐药菌感染病例进行监控，按我院《多重耐药菌管理制度与流程》《特殊病原体及多重耐药菌医院感染防控补充规定》等相关流程落实隔离措施，协助各科室临床医生有效控制院内耐药菌株交叉感染发生。

（6）完成目标监测规范要求的监测工作。

3. 医院感染暴发流行病学调查

1）现场了解基本信息，包括发病地点、人数、人员特征、起始及持续时间，可疑的感染源、病原体、传播方式以及事件严重程度等，做好人员及物品等准备。

2）分析医院感染聚集型病例的发病特点，计算疑似感染暴发阶段的发病率，与同时期及前期相比较，确认感染暴发存在。具体事项如下：

（1）疾病的流行程度未达到医院感染暴发的水平，但疾病危害大，预估可能造成严重影响或具有潜在传播危险时，需进一步开展调查。

（2）排除因实验室的检测方法或医院感染监测系统监测方式等的改变而造成的医院感染假暴发。

（3）应根据事件的危害程度采取相应的经验性预防控制措施，如消毒、隔离、手卫生等。

3）结合病例的临床特征和实验室检查，确定诊断信息，开展预调查，明确致病因子类型（细菌、病毒或其他因素）。

4）明确调查范围和病例定义，开展病例搜索，进行个案调查。具体方法如下：

（1）确定调查范围和病例定义，内容包括：时间、地点、人群分布特征，流行病学史，临床表现和（或）实验室检查结果等。病例定义可进行修正；病例搜索时，可侧重灵敏性；确定病因时，可侧重特异性。

（2）通过查阅病历资料、实验室检查结果等各种信息化监测资料以及临床访谈、报告等进行病例搜索。

（3）开展病例个案调查，获得病例的发病经过、诊治过程等详细信息。个案调查内容一般包括基本信息、临床资料、流行病学资料。

5）对病例发生的时间、地点及人群特征进行分析。

6）综合分析临床、实验室及流行病学特征，结合类似医院感染发病的相关知识与经验，可采取分析流行病学（如病例对照研究、队列研究、现场实验研究）和分子流行病学研究方法，查找感染源及感染途径。

4. 医院感染处置

写出调查报告，反馈医院感染管理委员会，医院感染管理委员会根据调查报告提出初步控制措施，将总结报告记录归档。

第四节　实践及感悟——以心血管病医院整合为例

一、组建背景

（一）我国专科医院建设的现状及其发展

随着医学科学快速的发展，临床专科越分越细，一些亚专科逐渐单独剥离出来，发展成为相对独立的专科医院，专科医院的构成是医疗卫生体系不可或缺的一个重要部分，其组建有利于专科医疗技术水平、医疗质量和运营效率的提高。专科医院最大的优势在于开展“适销对路、品质优良”的专科医疗技术服务，可提高医院的核心竞争力，聚焦专业技术的品牌拓展，延伸医院服务深度。目前部分心血管病医院在专科领域深耕运作数年，取得了良好的社会效益和经济效益，部分业内优秀代表如深圳市孙逸仙心血管病医院、郑州市心血管病医院、山西省心血管病医院等。笔者以所在的广东省第二人民医院为案例，介绍整合多个心内科，成立心血管病医院的实践过程。

（二）心血管内科基本情况

1. 基本情况

三个心内科共设置200多张床位，其中CCU床位23张；心血管内科共有博士12人，硕士25人，医师团队年龄结构合理，正高职称6人，副高职称20多人。目前已经开展各类冠心病介入治疗（年手术2000例）、导管射频消融治疗术、起搏器植入术，以及心脏瓣膜病及先天性心脏病介入治疗、主动脉瘤或主动脉夹层介入治疗、下腔静脉滤器植入术、主动脉内球囊反搏术等项目；目前已经获“中国房颤中心”认证，为“高血压达标中心”建设单位。

2. 存在问题

一是内部管理困难：其他科室需要请心内科临床会诊，多个科之间不知

请哪个科较为合适；外院患者转诊到医院心内科，科室之间存在不良竞争或诋毁；外部联络和业务指导主体不明，协调困难，科室之间相互推诿。二是特色不明：大而不强，在医教研方面没有优势项目，医院整体没有良好规划，科室之间无法聚焦业务。三是重复建设，资源浪费：三个心内科均设置重症监护室，呼吸机、监护仪等设备重复，若患者收容低，部分设备使用率不足。

3. 专科医院建设的必要性

大型综合三甲医院心血管病医院以不断满足心血管疾病患者的医疗健康需求为导向，强化学科建设和技术突破，提升服务能力，突出心血管各个亚专科特色，坚持临床医疗与研究中心同步规划建设，以期实现“医、教、研、康、管、防”协同发展。心血管病医院拟设置冠心病和高血压病科、心律失常与结构性心脏病科、心脏重症监护与心力衰竭科、心血管外科，建设胸痛、心力衰竭、房颤、先心病以及心血管疾病临床医学研究和教育中心，努力打造国内一流的高水平现代化心血管病医疗中心。

二、组织架构

（一）管理架构

由于心血管病医院主体是综合医院的“院中院”，因此医院党委是最高领导机构，心血管病医院实行院党委领导下的院长负责制，决定重大事宜，其他管理制度如医务、护理等按医院的管理规定进行。心血管病医院院长是首席执行官，是整个专科医院管理的核心，并且是医院运营发展的第一责任人。心血管病医院管理架构如图2－1所示。

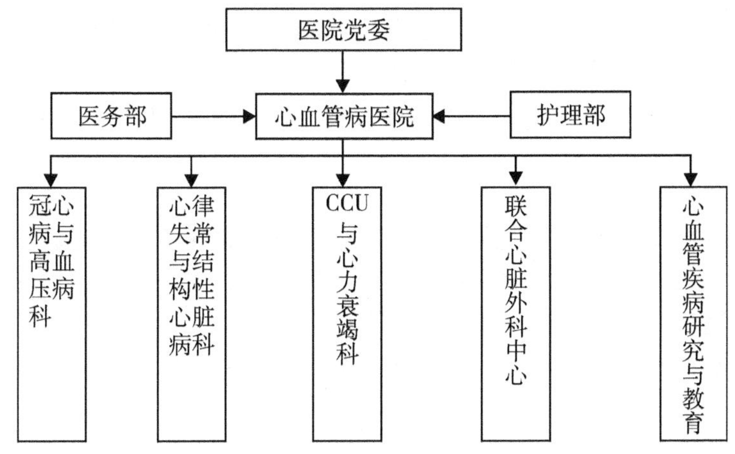

图2－1　心血管病医院管理架构

（二）专科设置

1. 冠心病和高血压病科

本专科诊治范围主要包括冠心病的药物、介入、康复等治疗，能够独立进行冠脉复杂和疑难病变介入治疗，为冠心病患者提供全方位诊治方案，力争建成国内一流冠心病诊治中心。

拟设置 2 个病区，90 张床位规模。配置 2 名病区负责人，20 名医生。

2. 心律失常与结构性心脏病科（房颤中心、先心病中心）

本专科诊治范围主要包括室上性心动过速、房性心动过速、心房扑动、心房颤动、室性早搏、室性心动过速、预激综合征、心动过缓等心律失常疾病，以及常见及疑难先心病（房缺、室缺、动脉导管未闭、主动脉窦瘤破裂、冠状动脉瘘、动静脉瘘、室间隔穿孔、瓣周瘘等）和瓣膜病（瓣膜扩张及成形术、经皮瓣膜置换术）的综合诊断和治疗，为心律失常和结构性心脏病患者提供诊断、评估、治疗、康复等服务，力争建成国内一流心律失常与结构性心脏病诊治中心。

拟设置 1 个病区，20 张床位规模。配置 1 名病区负责人，10 名医生。

3. 心脏重症监护与心力衰竭科（胸痛中心、心力衰竭中心）

本专科诊治范围主要包括冠心病急性心肌梗死、急性心梗合并心脏破裂（室间隔穿孔、乳头肌断裂、腱索断裂）、心源性休克、不稳定型心绞痛、恶性心律失常、重症/顽固性心力衰竭、顽固性高血压病、暴发性心肌炎、心肌病、各种心脏瓣膜病、肺栓塞以及主动脉夹层动脉瘤等心血管危重患者。开展急诊冠状动脉介入、肺血管介入、主动脉腔内隔绝术、经导管主动脉瓣置换术、体外膜肺氧合治疗、主动脉内球囊反搏术、心衰超滤以及心脏再同步化治疗，为心脏重症患者进行安全动态监护和实施及时有效抢救提供了有利条件，力争建成国内一流心脏重症科。

拟设置一个病区，45 张床位规模。配置 1 名病区负责人，医师 10 ～ 15 人。

4. 心血管外科

本专科诊治范围主要包括各类心血管疾病（复杂先天性心脏病、微创瓣膜病、冠心病、心脏大血管疾病、心脏移植等）的外科手术治疗，为各类心血管疾病提供诊断、评估、治疗等服务。

拟设置一个病区，20 张床位规模。配置 1 名病区负责人，医师 6 人。

5. 心血管疾病临床医学研究和教育中心

本中心主要工作为全面、规范化开展心血管疾病临床医学研究，统筹安排实习医师、住院医师、研究生、进修生等各级教育培训。提升心血管疾病科学研究和防治水平，建成国内一流心血管疾病临床医学研究中心；创建心血管住院医师规范化培训基地和心血管专科医师培训基地。

本中心负责人由心血管病医院负责人兼任，下辖心血管疾病临床医学研究中心和教育中心负责人各 1 人（可由相关心血管病医院科室负责人兼任）。

三、岗位设置及职责

（一）心血管病医院院长

（1）全面负责专科医院的日常医疗及行政管理，直接对书记、院长负责。

（2）制定医院的发展战略和计划，确定阶段性发展目标及质量监控指标和目标值。

（3）负责团队建设和管理、负责组织解决复杂疑难病例的诊疗工作，加强与各学科合作，提高协同效率。

（4）负责各项业务支出的审批（预算外的重大开支须报医院党委会研究决定）、人员聘用及相关事项奖惩等。

（5）制定专科医院的“临床诊疗规范”，根据有关文件，逐步开展“临床路径”工作。

（6）决定患者的转科及转院。

（7）按手术（有创操作）分级管理制度规定，决定各级医师手术权限，并报医院医务部批准，督促医疗过程的实施。

（8）组织人员学习，运用国内外先进经验和做法，开展新技术、新项目、新疗法，并定期做好汇报和总结。

（二）各专科组长（主任）

（1）负责本专科的医、教、研、康、管工作。科主任（组长）是本专科诊疗质量与患者安全管理的第一责任人，对心血管医院的院长负责。

（2）定期讨论本专科在贯彻落实医院的医疗质量措施、质量目标和执行医疗指标过程中存在的问题，提出反馈意见与整改措施，并形成记录。

（3）根据医院的整体规划，制订本专科的工作计划，并予以组织实施，落实督促检查，定期向上总结汇报。

（4）领导本专科医务人员，完成常规门诊、急危重症患者绿道、住院部患者的诊疗工作及院外会诊和互联网诊疗工作。

（5）结合医院实际情况，制定本专科的临床诊疗指南与操作规范。

（6）组织查房，共同讨论解决疑难危重患者诊断治疗的问题。

（7）统筹好本科室医师各岗位安排。

（8）组织好本科室人员定期业务培训与个人技术能力评估，制定相关奖惩措施。

（9）妥善安排好科室进修、实习及研究生的带教工作。

（10）参加或组织本科室人员参与院内外突发事件的应急救治保障工作，并接受和完成上级部门的指令性任务。

参考文献：

［1］张鹭鹭，王羽．医院管理学［M］．北京：人民卫生出版社，2005.

［2］国家卫生和计划生育委员会令（第10号）．《医疗质量管理办法》［P］．（2016-09-25）［2024-05-06］http://www.gov.cn/zhengce/2016-09/25/content_5713805.htm.

第三章　医院科教管理

第一节　医院科技和医学教育的内涵

一、医院科技和医学教育的定义

在我国大型三级医院体系中，医疗是医院核心业务。医院科技和医学教育作为服务于医疗水平不断提升的两项最重要的业务，是医院诊疗水平的间接体现，它们与医疗共同体现了一家医院的综合实力。

医院科技管理是指对科学研究活动的计划、组织、指导、控制和评价的全过程进行系统、有序地管理。科技管理包括科研项目管理、科研人员的组织与管理、科研资金的分配与使用、科研平台的配置与维护、科研成果的评价与推广等方面。具体可分为医学科研项目管理、科研平台管理、专利与成果转化管理等，目的是为医学研究过程和成果转化服务。医学研究是对疾病机理、治疗方法、疾病预防、诊断技术以及患者护理和康复过程的探索，包括临床试验、生物医学研究、流行病学和公共卫生研究、医疗服务和政策研究，目的是提高医疗服务的质量和效率，并推动医学知识的不断发展。

医学教育是指在医院环境中提供的教育服务，包括对医生、护士、其他医疗专业人员的教育，是一个专门的教育过程。它致力于培养具备必要知识、技能、态度和行为的医疗专业人员，使他们能够在临床环境中提供高质量的医疗服务。医学教育可以包括医学本科教育、医学研究生教育、继续医学教育、专业技能培训等。医学教育的目的是提高医疗准从业人员和医疗从业人员的专业能力，确保他们能够提供最新的、基于证据的临床和护理服务。

二、医院科技和医学教育的作用和意义

科研管理的作用和意义主要表现在以下九个方面：①提高效率。通过有效的科研管理，可以合理分配资源，确保科研活动有序进行，避免资源的浪

费，提高科研的效率和产出。②优化决策。科研管理能够提供科学的决策依据，帮助管理者在科研方向选择、资金投入、项目实施等方面作出更合理的判断。③加强协调。科研活动往往需要跨学科、跨部门的合作，科研管理有助于协调不同科研团队之间的工作，促进信息的共享和资源的有效利用。④促进创新。良好的科研管理能够营造积极的科研环境，激励科研人员进行创新探索，推动科学技术的发展。⑤控制风险。科研管理可以对科研过程中可能出现的风险进行评估和控制，确保科研项目能够顺利实施，并达到预期目标。⑥保障质量。通过科研管理，可以建立科研质量监控体系，确保科研活动符合科学规范和伦理要求，提高科研成果的可靠性和有效性。⑦增强竞争力。系统的科研管理有助于提升医院的科研竞争力，增强在业界内的影响力和话语权。⑧推动成果转化。有效的科研管理还包括科研成果转化的管理，能够促进科研成果向实际应用的转化，加速科技成果产业化和市场化。⑨培养人才。科研管理还有助于科研人员的培养和发展，通过项目管理、团队合作等方式锻炼科研人员的能力，为科研事业培养更多优秀人才。

医学教育是培养合格医疗人才的过程，其目标是为医疗系统提供具有临床能力和医学知识的专业人员。它的重要性在于提供必要的医学理论知识和临床技能，使学生能够理解和治疗疾病，通过实践训练，使学生掌握各种医疗操作和程序。加强教育学生遵循医学伦理和专业标准，培养同情心和医患沟通能力。强化临床判断能力，训练学生分析病例，做出正确的诊断和治疗决策。

医院科技管理确保医疗技术不断与时俱进、更新迭代，而医学教育则确保医疗人员或医学生具备使用这些资源的能力。两者结合，为提高医疗质量、保障患者安全以及推动医学进步奠定了坚实的基础。

三、科技和教育部门的设置

为了更好管理医院的科技和教育工作，医院一般独立设置科教部门（处、部、科、办），不同的医院可能会有不同的具体设置和名称。高校直属医院或规模较大医院设置科研处和教务处，分别管理医院科技工作和教育工作。该部门配备负责人1名，可以设置科研科（办）和教学科（办）分别负责科研和教学工作，设置科员若干名直接面向全院开展具体工作事务。

第二节　科 研 管 理

一、科研管理工作职责

科研管理部门工作职责主要包括：制定及组织制定医院科研管理、科研平台管理及研究生管理制度，制订年度科研及研究生工作计划，制订年度科研经费及研究生经费预算，并监督实施、反馈、落实整改工作；协助监督协调科研平台工作；负责科研项目管理和相关部门共同做好科研经费管理工作；负责科研成果、科技成果转化管理工作；负责全院在读研究生管理工作；负责全院学术任职管理工作及科研学术活动、科研培训工作；协助做好相关委员会办公室的日常管理工作；具体负责科研科文档、档案的收集、整理、归档、保管和移交工作；负责及配合相关部门做好科研、研究生数据统计、审核工作。

科研管理部门设置科长、副科长各 1 名，工作职责主要包括：组织制定、更新医院科研管理、科研平台管理及研究生管理制度和流程，并监督实施、反馈、落实整改工作；组织制订本科室年度工作计划，并组织实施、督促检查和总结；协助科教部主任做好医院科研发展五年规划、远景目标等工作；协助部门负责人监督协调科研平台工作；做好科研项目管理，和相关部门共同做好科研经费管理工作；负责科研成果、科技成果转化管理工作；负责全院在读研究生管理工作；负责全院学术任职管理工作及科研学术活动、科研培训工作；协助做好相关委员会办公室的日常管理工作；负责及配合相关部门做好科研、研究生数据统计、审核工作；完成上级领导交办的其他工作。

设置科员若干名，工作职责主要包括：协助科长开展全院的科研、科研平台、研究生管理工作：①组织各级各类项目申报、立项、中期考核、延期、结题等管理工作，组织科研成果登记、转化实践应用和推广、报奖及奖励；②进行论文投稿审核、论文/专著和指南标准等登记；③进行专利申请、授权专利登记；④负责学术任职管理；⑤组织科研学术活动和科研培训工作；⑥进行研究生招生及接收工作，组织研究生开题报告、中期考核及毕业答辩，负责研究生津贴发放；⑦组织研究生导师遴选工作，负责导师津贴发放；⑧在实验室生物安全委员会和实验室生物安全办公室主任领导下，协助做好实验室生物安全管理工作；⑨协助做好其他办公室设立在科教部的相关委员会办公室日常工作；⑩做好各类科研、研究生数据统计、审核工作；⑪做好研科文档、档案的收集、整理、归档、保管和移交工作；⑫拟定科研、研究生相关规章制度，组织科研平台规章制度的拟定工作；⑬负责科研科办公室日常事务工作。

二、科研管理工作内容

（一）科研项目管理

医院科研项目主要从申请、立项、经费管理、实施、变更、验收等几个方面实施管理。按科研项目等级一般分为国家级项目、省级项目、市局（厅）级项目、院内项目、横向项目及其他项目。

项目的申请通知来源于上级管理部门或各项目主管部门发布的申报通知，科研管理部门通过深度研读申请通知，组织发布针对本单位的申报通知。

申请前要求申请项目通过学术委员会论证，并取得伦理审查批件或免除伦理审查批件。收到申请人项目申请书后，管理部门一般情况下会组织专家对申请书进行内部评阅，对申请书提出修改意见或择优报送。

项目立项后，需根据项目管理部门要求签订合同书。合同书主要包含项目的研究内容、项目负责人信息、项目参与人信息、考核指标、经费预算等。

经费管理是项目最重要的管理环节之一，必须由医院科研管理部门和财务部门共同制定经费管理办法。经费支出项目包括设备费、业务费、专家咨询费、劳务费和管理费。经费的使用和管理必须符合国家、地方等项目主管部门的有关规定。

项目实施阶段要做好监督工作。特殊项目的开展需要通过国家、省、市或单位的审批，准入开展，如干细胞临床研究项目需通过国家备案成功后方可开展。实施过程中要求做好实验记录，填写好实验记录本，同时开展中期考核，检测开展进度。实施过程中如果参与单位、项目延期、项目内容变更，需提出变更申请，一般延期时长不超过 1 年。

项目验收以项目合同书为基本依据。验收主要内容包括任务指标完成情况、取得的成果及其应用情况、产生的效益情况和经费使用情况。因故无法继续开展研究的，实施项目终止。

科研管理部门应制定科学研究行为规范，研究人员在科研活动中要遵循

科研伦理准则，主动申请伦理审查，接受伦理监督，切实保障受试者的合法权益。在动物实验中，应当自觉遵守《实验动物管理条例》，严格选用符合要求的合格动物进行实验，科学合理使用、保护和善待动物。在采集样本、数据和资料时要客观、全面、准确；要树立国家安全和保密意识，对涉及生物安全、国家秘密、工作秘密及个人隐私的应当严格遵守相关法律法规规定。研究结束后，对人体或动物样本、毒害物质、数据或资料的储存、分享和销毁要遵循相应的生物安全和科研管理规定。

（二）科研平台管理

科研平台指的是在医院内部建立和维护科研基础设施，支持医学研究和创新的一系列管理活动。这些平台通常包括实验室、研究中心、临床试验基地、生物样本库、医工结合科研平台、医企联合科研平台等。管理这些平台需要综合运用项目管理、资源协调、质量控制和合规性监督等多种管理技能。

平台管理的关键组成部分通常包括：①平台建设和维护。确保科研平台具有先进的设施和技术，以及维护这些资源以保持其高效运行。②资源配置。合理分配人力、资金和设备资源，以支持各个研究项目的需求。③项目管理。包括项目立项、规划、执行、监控和评估等环节，确保科研项目按时、高质地完成。④合规性和伦理。遵守相关的法律法规和伦理标准，包括临床试验的伦理审查、患者隐私保护、数据安全等。⑤数据管理。构建有效的数据收集、存储、分析和共享机制，保证数据的质量和完整性。⑥人才培养和团队建设。提升科研人员的职业技能，建立高效的研究团队，提高团队的创新能力和科研水平。⑦合作与交流。与国内外其他医院、高校及科研院所建立合作关系，建立医工结合研究生联合培养基地，共建企业联合科研平台，借助高校和企业力量申报国家自然科学基金。

（三）科研成果管理

科研成果的管理目的是提高科研成果的转化，旨在提高科研人员开展科研的积极性，促进科学技术的进步和创新。一般需要设置明确的成果管理规定，重点是激励办法的建设，通过对科技奖项、论文、专利、著作权、指南与专家共识等成果进行激励，但要求成果需以本单位作为第一完成单位。

凡是以本单位为第一完成单位获国家级科技奖、省级科技奖、中华医学科技奖、省级医学科技奖等科研成果给予奖励，作为参与单位获奖的成果奖励由第二参与单位到第七参与单位分别奖励奖金的10%～5%。

各类纵向科研项目的项目承担单位为本院的，同时项目负责人也是本单位在册员工的，对该项目实行按资助金额给予1:1配套经费，无经费资助的立项项目不予以配套资助。

专利申请费、年费、奖励仅适用于以本单位作为第一申请人（专利权人），第一发明人为本单位员工的专利对其申请费、专利年费进行限额报销，专利授权后对发明人给予一次性奖励，发明专利和国际发明专利给予较高金额奖励，实用新型专利和外观设计及软件著作权给予稍少金额奖励。科技成果转化后，扣除转化成本后的净收入，按照医院与成果完成人20%:80%的比例进行分配。

论文、指南/专家共识、著作的奖励不对中文文章进行奖励。SCI文章只对第一作者或通讯作者进行奖励，包含共同第一作者和共同通讯作者，且要求署名单位必须为本单位，不规范署名的不予奖励，奖励系数由署名、影响因子、分区等维度确定计算，文章的影响因子以发表文章当年影响因子为准，分区系数以中科院小类分区为准。

（四）学术活动与培训

学术活动与培训是医疗专业人员继续教育和专业发展的重要组成部分，这些活动和培训有助于科研人员、临床工作人员及其他医疗工作者保持对前沿科学研究、最新医疗知识和技术的了解，能全面提高科研人员的研究水平和临床工作人员的临床技能。

科研讲座开展是医院常见的学术交流形式，旨在分享最新的研究成果、讨论学术话题、探讨科学问题或技术进展。通常会有针对性地邀请某些学科专业领域内权威专家开展科研讲座，分享科学研究经验，分析前沿研究进展，为科研人员答疑解惑。特别是针对国家级课题申报开展的训练营沙龙讲座，对项目的立项率有显著提升效果。

（五）生物安全管理

生物安全是指国家有效防范和应对危险生物因子及相关因素威胁，使生物技术能够稳定健康发展，它是国家安全的重要组成成分。生物安全无小事，维护医院生物安全应当贯彻总体国家安全观，统筹发展和安全，坚持以人为本、风险预防、分类管理、协同配合的原则。我国于2021年4月15日实施《中华人民共和国生物安全法》，该法有效指导我们开展生物安全管理工作，对于违反安全法规定的，将被依法追究责任。

为更好做好医院生物安全管理工作，医院应当组建实验室生物安全委员会，制定和健全医院实验室的生物安全操作规程和管理规范，定期组织召开生物安全管理会议，对实验室生物安全相关的重要事项作出决定。

医院生物安全管理对象主要是科研实验室和临床检验实验室，病原微实验室设立应当依法取得批准或者进行备案，个人不得设立病原微生物实验室或者从事病原微生物实验活动。病原微生物实验室的实验活动也要经卫生健康管理部门批准方可开展，且从事的实验活动要与实验室等级对应，病原微生物菌（毒）种运输需报省或市级卫生健康管理部门批准。病原微生物实验室的生物安全由单位法定代表人和实验室负责人负责。

医院对实验室的安全管理应制定生物安全管理规定，进一步规范实验室安全管理工作，防范和化解安全隐患，保障实验室安全。各实验室也应设立实验室生物安全管理小组，明确人员职责，制定生物安全手册，各实验室须有技术规范、操作规程和相关记录，包括生物安全实验室人员准入制度、操作规范、消毒规范、个人防护用品的使用规范、尖锐器具的使用规范、样本分离操作规范、废弃物管理规范、设备条件监控及检测记录、人员培训记录、实验活动记录、废弃物处理记录，建立工作人员技术档案和健康档案等。

实验室设置布局应合理，且符合有关标准，实验室区域划分应明确。实验室的照明、通风、消毒、防爆等设施以及实验设备要定期更新和维护，以确保其正常运行。实验室应按照有关要求张贴安全状况标志、消防设施标志、指令标志、禁止标志、警告标志等。实验室应配备个人防护设备。

医院生物安全委员会按照生物安全政策、法规及标准对全院范围的实验室及其实验活动进行危险度评估和监督，每年度至少开展1次现场安全督导检查。医院实验室生物安全办公室（职能部门）负责执行生物安全委员会议定事项，每年至少组织1次全院范围内生物安全培训和考核，定期组织召集安全管理会议。实验室所有人员，包括实验开展人员、实验室管理人员等，必须每年度参加生物安全培训考核，人人持证上岗。实验室应配备安全保卫人防、物防、技防资源。制订实验室应急预案，每年度至少开展1次应急演练，并形成台账记录。发生意外事件时，应按照要求及时向生物安全委员会报告，不得隐瞒事件。每年度要制订实验室安全自查计划，并至少开展1次自查自纠，形成实验室自查管理台账。

（六）研究生管理

医院研究生的培养主要是高校的直属医院、非直属附属医院和研究生联合培养基地，培养学生类型分为学术型博士研究生、专业型博士研究生、学术型硕士研究生、专业型硕士研究生，一般专业型硕士研究生占的比重最大，专业型硕士研究生需要开展住院医师规范化培训。研究生资源是一个医院最重要的临床和科研劳动力之一，高水平医院的建设离不开研究生的培养。

研究生管理从工作分类来看，可分为思政管理、招生管理、培养管理、学位管理、导师管理、心理管理、就业管理七个方面，要求每个方面的工作都应有专职人员管理，且总体上应按师生比不低于 1∶200 的比例设置专职辅导员岗位。

1. 思政管理

思政管理主要是根据时政和生活热点开展研究生主题教育，结合学术交流、社会实践和文体活动开展教育活动，开展研究生论坛营造良好的学术学风氛围，关心和解决研究生的实际困难和问题，做好研究生奖、贷、勤、困、补管理工作，同时还需要做好研究生党员和团员的管理。

2. 招生管理

每年 4 月根据各高校工作文件开展系列工作，部分研究生联合培养基地由高校分委会统筹招生，医院如果需要作为独立招生单位，需自行开展招生工作。复试前一周制订和发布复试方案，开展复试研究生心理测试。

考生复试程序：考生打印《复试通知书》→参加心理测试（心理测试须在专业笔试前完成）→凭《复试通知书》到报考院系报到→参加专业笔试与面试→在学校研招网主页查询拟录取名单→提交体检报告（具有拟录取资格的考生）。

复试时要重点审查考生材料，对不符合规定者，不予复试，核查往届考生身份证、本科毕业证书和学位证书及加盖学校教务部门公章的成绩单原件；核查应届毕业生身份证、学生证原件，及加盖本科学校教务部门公章的成绩单原件。

复试前要做好准备工作，需要成立医院研究生招生工作领导小组、复试筹备工作筹备小组、咨询监督与申诉小组、统分核分小组、突发事件应急处理小组以及各专业复试小组。

复试考官组一般由 5 名副高级及以上职称专家组成复试小组，设置组长

1 名，秘书 1 名，有直系亲属关系或涉及本人利害关系的人参加考试的，应当主动申请回避，不能参加此次硕士研究生复试与录取工作，全体参与研究生招生复试与录取的工作人员须签订《保密责任书》。每位考生原则上复试时间不少于 20 分钟，复试全过程录音录像，由医院保留 10 年备查。

考生有权利对复试结果提出异议，考生提出书面申诉→研究生管理部门受理→医院研究生招生领导小组负责调查处理→学科组形成书面报告→医院研究生招生领导小组确认学科组意见→书面回复考生。

3. 培养管理

培养管理主要包括开题报告、中期考核和毕业答辩这三个环节。

（1）开题报告。研究生学位论文质量是研究生培养水平的重要标志，学位论文开题是研究生完成学位论文的关键环节。为进一步加强研究生培养的过程管理，保障和提高研究生培养质量，需加强对开题报告的审核和管理。

开题报告内容构成如下：一是选题依据，学位论文选题的意义和国内外研究现状及趋势。由研究生综合分析其研究方向的历史、现状和发展情况，着重说明自己的选题经过，该课题在国内外的研究动态及所选课题的意义，包括理论意义、实用价值、社会效益及经济效益等。二是研究内容，阐述研究目标、具体研究内容，重点拟解决的问题、创新之处以及准备在哪些方面有所进展或突破，预期结果等。三是研究方案，阐述课题研究工作的总体安排及具体进度、包括拟采用的研究方法，技术路线，理论分析、计算、实验方法和步骤及其可行性分析，可能出现的技术问题及解决办法等。四是研究基础及条件，说明为完成该课题研究所做的基础工作、所需研究条件。最后还需要罗列主要参考文献目录和论文计划工作。

开题报告须以公开报告、答辩以及专家组评议的形式进行。报告会前医院须做好信息公告工作。研究生学位论文开题报告原则上不迟于第三学期，报告会前，拟参加开题的研究生提交开题申请，填写研究生学位论文开题报告书，经导师审查符合条件、同意开题的，方可参加开题报告会。

开题报告会的专家组应由研究生导师担任。博士研究生开题报告专家组成员 5 ～ 7 名，原则上成员半数以上具有博士生导师资格，组长须由博士生导师担任；硕士研究生开题报告专家组成员 3 ～ 5 名，原则上成员半数以上具有硕士生导师资格，组长须由硕士生导师担任。专业学位研究生开题报告专家组建议邀请 1 名行业专家参与。

参与开题的研究生对选题作全面汇报，并当场回答专家提问。专家组对报告人的选题是否紧密结合学科发展前沿、是否具有开拓性和创新性，选题是否有“问题意识”和“创新意识”，论据是否充足、选题难度如何、研究工作方案是否可行，科研工作时间安排是否合理等方面作出评价，并给出是否通过的结论和要求修改的意见。开题报告后，研究生应在导师的指导下，按照专家组意见修改、完善开题报告内容。

开题结论分为通过和不通过，由专家组集体决议，开题通过的研究生正式进入论文工作阶段，由医院将研究生学位论文开题报告书存入研究生的学习档案，开题报告及论文工作计划通过后，须严格执行。在论文工作开展过程中，若论文课题有重大变动，须重新组织开题报告，开题未获通过的研究生，可在至少 3 个月后重新申请开题。

（2）中期考核。中期考核是研究生培养过程的必要环节，旨在全面考查研究生入学以来的思想政治表现、课程学习情况、学术研究能力及学位论文进展情况等，及时发现培养过程中存在的问题，对其后续学业安排提出意见、建议和要求，保障研究生培养质量。

研究生在中期考核前，须完成培养方案相关要求、修完个人培养计划的全部课程和通过必修环节，并取得学分，学位课程成绩合格，通过学位论文开题报告。

中期考核原则上不迟于第四学期完成。确因特殊情况无法按时进行的，须由研究生本人提出书面申请，经导师和医院分管领导审核同意后报学校研究生院培养管理办公室备案方可延期进行。原则上学位论文开题报告通过后半年进行中期考核，中期考核合格后半年才允许答辩。

中期考核的思想政治素质考核主要从政治思想、道德品质、治学态度、组织纪律及学术诚信等方面进行考查。凡有下列情形之一者视为考核不合格：违反国家相关法律法规、严重违反学校相关纪律规定；在课程学习及考试中弄虚作假、严重违纪；在学术研究中抄袭或剽窃他人科研成果，违反学术道德规范。

培养方案相关要求和个人培养计划执行情况审查包括课程学习及学分修习情况、培养过程必修环节完成情况、学术活动参与情况等。

中期考核的学术素养和学位论文进展考核主要考查研究生是否具有深厚的学术素养，包括专业理解能力、专业批评能力、知识运用能力、问题分析能力和方法评价能力，以及自学位论文开题以来在相关科研、论文撰写方面的进展情况等。学术素养和学位论文进展考核以公开答辩的方式进行，汇报内容应涵盖研究生在自己研究领域内所做的研究进展，阅读的文献资料、参加的学术活动、参与导师的科研项目、已发表的学术论文及取得的科研成果、学位论文开题论文撰写及研究方面的进展情况、目前研究中存在的问题

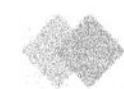

及下一步的研究设想等。博士生的科研进展报告可结合学术素养和学位论文进展考核一起完成。

中期考核由医院科教部门组织实施，思想政治素质考核由医院党委组织并给出考核结论。培养方案相关要求和个人培养计划执行情况由导师负责审查。学术素养和学位论文进展考核由考核小组负责考评。硕士生考核小组由3～5名具有副高级以上（含）职称或具有硕士生导师资格的教师组成，原则上成员半数以上具有硕士生导师资格，组长须由硕士生导师担任；博士生考核小组由5～7名正高级职称教师或博士生导师组成，原则上成员半数以上具有博士生导师资格，组长须由博士生导师担任考核小组，遵循公平公正原则，集体决议给出考核结论。

中期考核结论分为合格、不合格。思想政治素质考核、培养方案相关要求和个人培养计划执行情况审查、学术素养和学位论文进展考核三部分中任何一部分不合格，均视为中期考核不合格。中期考核不合格者，可在至少3个月后重新申请进行中期考核。硕士研究生二次考核仍为不合格的，一般给予退学处理；博士研究生二次考核仍为不合格的，一般给予退学处理。

（3）毕业答辩。学位论文答辩和申请学位是研究生培养最重要的环节，它全面考查研究生培养情况，研究生学位论文答辩由学位论文预答辩、学位论文评审、学位论文答辩及答辩后修改等环节构成，是学位授予工作的重要组成部分。研究生学位论文正式答辩前必须通过学位论文预答辩和学位论文评审。

研究生学位论文预答辩是研究生在申请学位论文正式答辩之前进行的一次集体指导，是保证研究生学位论文质量的重要环节，其主要目的是查找研究生学位论文存在的主要问题，帮助研究生进一步修改完善学位论文。

研究生申请预答辩应具备以下条件：完成培养方案规定的课程学习、论文开题、中期考核等必要的培养环节。按照学术规范和论文撰写规范，完成学位论文并经导师审查同意。实验原始记录规范，通过专家组审核。通过学位论文相似性检测。

硕士研究生学位论文预答辩小组由3名或5名本学科或相关学科具有副高及以上职称的专家组成，其中至少有3名研究生导师；博士研究生学位论文预答辩小组由5名或7名本学科或相关学科具有正高职称或有博士学位副高职称的专家组成，其中至少有3名博士研究生导师。预答辩小组设组长1名，一般由博士研究生导师担任。

预答辩专家组应对申请人的学位论文作出评议，预答辩结果分为“通过”和“不通过”。预答辩通过的研究生，方可进入学位论文评审阶段。预答辩不通过的研究生，必须根据预答辩专家组提出的意见，经过至少6个月时间对论文进行重大修改和完善，并由导师审阅同意，方可重新申请预答辩。

学位论文评审的形式分为同行专家评议和学位论文双盲评阅。为保障论文质量，实行学位论文100%盲审，送外单位2名同行专家进行盲审。学位论文的评议意见分为“同意答辩”、“同意修改后答辩”和“不同意答辩”。若有1名专家意见为“不同意答辩”，直接增送1名专家进行双盲评阅，若2名专家评阅意见为“不同意答辩”，论文双盲评阅结果为“不通过”，本次不再受理论文评审申请。

研究生可在每年春季学期和秋季学期各申请一次学位论文答辩。研究生学位论文答辩资格由医院和学校共同审核，内容包括答辩申请受理意见、学位论文预答辩和评审情况、答辩安排，含答辩委员会组成人选、答辩时间和地点等。

博士学位论文答辩委员会由5名或7名教授或相当技术职务的专家组成，其中具有博士生导师资格者不得少于半数。应聘请2～3名校外单位的专家。

硕士学位论文答辩委员会由5名教授或相当技术职务的专家或副教授或相当技术职务且具有硕士生导师资格的专家组成，应聘请1～2名校外单位的专家。

答辩委员会主席原则上应由具有博士生导师资格的专家担任。导师需出席学位论文答辩，导师和推荐人不得聘为答辩委员会委员。

答辩委员会设答辩秘书1人，由本学科中级职称以上的专业人员担任，做好答辩记录，整理学位材料，提交医院审核。

学位论文答辩未通过者，且答辩委员会未作出修改论文的书面决议，申请人应予以结业等处理。学位论文答辩未通过者，但答辩委员会认为可以进一步修改论文时，应采取无记名投票方式，经答辩委员会全体委员三分之二以上同意，可建议延迟学业时间，修改论文、重新答辩。答辩仍未通过或逾期未答辩者，对申请人进行结业等处理。

4. 导师管理

导师是研究生培养的第一责任人，应充分发挥其在育人育才方面的关键作用，应遵守以下行为准则：

一是坚持正确思想引领。坚持以习近平新时代中国特色社会主义思想为指导，模范践行社会主义核心价值观，强化对研究生的思想政治教育，引导研究生树立正确的世界观、人生观、价值观，增强使命感、责任感，既做学

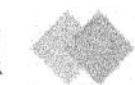

业导师又做人生导师。不得有违背党的理论和路线方针政策、违反国家法律法规、损害党和国家形象、背离社会主义核心价值观的言行。

二是科学公正参与招生。在参与招生宣传、命题阅卷、复试录取等工作中，严格遵守有关规定，公平公正，科学选才。认真完成研究生考试命题、复试、录取等各环节工作，确保录取研究生的政治素养和业务水平。不得组织或参与任何有可能损害考试招生公平公正的活动。

三是精心尽力投入指导。根据社会需求、培养条件和指导能力，合理调整自身指导研究生数量，确保足够的时间和精力提供指导，及时督促指导研究生完成课程学习、科学研究、专业实习实践和学位论文写作等任务；采用多种培养方式，激发研究生创新活力。不得对研究生的学业进程及面临的学业问题疏于监督和指导。

四是正确履行指导职责。遵循研究生教育规律和人才成长规律，因材施教；合理指导研究生学习、科研与实习实践活动；综合开题、中期考核等关键节点考核情况，提出研究生分流退出建议。不得要求研究生从事与学业、科研、社会服务无关的事务，不得违规随意拖延研究生毕业时间。

五是严格遵守学术规范。秉持科学精神，坚持严谨治学，带头维护学术尊严和科研诚信；以身作则，强化研究生学术规范训练，尊重他人劳动成果，杜绝学术不端行为，对与研究生联合署名的科研成果承担相应责任。不得有违反学术规范、损害研究生学术科研权益等行为。

六是把关学位论文质量。加强培养过程管理，按照培养方案和时间节点要求，指导研究生做好论文选题、开题、研究及撰写等工作；严格执行学位授予要求，对研究生学位论文质量严格把关。不得将不符合学术规范和质量要求的学位论文提交评审和答辩。

七是严格经费使用管理。鼓励研究生积极参与科学研究、社会实践和学术交流，按规定为研究生提供相应经费支持，确保研究生正当权益。不得以研究生名义虚报、冒领、挪用、侵占科研经费或其他费用。

八是构建和谐师生关系。落实立德树人的根本任务，加强人文关怀，关注研究生学业、就业压力和心理健康，建立良好的师生互动机制。不得侮辱研究生人格，不得与研究生发生不正当关系。

5. 其他管理

为加强医院科研管理，强化院、科两级科研管理体系，更好管理、协调和传达信息至医院各科室，可设置科研秘书一岗，可由各科室工作人员兼职或全职担任。科研秘书原则上为具有硕士及以上学位的员工，有科研经历，熟悉科研工作流程和相关管理规定，具有较强的协调能力、工作认真负责。

秘书的主要职责包括：①根据医院和科室发展规划，协助科室主任做好本科室科研规划工作，做好本部门科研总结工作；②协助开展项目管理工作，组织本科室各级各类科研项目的申报、中期考核、结题验收、成果评价、成果登记、成果奖申报等工作；③协助管理科室学术任职工作，协助本科室做好学术交流工作；④负责本科室科研项目及成果档案的管理工作；⑤负责本科室科研信息及数据的整理与管理工作，配合做好各类科技统计与信息报送工作；⑥完成医院、科教部门及科室交办的其他科研相关事宜。

科研秘书应给予一定的薪酬津贴，同时要对他们开展管理和考核：①科研秘书接受科教部和本科室的双重管理，科教部门和科室共同对科研秘书进行工作指导、业务培训、管理和考核。②科研秘书除完成科室本职工作外，还需按照科研秘书岗位职责要求完成科教部布置的工作任务，并接受科教部门对科研秘书岗位履职情况的考评。③科教部门围绕岗位职责要求，定期或不定期组织开展科研秘书培训。④除日常管理外，科教部门每半年应召开一次科研秘书会议，听取科研秘书工作情况汇报。⑤建立科研秘书考核制度，考核工作每年进行一次，由科教部门组织实施，考核合格的，可继续担任科研秘书；考核不合格的，将予以退出科研秘书岗处理，另请科室聘用其他符合条件的人员为科研秘书。科研秘书连续两次考核不合格的科室，停发科研秘书岗位津贴，科室须安排科研秘书到科教部门轮转三个月，考核合格后发放科研秘书岗位津贴。⑥医院设置年度优秀科研秘书奖励。

三、实践及感悟

科研管理 SOP 如下。

（一）科研项目

项目组织单位发布申报通知→医院发布院内申报通知→申报人填报项目申请书→提交院学术委员会审查→伦理审查→组织专家预评审→根据专家修改意见修改申报书→提交组织单位审核→项目组织单位公示立项的项目→立项项目合同书→项目经费管理→项目中期考核→项目结题。

（二）科研成果

年终统计各科室科研成果→判定成果归属单位→分类成果→根据管理办

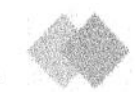

法计算奖励系数→成果转化→医院与成果完成人20%∶80%的比例进行分配。

（三）生物安全

成立医院实验室生物安全管理委员会→制定生物安全操作规程和管理规范→每年度开展生物安全培训考核和普法教育→每年度至少开展1次应急演练→实验室生物安全自查→开展实验室生物安全督导检查→委员会召开1次年终总结会议。

（四）研究生

研究生导师管理→研究生招生→入学资格审核→入学教育→心理健康管理→思政管理→开题报告→中期考核→毕业答辩→申请学位→就业管理。

总而言之，高效的科研管理工作是助力高质量科研成果产出的重要手段之一，科学的管理能激励和引导科研成果产出，还能确保科研项目开展全过程合法合规，切实保护好科研人员自身利益。有效避免科研诚信问题是科研管理工作的重中之重，必须建立健全项目开展全过程规范，严格规范科学研究守则。科研成果激励能充分调动科研人员开展科学研究的积极性。科研平台的建设最重要的工作是预防生物安全事件发生，因此需要不断强化生物安全的监督和检查。

第三节　教学管理

一、教学管理工作职责

具体负责教学规章制度的制定与修订工作，制定教学经费预算，制订年度教学、培训计划并组织实施，检查督促各教研室、各专业基地及科室的教学、培训工作并总结、反馈、整改；具体制订各类学员的招生、培训计划，做好资格审核、招生、报到、岗前培训、离院等工作；根据学校教学大纲要求，组织编排理论大课课程表、见习和实习转科安排表，并督查各教研室授课、教学活动、考核工作情况；根据国家住院医师规范化培训细则要求，制订轮转计划并组织实施，督查各基地教学活动及学员培训、考核工作情况；

按进修培训计划指导，督查进修生进修期间的各项培训、考核实施情况；组织审核安排各类学员考核的考场布置、监考、评卷和成绩的收集、统计等工作；做好在院各类学生的思想和组织纪律管理工作；组织本院教师遴选考核，组织教师参加院内外各类师资培训；组织与教学相关的评教评学评优工作；组织召开全院的教学工作会议，总结教学情况，根据有关决定布置教学任务；负责全院教学科研课题及科研成果申报工作；具体负责医院教学的对外联系工作；组织审核全院性学术会议或讲座；组织医技药人员“三基”理论和技能的培训与考核；负责全院外出学术活动、卫生技术人员的继续医学教育管理工作；负责教学、培训档案的收集、整理、归档、保管和移交工作。

科研管理部门设置科长、副科长各1名，主要负责具体组织制定、健全教学管理规章制度，并监督实施；具体制订医院教学、培训计划，并按计划组织实施，督查全院的教学、继续教育管理工作实施情况，按时总结汇报；组织对住培生、实习、见习及进修人员的资格审核和招生录取工作，做好住培生、实习、见习及进修人员的工作安排；负责督导检查住院医师规范化培训医师、本科生、实习生、进修生教学管理工作；负责组织各种教学工作会议和教学重大活动，了解教学情况，收集教学意见，督促相关科室提出解决问题的措施；组织评价、考核教学人员的教学情况、提出改进意见和建议；组织审核全院性学术会议或讲座；负责年终专业技术人员继续医学教育学分完成情况审核；负责卫生技术人员晋升、聘任时的教学工作量及继续医学教育的审核工作；组织制订教学奖励和教学经费使用方案；负责教学科研课题及科研成果申报管理工作；负责本科室与院内、外相关部门的沟通协调。

设置科员若干名，工作职责主要包括以下：负责本科教学管理及学生管理，熟悉教学大纲要求，掌握教学进度，做好教学和授课通知的发放工作，督促教学活动的实施，组织课程考核，指导各教研室完成教学质量评估。负责制订实习生的轮科计划，安排实习生院级授课与考核，协助学校完成实习生的教学检查，及时向学校反馈学生的实习情况；负责住培生的招生录取工作，做好住院医师及并轨研究生的轮转计划制订；督促各专业基地教学活动的实施；组织督导专家定期督导各项教学活动；负责轮科手册的审核；组织住院医师年度考核、国家业务水平测试及国家结业考核；组织院级理论和技能授课与考核；组织优秀住院医师评选工作；定期查岗；负责接收来院进修工作，督促科室组织进修生结业考核，并发放结业证书；负责本科生理论授课教师、实习生与住院医师带教老师遴选、考核、培训及评优工作；做好各类考核及教学报表的记录、汇总、统计、分析及教学文书的整理、归档工

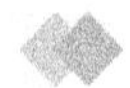

作；负责与学生班干部的联系，组织相关教学会议及活动，了解学员状况；做好技能中心及示教室、教材、教具、教学模型仪器的使用、管理及通知维护工作；负责专业技术人员的继续医学教育学分审核，继续教育项目申报与管理；组织专业技术人员学习公需课及必修课；做好外出进修人员登记工作；协助组织院内的学术活动，通知院内、外学术活动；负责组织医技药人员“三基”理论与技能的考核；做好各项教学经费使用的记录工作；做好每年的教学科研课题及科研成果申报工作；做好教学信息咨询工作。

二、教学管理工作

（一）住院医师管理

住院医师管理是三甲医院教学管理中最重要的一项工作，涉及住院医师招生、住院医师轮转、培训考核、师资管理、经费管理等环节。住院医师规范化培训涉及对象包括单位人、社会人、委培人员及并轨研究生等四类人员。首次执业医师考核通过率和住院医师规培结业考试通过率是考察医院规范化培训培养质量的两大核心指标。

住院医师招生由科教管理部门、人事管理部门、各规培专业基地三方共同完成。科教部门和人事部门的主要职责是根据国家和省相关规定制定我院招生实施办法，做好基地招生宣传工作；调整各专业基地培训容量，并上报省医师协会；制订年度招收计划，并上报省卫健委；指导监督各专业基地进行招收；上报招生工作信息。

各专业基地的主要职责是负责本专业基地招生宣传工作，确保完成招生，测算本专业基地容量并报至科教部门；负责招生简历的资格审核及通知通过资格审核人员的面试；根据科教部门的招生安排负责具体考核工作，并上报招生情况。

专业基地每年1月完成容量测算和上报本年度招生名额，测算方法按照住院医师规范化培训基地标准中容量测算方法进行。科教部门根据专业基地测算结果，结合在培人数、上一年招生完成情况、医师资格考核通过率、结业理论考核通过率、学员投诉及并轨研究生招生等情况，进行名额分配。

紧缺专业根据省卫健委下达的招生指标进行招生。非紧缺专业上一年度完成招生、医师资格考核和住培医师结业考核首次通过率100%且无投诉，综合专业基地上报的招生计划和省卫健委下达的招生指标等因素进行名额分配。专业基地本年度医师资格考核和住培医师结业考核首次通过率低于全省通过率或有投诉，在满足专业基地最低容量前提下减少下一年度的招生指标。

近3年均为零招收的专业基地将予以撤销；紧缺专业需完成下达的招生指标。

住院医师轮转必须根据中国医师协会最新印发的《住院医师规范化培训内容与标准》的要求和医院实际情况制订本单位的住院医师规范化培训轮转方案。轮转时间不低于33个月，单位人员、委培人员、并轨研究生等三类人员一般安排轮转时间33个月；社会人员签订合同为期3年，除轮转33个月外，还设置3个月机动轮转时间，轮转科室由专业基地根据需求安排。

培训考核分为过程考核和结业考核两部分。过程考核主要由医师资格考试、出科考核及评价、院内年度考核及评价等组成，结业考核由理论考核和临床实践能力考核组成。①出科考核：住院医师完成学科轮转学习后，由科教管理部门统一组织出科理论考试，科室教学秘书组织技能考核，理论考核试卷由教学秘书出题，原则上以病例分析为主。技能考核项目包括专业技能、接诊患者及病例书写考核等内容，考官至少由2名科室考核小组成员担任。②出科考核评价：带教老师完成考核手册中的出科考核评价，如实评价该住院医师的医德医风、临床职业素养、出勤情况、临床实践能力、培训指标完成情况和参加业务学习情况。③年度考核：由科教部门统一组织，考核内容由专业理论知识考试、医学英语考试和临床实践技能考核三部分内容组成，考查住院医师的基础理论、基本知识、英语交流及文献阅读能力，病例分析、接诊患者、病历书写、手术或诊疗技术操作、阅片等能力。④年度综合评价：每年度由各专业基地组织基地主任、教学秘书、带教老师和其他相关人员对住院医师进行综合评价。评价内容包含：医德医风、纪律情况、医疗差错事故情况、服务能力、团队协作能力、专业技能及专业知识能力等，并将评价结果记录于考核手册中。⑤医师资格考试、结业考核由国家统一组织，具体时间和要求可根据实际通知执行。

住院医师必须参加且通过国家执业医师资格考试。住院医师按要求完成培训并通过结业考核，颁发全国统一的住院医师规范化培训合格证书，不合格者按医院有关规定处理，补考合格后，按国家规定颁发培训合格证。3年内未通过结业考核者，如再次申请结业考核，需重新参加住院医师规范化培训，培训相关费用由个人承担。

对过程考核补考不合格者，可给予一次补考机会，未通过出科考核补考者按计划参加下一科室的轮转，完成所有科室轮转后，补轮未通过的科室，

如轮转时间超过36个月，社会人员的每月工资待遇为当地职工最低工资标准，轮科期满后，解除培训协议，办理离院手续。

对蓄意不参加出科考核或两次年度考核不合格者，经医院毕业后医学教育委员会讨论，报请省卫生健康委停止其住院医师规范化培训资格。

由他人代替考试考核、替他人参加考试考核、组织作弊、使用通信设备作弊及其他作弊行为严重的，取消替考和考试人当次考试成绩，不得参加本年度所有评优，并给予一次补考机会；由基地组织的考核，发现作假情况，取消本年度基地评先、评优机会。

对于首次执业医师资格考试通过率低于国家住培基地评估标准的专业基地，或住院医师结业考核通过率低于国家住培基地评估标准的专业基地，减少下一年招生指标，含专硕招生指标。对于首次执业医师资格考试通过率100%的，可增加下一年招生指标。

住院医师过程考核、结业考核成绩、科室年终评优、专业基地主任、教学主任、基地秘书和全程导师与职称聘任挂钩。

医院需要成立组织架构，加强师资队伍建设，规范住院医师规范化培训实施工作，培养高素质的临床医师，师资的素质和水平直接关联。医院成立住院医师规范化培训领导小组、专业基地领导小组、科室小组对住院医师规范化培训师资实行三级分级管理和分级负责。住院医师规范化培训领导小组负责师资的审批、统筹管理，健全激励机制，制定师资培训规范并组织实施；专业基地领导小组负责师资考核，带教质量监督及根据评价体系进行评价，师资动态管理；科室小组负责本学科师资推荐，协助专业基地领导小组进行带教质量监督和日常管理工作。

1. 师资遴选条件

师资遴选条件包括：①职业道德高尚、临床经验丰富、具有带教能力和经验，具有带教工作的积极性及进取心；②具有较扎实的专业基础知识和临床技能；③具有本科及以上学历，已取得主治（主治医师聘任满3年）或主治以上职称医师。

2. 师资遴选过程

科室推荐，科教部门组织考核，考核内容包括教学查房、病历书写、理论授课和技能带教等内容，通过考核者推荐参加上级住院医师师资培训，取得师资合格证后，报院住院医师规范化培训领导小组予以聘任。

3. 师资培训

培训分为院级、省级和国家级师资培训。院内培训由科教部门每年组织实施，对教课技巧等进行统一师资培训，各专业基地针对理论及操作带教要求进行培训；上级住院医师师资培训要求所有带教老师均需参加上级管理部门组织的师资培训班，并获得师资合格证。个别专业的师资带教还需要取得该专业的师资合格证书才能进行带教。

4. 教学质量评估

常态开展评估工作，包括日常评估和年度评估。主要从教学的态度、素养、能力、质量四个方面进行考核。

5. 考评办法

学员对带教老师进行评价，填写带教情况评价表，每轮转完一个科室后学员填写评价表。医院每年举行一次教学质量考核，随机抽取 20% 以上的指导老师进行考核。

6. 考评结果与激励

医院每年根据考评结果评选年度优秀带教老师，优秀带教老师将获得一定的奖励；教学任务、优秀教职人员与医院职称晋升及聘用条件挂钩；教学质量考核 80 分以上为合格，对考核不合格者，取消带教老师资格，培训合格并重新师资资格认定后才能上岗；出现教学事故，取消带教老师资格，两年后才能再次申请考核带教资格。

7. 经费管理

为充分提高临床带教水平，需进一步规范和完善医院住院医师规范化培训专项经费的使用，根据国家、省和单位实际情况实行经费管理。住院医师规范化培训经费是指与组织和实施住院医师规范化培训活动直接相关，由上级部门拨款的专项经费和医院按规定而投入的经费。培训经费实行专款专用，任何部门和个人不得截留、挤占和挪用。财政部门安排的专项经费，由财务部按照《政府会计制度》设立专门科目和辅助账，独立进行经费收支核算，财务部对经费收支实行日常监督。住院医师规范化培训经费的使用与管理遵循“科学安排、合理配置、权责明确、规范管理”的原则。

8. 经费使用范围

经费使用范围包括：①住培医师的生活补助；②医院的教学实践活动补助，主要用于师资培训与考核、教学活动（包括理论与技能授课、教学查房、病例讨论）、住培医师考核、带教老师、全程导师、教学秘书及主任津贴、教学质量控制、教学竞赛活动等；③住院医师规范化培训所需的模拟教学、医疗教学设备和书籍等；④优秀评选奖金（优秀专业基地、优秀带教老师、优秀住培医师、优秀教学秘书、基地主任、教学主任等）；⑤住培信息管理系统运行；⑥其他相关活动。

9. 经费扣罚

经费扣罚包括：①教务人员未能履行职责，扣除当月津贴。②上报的教学活动次数未达标者，少于标准一次者，扣专业基地或轮转科室津贴 20%；少于标准两次者，扣专业基地或轮转科室津贴 50%；少于标准三次者，扣专业基地全部津贴；虚假上报教学任务，收回已发教学津贴，并对相关人员进行通报批评。③院级督导专家将不定期对教学活动进行督导，如不达标，按照规定扣罚。④住培医师未按照规定轮科或者无故旷工者，按当月生活补助的 50% 发放。执业医师考核未通过者按医院人力资源部相关文件及住院医师规范化培训管理规定处理。年度考核补考不合格、国家业务水平测试低于全国 10% 者，扣罚当月 50% 的生活补助。

10. 经费监督

由医院审计人员在每年年底对培训专项经费进行审计，对经费使用的合法性、合理性、真实性实施监督。经费使用中发生的弄虚作假、截留、挪用、挤占等违法、违规行为，依照法律法规督促纠正并追究相关人员责任。

（二）本科教学管理

本科教学是医院与高校合作办学，联合培养临床医学本科生的培养模式。学生在学校主要是进行基础医学知识学习，而医院作为临床教学基地，临床教师具有丰富的临床经验，能更好地将理论及实践相结合，培养学生的临床思维能力和临床实践技能。

1. 师资遴选

本科生授课师资遴选条件较高，要求遴选人员热爱教育事业，教学意识及责任心强，医德医风高尚，纪律性强，严于律己，能履行老师职责，有充裕的时间和精力指导培养学生，并能保证教学质量。要求遴选人员具有硕士及以上学历或取得副高级及以上职称。考核内容包括理论授课和技能带教等内容。医德医风等方面存在严重问题，有重大临床、教学或其他工作事故，考核不通过人员不得担任授课老师。

2. 授课守则

授课守则包括：①教师承担理论、实验、实习课教学任务必须熟悉教学周历、课程表，按教学大纲和教材的基本要求认真备课。中级及中级以下职称教师须编写规范的教案，高级职称教师可编写讲课提纲；实验课前教师必须参加预实验；首次承担教学任务或讲授新内容的教师，必须在教研室内进行试讲，试讲通过后方可正式授课。②教师必须为人师表，重视仪表形象，衣着整洁，修饰适度；实践课教师须着白大衣。③授课教师必须携带教材、教案（提纲）、学生名册和必要的教具；承担实验课教学的教师必须携带教材、教案、实验指导和学生名册。④教师必须以身作则，模范遵守教学现场（课堂、实验室）有关规章制度，无特殊原因不得坐着上课。⑤教师首次与学生见面，必须向学生介绍姓名、工作地点及所承担的教学任务。⑥授课教师在教学过程中，必须加强德育观念，教书育人，遵循思想性、科学性与艺术性融为一体的教学原则。⑦授课教师必须严肃管理教学现场纪律，不允许学生带食物、穿拖鞋或背心进教室，确保良好秩序。教师须掌握学生的出席情况，对迟到、早退、旷课及有其他违纪行为的学生应予以批评教育，必要时通过教研室通报到教学科。⑧授课教师教学时必须随时注意学生动态，既管教又管学，师生同步思维，力争课堂教学的最佳效果。⑨授课教师必须遵守教学时间，按时上下课，不擅离职守，不漏课，不串课，不停课，不找他人代课；因故（事或病）不能如期上课，须按规定报请科教部门安排好代课教师。⑩授课教师在教学过程中出现教学差错或教学事故，应主动向科教部门如实报告情况。

3. 听课督导

教师是影响教学质量的关键因素，教师的教学能力、教学经验、教学态度及教学效果在教学中应充分体现。听课可以加强教学管理，促进教师相互学习，提高教师教学水平，有助于提高教学质量。除教研室组织集体听课外，对教学人员提出如下听课要求：①负责课程的教研室主任、副主任、教学秘书，在教研室开课学期内听课不少于2次，要求备有听课笔记，每次听课后须向讲课教师提出指导性评价；教师首次讲课或讲授新课，本教研室必须组织听课。②主管教学领导每学期听课应不少于2次。要求听课人员对授课教师评议，教学科及时反馈，对讲课效果好的教师应及时总结推广他们的教学经验。对讲课效果欠佳的教师要及时指正他们的不足，并采取帮助措施，促其提高。

4. 教学督导

通过教学督查，客观、公正地评价教师教学质量和水平，为进一步加强本科教学过程管理，促进医院整体教学水平和育人质量的不断提高。教学督导负责本科教学督导工作，包括课堂教学督导，实习、见习实践教学督导。组长由医院分管教学副院长担任，副组长由科教部主任担任，组员由各教研室主任、教学管理专家等担任。督导组成员必须具备下列基本条件：①具有副高级及以上职称，熟悉教学工作流程，身体健康，能够按时按质完成各项教学督导任务。②有较高的科教研能力，有较高的声誉和一定的影响力。

③热爱教学工作，坚持原则，实事求是，作风正派，责任心强。

5. 工作职责

工作职责包括：①深入教学第一线，全面了解掌握各教学单位及教师执行教学计划和其他教学规章制度的情况，了解教师备课上课、实验、实习、考试、教辅答疑、开展教研活动等各教学环节的实施状况。②帮助教师改进课堂教学工作，根据听课情况与教师一起分析教学的优势和不足，促进教师尤其是新上岗的教师和其他中青年教师提高教学水平。对缺乏教学经验的年轻教师要注意跟踪指导和培养，帮助其尽快提高教学水平和教学质量。③采用访问、座谈、问卷等方式收集师生对医院教学管理工作的意见和建议，如对教学计划、教材、课程设计教学管理，以及教学条件建设等的意见和建议，及时反馈给科教部门。④检查教学秩序、考试纪律和学习环境，发现问题及时反馈给科教部门。

6. 工作要求

工作要求包括：①每位教学督导委员深入教学第一线，全面掌握各教学单位及教师教学执行情况。②定期召开全体督导委员工作例会，总结、分析教学情况和信息。③督导组成员要服从工作安排，确保各项督导工作顺利完成。

7. 经费管理

为确保教学工作的中心地位和教学投入的优先地位，需进一步规范和加强教学经费的管理，充分发挥经费的使用效益，根据医院财务部门和教学部门要求开展经费管理。教学经费由各高校以及医院教学经费投入共同组成，医院教学经费投入根据科教部门上一年度经费使用情况和本年度教学任务情况调整预算，医院给予一定教学经费投入。经费使用范围包括：①临床教师授课、讲座、培训、考核等劳务费的发放。课时费设置标准发放，包括理论授课、见习课、技能带教。②临床教师及教学管理人员外出考察学习、课题调研教学会务、短期培训等业务活动的会务费、差旅费、交通费。③组织教师、学生教学活动、竞赛费用及活动竞赛邀请专家评审费，以及教学资料费、办公费，如：教材、课件、题库、登记手册等费用，以及教学资料印刷费、宣传制作费、教研活动费等。④临床教师教学能力培训的费用，以及医院聘请外院教师来院开展教学专题讲座、培训等发生的相关费用。⑤教室、学生宿舍的基本设施与相关配套设施、教学管理软件系统、多媒体设备及各类耗材的购置费用。⑥本科生在院生活学习期间生活补助发放。⑦对临床教师、教学管理人员、研究生、实习生在教学、比赛、评比中获奖的表彰奖励。

教学经费的使用必须做到计划使用，年初须向医院财务部门上报预算。教学经费的使用和费用开支标准严格按医院财务制度的规定执行，医院审计人员对经费使用的合法性、合理性和真实性实施监督。

（三）实习生管理

医院接收实习生来院实践，主要接收涉及专业有临床、医技、护理、药学、公卫等，其中以临床和护理为主。实习安排工作由科教部门负责统筹管理，其他科室及个人不得擅自接受实习任务。

医院一般只接收有教学合作或签订实习基地协议的学校的实习生，由学校统一安排来院实习。对于无协议的实习任务，医院视具体情况，经磋商后适当安排。个人或临时的实习任务一般不予接受。

科教部门设置专人负责实习管理工作，实习生来院后，开展岗前培训，相关内容需由实习生管理工作人员依据学生实际状况制定，具体可包括医院概况、布局及医德医风、法律及医疗安全知识、传染病预防及无菌操作理念等。掌握实践操作技能是医学生实习的主要目的，在岗前培训中可组织学生学习相关临床技能操作，并依据具体内容进行交流沟通，让实习生深刻了解临床基本操作要求与步骤，规范临床实践技能。

定期组织实习生召开座谈会了解实习生的思想动态、学习及生活等方面的情况，常态征求意见，帮助解决问题，不断改进工作。

科教部门根据学校实习大纲要求，确定轮转实习计划，并通知有关科室。实习带教工作由科主任、护士长和教学秘书负责安排，带教任务涉及讲课、讲座、示教、见习等。在进入正式实习后，需合理安排学生进入各个科室学习，并由科室对学生进行入科教育，为学生制定科学合理的工作及学习安排，遵从明确的方向与目标开展实习工作。

科室需安排合适人选承担临床教学和实习带教任务，一般要求工作三年以上的老师带教实习生。要根据教学、实习大纲要求，拟订计划，对带教人员要加强定期检查带教情况和开展考核，及时更替带教质量差的带教老师，同时组织这些人员加强带教能力提高。带教老师对实习生在医院的工作负责，实习生书写的医疗文书包括病历、处方、诊断报告、诊断证明、特殊检查申请单等必须经带教老师审核及签字确认，实习生无处方权，不得直接出具任何鉴定证明和疾病诊断证明。

实习生必须在带教老师的带领下诊治患者，对擅自处理患者造成不良后果的视情况分别予以批评教育、暂停实习、终止实习、交由学校方处分以及

诉诸法律等处理。

实习生在医院期间，应遵守医院各项规章制度，服从学习、生活安排，尊重老师，虚心学习，努力完成教学任务，同时应积极参加医院各项活动。

医院医学生实习具有现实的必要性，医院作为基本主体需明确该项工作进行的重要性，并依据现实环境对管理工作予以改革创新，对其所存在的难题展开分析，进而针对性地进行优化管理，为医学生提供良好实习环境的同时，确保相关管理工作开展的整体有效性，为现代医疗发展中输送专业与实践能力并举的综合人才，以满足人们与医学发展的基本需求，促进我国医疗事业的健康良好发展。

（四）进修生管理

为加强临床医疗技术交流，医院接收其他单位派送人员来院进修学习。

1．资格审核

进修医生必须具备国家承认的全日制高等医学教育学历（学位）证书和《中华人民共和国执业医师资格证书》。符合进修条件的，由进修生本人向我院科教部门提出申请，并按要求填报进修申请表，加盖进修生所在单位同意进修的公章，申请进修人员应携带进修人员必须凭报到通知书和单位介绍信及医师执业资格注册证书原件和复印件在规定时间内来院办理报到，经医院审查合格者，按计划接收人员来院进修，各科室不得擅自接收进修人员和安排进修人员到其他科室学习。

进修生报到后一个月内，进修科室对其政治思想、劳动纪律、技术水平、身体状况进行考察，确定进修资格。对不适合本专业进修学习者，可提出取消进修资格的意见，并报科教部门，商请派送单位后，可终止进修，退回原单位。

2．过程管理

进修生必须自觉遵守医院各项规章制度，进修期间所在科室或进修生都不能擅自更改进修内容和进修期限，特殊情况须报科教管理部门批准。进修人员参加科室门、急诊和值班等工作，但不得独立值班和独立进行医疗活动，进修生无处方权限。进修生应在上级医师指导下负责主管住院患者的有关诊疗事宜，如出现危重、疑难问题应及时向上级医师汇报，不得擅自进行特殊检查、操作，发生医疗差错或事故，应承担差错或事故责任。

进修生必须树立高尚的职业道德，养成严谨的科学作风，要按照教学计划的安排，在临床实践中提高自己的专业水平。所在科室应认真实施教学计划，并定期安排专业讲座、讲课。科室应按照各专业进修生培训方案，根据进修生实际水平、工作能力及选送单位的要求，制订出合理的培训计划。

不得将本医院的患者档案私自带出、转借、复印，需借阅病历档案者，须经带教医师许可后参照本医院档案管理制度申请借阅。严禁在病历资料上涂改、污染、严禁折叠、拆卷，务必做好保密工作，不得私自向患者家属及其他人提供病历档案。不得私自向患者家属及其他人提供患者的隐私，进修生无权向患者解释病情及治疗情况。

3．考勤管理

未经请假同意擅自离开工作岗位者即作旷工处理，旷工超过 3 天（含）以上者，或犯有其他严重错误者，通报原单位并终止进修，不发放进修结业证书，进修费用不予退还。因故请假（病、事假）须持个人书面申请，须经进修科室负责人同意。进修半年者累计病假、事假超过 15 天或进修 1 年者累计病假、事假超过 30 天者，视为自行放弃进修。

4．结业管理

进修结束前 1 个星期，进修生应做出书面总结，由科室进行考核并做出结业鉴定，科教部门根据鉴定评定确定考核结果，考核合格者予以发放进修结业证书。

（五）技能中心管理

临床技能中心是医学教育中的重要组成部分，旨在培养医学生和医护人员的临床操作技能、沟通技巧和团队合作能力。技能中心通常设置技能中心主任 1 名，负责组织制订临床技能培训中心建设规划、年度建设计划和工作计划，并组织实施与考核，贯彻落实规章制度，建立健全管理制度，定期检查、总结临床技能培训中心工作，组织临床技能训练教学研究，开展社会服务。设置科员若干名，在中心主任的领导下严格履行相应职责，具备完成中心各项日常工作的能力，做好各项教学、培训、考核时间的预约，课前场地、模型、物品的准备，课后检查和登记工作，发现问题及时处理，保证教学、培训、考核工作的顺利进行，承担中心相应的模拟教学任务，并做好教学档案管理，做好中心固定资产和耗材的管理。

1．场地管理

技能中心实行一般需实行预约使用管理，在中心进行各项教学、培训课程的科室或教研室需至少提前一周与中心管理人员预约，并提交课程内容、确定课程负责人、注明申请使用时间和训练室。预约成功后，根据课程要

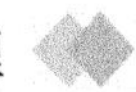

求，课程负责人需协助中心做好相应的准备工作，包括模型、设备、仪器、耗材等，以确保课程的正常开展。训练过程中，课程负责人需保证使用的模型、设备、仪器等完好，并归还到位，保证使用的培训室设施完好、卫生清洁。训练结束后，课程负责人负责组织课程成员做好操作物品的清洁、整理、复原工作以及培训室清洁卫生，关好水电源和门窗，以保证次日培训室能正常运行。中心工作人员应当协助指导教师开展工作，及时为学员提供指导和帮助。

2. 中心培训老师管理

为了提高技能培训教师的专业水平和教学质量，规范技能培训老师的工作行为和职业道德，推动技能培训工作稳步进行，技能中心实行培训老师的遴选、培训和聘任工作。师资条件要求技能带教老师需具有大学本科及以上学历，中级及以上职称，已取得住院医师规范化培训带教师资资格。申请为培训老师的人员由科教部门组织遴选工作，遴选考核内容包括理论授课和技能考核。通过遴选人员需参加医院内部师资培训方可聘任，同时五年内应参加过省级及以上师资培训。通过遴选考核并完成培训的医师，由医院发文聘任，并颁发聘任证书，任期五年。

对中心培训老师进行奖惩管理，参加各级各类技能竞赛获奖、制作教具或进行教学方法改革并成效显著、被评为优秀教师等情况应予以奖励。在教学过程中，出现迟到早退者课时津贴扣 20%，教学督导或者学员评价结果低于 80 分者，扣除当次津贴 50%。

在授课过程中，出现以下情况之一，将撤销师资资格：①严重违反教学管理规程者；②教师辞职离院或其他不可抗力原因；③在教学督导中成绩低于 75 分者；④教学活动中，学员对教师评价结果低于 75 分者；⑤每年授课或者技能带教次数少于 3 次者。

培训老师必须做好学生的安全规范教育，对管辖范围内的设备、仪器、房间等的防火、防爆、防盗、防事故等方面安全工作负责，严禁违章操作，发生事故应迅速处理并及时上报。课后教师应关好水电、空调、电脑、投影、仪器、门窗等，确认无隐患后方可离去。

3. 培训学员管理

学员进入中心前，需了解中心各项管理制度和安全知识，认真预习实训内容，明确培训的目的和注意事项，要服从本中心管理人员和授课教师的管理和指导。学员必须按时参加培训学习，不得无故迟到、早退和旷课，如若无故缺勤，将通报教学管理部门进行处理。学员必须穿着医生工作服，佩戴医用帽子和口罩进入中心，严禁谈笑喧哗、吸烟、饮食和随地吐痰及乱扔纸屑、杂物等，保持室内安静和清洁。

学员在老师的指导下，严格按操作规程正确使用仪器设备，发生仪器设备故障或损坏时，应及时向老师报告，并说明原因，不得自行处理。对违反操作规程，擅自动用与培训无关的仪器设备，私自拆卸仪器设备而造成损失的，视情节轻重进行赔偿。培训完毕后，应及时切断电源、水源，每组组长负责带领小组成员清理用过的器械物品和操作台面，将设备、模型及物品按照老师的要求放回原处，保持环境清洁整齐。

4. 模型和仪器设备管理

为了规范并加强中心各类模型和仪器设备的使用寿命，所有医学模型和仪器设备允许在中心场地范围内使用，模型和仪器设备的使用必须贯彻“统一领导、分级管理、管用结合、物尽其用”的原则，实行“三定制度”，即定位放置、定人管理、定规操作。模型和仪器设备使用前应进行清点、检查，发现损坏或异常时应立即报告，未经允许不得使用与培训项目无关的模型和仪器设备。使用模型和仪器设备前应向相关负责人了解熟悉操作方法，各负责人有义务向使用者说明注意事项并进行操作指导及监督。使用过程中不准随意拆卸教学模型和仪器设备，不可盲目、违规操作。使用完毕，需将模型和仪器设备归位并向中心工作人员确认模型状况良好。因工作失职、不负责任、违规操作等原因，造成中心模型和仪器设备损坏、遗失者，视情节轻重和损坏程度进行赔偿和处理。

5. 安全管理

为了提高临床技能中心人员的安全意识，满足技能安全培训的需求，确保培训的有效性、针对性和实效性开展，中心主任全面负责中心安全管理工作。要定期检查中心的安全情况，将检查结果记录备案，组织工作人员定期学习有关安全方面的文件、法规，制定有关安全防范措施，熟悉各种消防器材的使用方法。中心安排工作人员兼任安全管理员，具体负责中心的安全工作，及时消除安全事故隐患，安全管理员必须定期检查消防器材。

中心环境要求场地整洁，走道畅通，东西走廊严禁占用堆放杂物。对麻醉、易燃、易爆和剧毒药品，必须按相关规定进行保管领用。对易燃、有毒气体钢瓶和压力容器，应严格按规定地点存放和使用。所有进入中心的人员必须遵守中心安全管理制度，中心内不得明火取暖，严禁吸烟。各项临床技能训练要按有关制度和操作规范进行，不得违规操作。学员必须在指导教师的指导下，按操作规程学习。训练结束后，必须关闭电源、水源、气源和窗户，指导老师向中心管理人员去人后方可离开。严禁在办公室内、外私拉、乱接电线、私接电源插座等。临床技能中心管理人员在值班结束前，要巡查

每间技能室，确保安全后方可离去。

（六）继续教育管理

继续教育制度的目的是保障医务人员的专业知识和技能能够与时俱进，提高医疗服务质量，确保医院的整体竞争力和持续发展。医院应制订年度继续教育计划，根据医院的发展需求和医务人员的专业需求，确定继续教育的内容、形式、时间和地点等相关要求。

医院应定期组织各类继续教育培训活动，包括学术会议、专题讲座、病例讨论、技能培训等。培训内容应涵盖医务人员所从事的专业领域，培训形式可以是线下的面对面培训，也可以是线上的网络学习。积极开展与其他医疗机构、高校、科研机构等的合作，共享继续教育资源，提供丰富的学习机会和资源支持。同时，医院还应建立自己的继续教育资源库，包括学术文献、病例资料、技术资料等，为医务人员提供学习和参考。

建立科学合理的继续教育考核制度，通过考核评价医务人员的学习效果和专业水平。考核形式可以是笔试、口试、技能操作等，考核结果将作为医务人员晋升、职称评定、奖惩等方面的重要参考依据。制定相应的继续教育激励措施，鼓励医务人员积极参与继续教育活动。激励措施可以包括奖励学习成果优秀者、提供学习经费支持、组织学术交流和学习分享等。

科教部门为继续教育管理机构，负责制订和实施继续教育计划，组织培训活动，管理继续教育资源和考核工作等。科教部门与各临床科室、医技科室和护理部门等进行沟通，了解各个部门的专业需求，制订年度继续教育计划。根据继续教育计划，科教部门组织相应的培训活动，包括邀请专家举办讲座、组织学术会议、开展技能培训等。医院应建立健全的继续教育监督与评估机制，定期对继续教育制度的实施情况进行评估，并根据评估结果进行调整和改进。

医院继续教育制度的建立和完善对于提高医疗服务质量、推动医疗技术进步具有重要意义。医院应加强对医务人员的继续教育培训，提供丰富的学习资源和学习机会，激励医务人员积极参与继续教育活动，不断提升医院整体竞争力和医务人员的专业水平。

三、实践及感悟

教学管理 SOP 如下。

1．住院医师

师资遴选→师资培训和考核→招生宣传→招生→入院岗前培训→临床轮转→入科教育→出科考核→年度考核→执业医师考试→业务水平测试→结业考试→住培经费管理。

2．本科教学

本科师资遴选→师资管理→教学职责→课程督导→收集学生意见→本科经费管理→本科生日常管理。

3．实习生

高校联络→医院接收→岗前培训→实习计划→轮转安排→实习生日常管理→定期座谈会→实习鉴定。

4．进修生

进修申请→资格审核→进修生报到→进修生考察→考勤管理→结业管理→发放结业证书。

5．技能中心

管理人员设置→制定管理制度→场地管理→培训老师管理→培训学员管理→模型和仪器设备管理→安全管理。

通过科学的教学管理，可以确保教学活动有序进行，教学目标得到实现，从而提升教学效果和学生学习成效。对教师教学和学生学习的监控与评估，可以持续提升教育质量。有效的教学管理能够确保教育资源的合理配置，促进学生全面发展，满足社会对教育的需求。

第四章　医院人力资源管理

第一节　医院人力资源战略与变革管理

一、医院人力资源战略与变革管理工作职责

（一）医院人力资源战略管理工作职责

（1）人力资源规划：根据医院的发展战略和目标，制定人力资源规划，包括人员需求预测、人才梯队建设、岗位设置等，以确保医院的人力资源能够满足未来发展的需要。

（2）人才招聘与选拔：根据人力资源规划，制订招聘计划，吸引和选拔优秀的医疗、护理、管理等各类人才，以提高医院的整体素质和竞争力。

（3）员工培训与发展：制订员工培训与发展计划，组织实施各类培训项目，提升员工的专业技能和综合素质，为员工的职业发展提供支持和指导。

（4）绩效管理：建立绩效管理体系，制定绩效评估指标和考核标准，组织实施绩效评估，以激励员工的工作积极性和创造力。

（5）薪酬福利管理：根据市场薪酬水平和医院的财务状况，制定合理的薪酬福利政策，确保薪酬福利具有竞争力，以吸引和留住优秀人才。

（6）劳动关系管理：处理员工的劳动合同、社会保险、劳动争议等事项，维护医院与员工之间的和谐劳动关系。

（7）人力资源信息管理：建立和维护人力资源信息系统，收集、整理和分析人力资源相关数据，为医院决策提供数据支持。

（8）战略伙伴关系：与医院各部门密切合作，了解其业务需求和人力资源需求，提供专业的人力资源支持和建议，使其成为医院战略实施的重要合作伙伴。

（9）政策法规合规：关注人力资源相关的法律法规和政策变化，确保

医院的人力资源管理活动符合法律法规要求。

（二）医院变革管理工作职责

（1）变革规划：参与制定医院的变革战略和规划，明确变革的目标、范围和实施步骤，确保变革与医院的整体战略目标相一致。

（2）沟通与协调：与医院内部各个部门进行沟通和协调，收集反馈意见，了解变革对各部门的影响，及时调整变革策略。

（3）利益相关者管理：识别和分析变革过程中的利益相关者，制订相应的沟通和参与计划，以获得他们的支持和参与。

（4）风险管理：评估变革过程中的潜在风险和不确定性，制定风险管理策略，降低变革对医院运营的负面影响。

（5）变革推动：负责组织和推动变革项目的实施，监控变革进程，确保按时完成变革目标。

（6）培训与教育：为员工提供变革相关的培训和教育，帮助他们了解变革的必要性、目标和实施方法，提高员工对变革的接受度和适应性。

（7）文化变革：协助塑造和培育支持变革的医院文化，鼓励创新和合作，推动组织的学习和发展。

（8）效果评估：建立变革效果评估机制，跟踪和评估变革的实施效果，及时调整变革策略和措施。

（9）持续改进：总结变革经验教训，提出改进建议，为医院未来的变革项目提供参考。

（10）变革领导力：展现卓越的变革领导力，引领团队积极应对变革挑战，实现医院的战略目标。

二、医院人力资源战略与变革管理工作

（一）医院人力资源管理定义

医院人力资源管理是指对医院各类人员进行招聘、培训、使用、考核、激励、调整等一系列管理活动，其目的是通过科学的管理方法，使医院的人力资源得到最优化配置，从而提高医院的工作效率和服务质量。

医院人力资源管理与其他组织人力资源管理相比，特点包括：

(1) 专业性要求高。医院是一个专业性很强的组织，需要医、技、护、科研、行政、后勤等各类专业技术人才，因此，医院人力资源管理需要具备一定的多学科专业知识，能够对各类专业人才进行招聘、培训、绩效管理等。

(2) 劳动强度大。医院是一个24小时运转的组织，医护人员需要经常加班、值班，工作强度大。因此，医院人力资源管理需要考虑员工的工作时间、休息时间、工作环境等因素，以保障员工的身体健康和工作效率。

(3) 服务意识强。医院是一个服务性组织，医护人员需要具备良好的服务意识和沟通能力。因此，医院人力资源管理需要注重员工的服务意识和沟通能力的培养，以提高医院的服务质量和患者满意度。

(4) 伦理道德要求高。医院是一个涉及生命和健康的组织，医护人员需要具备高尚的医德和职业道德。因此，医院人力资源管理需要注重员工的医德和职业道德的培养，以保障患者的安全和权益。

(5) 法律法规要求严格。医院是一个受到严格法律法规约束的组织，医护人员需要遵守相关的法律法规和医疗规范。因此，医院人力资源管理需要熟悉相关的法律法规和医疗规范，以保障医院的合法合规运营。

(二) 医院人力资源管理目的

(1) 吸引和留住优秀人才。医院人力资源管理的首要目的是吸引和留住符合医院发展需要的各类优秀人才。通过制定合理的招聘策略、提供有竞争力的薪酬福利、创造良好的工作环境等方式，吸引高素质的专业人才加入医院，并留住现有人才。

(2) 提升员工绩效。人力资源管理致力于提升员工的工作绩效，通过培训和发展计划、绩效管理体系、激励机制等手段，激发员工的工作积极性和创造力，提高员工的工作效率和质量。

(3) 促进员工发展。医院人力资源管理关注员工的职业发展，为员工提供晋升机会、培训课程、职业规划指导等，帮助员工提升专业技能和知识水平，实现个人职业目标。

(4) 建立良好的工作氛围。医院人力资源管理努力营造一个积极向上、和谐融洽的工作氛围。通过团队建设活动、沟通渠道的建立、医院员工关系管理等方式，促进医院员工之间的合作与交流，提高团队凝聚力和工作满意度。

(5) 合规管理。医院人力资源管理需要确保医院在人力资源方面的运作符合法律法规和政策要求，包括劳动法规、薪酬福利政策、员工权益保护等方面的合规管理。

（三）医院人力资源战略制定

医院人力资源战略的制定需要结合医院的发展战略和人力资源现状，充分考虑市场环境的影响，选择合适的人力资源策略，并在实施过程中进行监控和调整。这需要医院管理层和人力资源部门的密切合作，以及全体员工的积极参与。

（1）明确医院的发展战略。要了解医院的愿景、使命和价值观；要分析医院的优势、劣势、机会和威胁（SWOT 分析）；要确定医院的发展目标和战略重点。

（2）评估医院的人力资源现状。要分析医院的人员结构，包括员工数量、学历、职称等；要评估员工的能力和素质，如专业技能、工作态度等；要了解员工的满意度和离职率。

（3）分析市场环境。要了解医疗行业的发展趋势和竞争状况；要分析人才市场的供求情况；要考虑政策法规对医院人力资源管理的影响。

（4）制定人力资源战略。要确定人力资源战略的目标，如提高员工满意度、降低离职率、提升人才素质等；要选择合适的人力资源策略，如招聘与选拔、培训与发展、绩效管理、薪酬福利等；要制订具体的实施计划和时间表。

（5）实施和监控人力资源战略。要组织实施人力资源战略，包括制定相关制度和流程、开展培训等；要定期监控人力资源战略的实施效果，如员工满意度调查、离职率分析等；要根据实施效果进行调整和优化。

（四）医院实施组织变革的方法

（1）明确变革的目标和战略。首先要确定医院变革的目标，如提高医疗服务质量、降低运营成本、提升医院竞争力等；其次要制定变革的战略，包括变革的范围、时间安排、资源配置等。

（2）建立变革管理团队。首先，成立变革管理团队，包括医院管理层、医生、护士、行政人员等；其次，明确团队成员的职责和角色，确保团队成员之间的沟通和协作。

（3）评估变革的影响。首先，分析变革对医院各个部门和员工的影响；

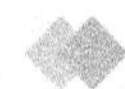

其次，制定相应的应对措施，减少变革带来的负面影响。

（4）沟通和培训。首先，与员工进行充分的沟通，让员工了解变革的原因、目标和影响；其次，为员工提供必要的培训，帮助员工适应新的工作流程和要求。

（5）实施变革。首先，按照变革计划逐步实施变革；其次，监控变革的实施过程，及时调整和优化。

（6）评估变革效果。首先，定期评估变革的效果，如医疗服务质量的提升、运营成本的降低等；其次，根据评估结果进行调整和优化。

（五）医院人力资源管理的创新与持续改进

医院人力资源管理的创新与持续改进需要引入先进的管理理念和技术，建立灵活的用工模式，加强员工培训和发展，优化绩效管理体系，营造良好的工作环境和文化氛围，以及加强与其他部门的合作。这需要医院管理层和人力资源部门的共同努力，以适应不断变化的医疗行业环境和满足员工的需求。

（1）引入先进的人力资源管理理念和技术。了解和应用最新的人力资源管理理论和实践，如人力资源战略规划、绩效管理、员工发展等；利用信息技术提高人力资源管理的效率和精度，如人力资源信息系统、在线培训平台等。

（2）建立灵活的用工模式。探索多元化的用工方式，如兼职、临时工作、远程办公等；建立内部人才市场，促进员工在医院内部的流动和职业发展。

（3）加强员工培训和发展。制订个性化的员工发展计划，帮助员工提升专业技能和综合素质；提供丰富的培训课程和学习资源，鼓励员工自主学习和持续进步。

（4）优化绩效管理体系。建立科学的绩效评估指标和方法，确保评估结果的客观性和公正性。将绩效评估与薪酬、晋升、奖励等挂钩，激励员工的积极性和创造力。

（5）营造良好的工作环境和文化氛围。关注员工工作和生活的平衡，提供必要的支持和帮助。培育积极向上的医院文化，增强员工的归属感和忠诚度。

（6）加强与其他部门的合作。与医院其他部门密切合作，共同制定人力资源规划和政策。参与医院战略决策，为医院的发展提供有力的人力资源支持。

三、实践及感悟

医院人力资源管理是决定医疗业务水平与医院运营效能的重要因素。随着我国医疗改革的进程，医院面临激烈的人才竞争。如何改变医院人力资源管理的现状，实现人力资源管理的优化，是医院目前面临的一些独特挑战。

（一）医院人力资源管理挑战与建议

医院人力资源管理面临着一些独特的挑战，建议采取以下相应措施。

（1）高员工流动率。由于医疗行业的工作压力大、工作时间不稳定等因素，医院员工的流动率通常较高。这对人力资源管理带来了挑战，如招聘和培训成本的增加、团队合作的不稳定性等。

建议医院：①简化招聘流程，确保招聘到合适的人才，关注候选人的职业兴趣、适应能力和团队合作精神；②提供有吸引力的福利待遇，包括有竞争力的薪酬、良好的工作环境和职业发展机会；③关注员工工作和生活的平衡，提供支持和帮助，减少工作压力；④提供持续的培训和发展机会，帮助员工提升技能和职业发展，增加他们的归属感。

（2）医疗行业的复杂性。医疗行业涉及众多专业领域和法律法规，这使得人力资源管理在招聘、培训和绩效评估等方面需要具备一定的专业知识。

建议医院：①招聘具有医疗行业背景或相关专业知识的人力资源专业人才；②为人力资源管理人员提供医疗行业相关的培训和教育，以提升他们的专业素养；③与医疗专家建立合作关系，获取专业意见和建议，以更好地理解医疗行业的需求。

（3）员工工作压力大。医院员工，特别是医护人员，经常面临长时间工作、高压环境和紧急情况。这可能导致员工疲劳、职业倦怠和心理健康问题，对人力资源管理提出了挑战。

建议医院：①为员工提供心理健康咨询和支持服务，帮助他们应对工作压力；②合理排班和设置工作负荷，优化排班制度，确保员工有合理的工作时间和休息时间，减少过度劳累；③改善工作环境，提供舒适的工作条件和设施，减少工作压力的负面影响。

（4）劳动法规的限制。医院需要遵守一系列劳动法规，如工时规定、职业安全卫生等。这对人力资源管理制定工作制度和安排员工工作提出了更高的要求。

建议医院：①人力资源管理人员需要熟悉并遵守相关劳动法规，确保医院的工作制度和实践符合法律要求；②根据劳动法规，合理安排员工的工作时间、休息时间和休假，确保员工的合法权益；③寻求法律专家的意见和建议，以确保医院的人力资源管理实践合法合规。

（5）人才需求的多样性。医院需要各类专业人才，这要求人力资源管理部门具备广泛的招聘渠道和专业的选拔能力。

建议医院：①拓展招聘渠道，利用多种招聘渠道，如校园招聘、猎头服务、社交媒体等，吸引各类人才；②建立专业的选拔机制，制定科学的选拔标准和流程，确保招聘到合适的人才；③建立人才储备库，提前培养和储备潜在的人才，以满足未来的需求。

（二）医院未来人力资源管理的发展趋势

医院未来人力资源管理的发展趋势将更加注重数字化、员工体验、战略融合、灵活用工和领导力发展等方面。医院需要不断创新和改进人力资源管理，以适应不断变化的医疗行业环境和满足员工的需求。

（1）数字化人力资源管理。随着信息技术的不断发展，数字化人力资源管理将成为医院人力资源管理的重要趋势。医院可以利用人力资源信息系统、人工智能和大数据分析等技术，提高人力资源管理的效率和精度，更好地满足医院的发展需求。

（2）强调员工体验。员工体验将成为医院人力资源管理的重要关注点。医院将更加注重员工工作和生活的平衡，提供更多的福利和关怀，以提高员工的满意度和忠诚度。

（3）人力资源战略与医院战略的融合。人力资源战略将与医院战略更加紧密地融合，人力资源管理将更好地支持医院的战略目标。医院将更加注重人力资源规划和人才储备，以满足医院的长期发展需求。

（4）灵活用工模式的增加。随着医疗行业的变化，医院可能会采用更多的灵活用工模式，如兼职、临时工作和远程办公等。这种模式可以帮助医院更好地适应市场变化和业务需求。

（5）强调领导力发展。领导力发展将成为医院人力资源管理的重要任务。医院将更加注重培养和发展领导者的能力，以提高医院的管理水平和竞争力。

第二节　医院人力资源规划与招聘管理

一、医院人力资源规划与招聘管理工作职责

（一）医院人力资源规划管理的工作职责

（1）了解医院发展战略：明确医院的长期目标和短期目标，以及为实现这些目标所需的人力资源。

（2）现状分析：对医院现有人力资源进行调查、统计和分析，包括员工数量、结构、学历、职称等。

（3）需求预测：结合医院发展战略和现状分析，预测未来的人力资源需求，包括岗位数量、类型以及所需技能和知识。

（4）制定规划：根据需求预测，制定人力资源规划，包括招聘计划、培训计划、晋升计划等。

（5）确保人员配置合理：根据医院的实际情况，合理配置各部门、各岗位的人员，以提高工作效率。

（6）优化人员结构：通过内部培训、外部招聘等方式，优化医院的人员结构，提高整体素质。

（7）建立人才储备：识别和培养医院的核心人才，建立人才储备库，以应对人员流动和突发情况。

（8）与其他部门沟通协调：与医院的其他部门保持密切联系，了解他们的需求和建议，共同制定和调整人力资源规划。

（9）定期评估与调整：定期评估人力资源规划的实施效果，根据实际情况进行调整和优化。

（10）政策与制度制定：制定和完善医院的人力资源政策和制度，确保规划的顺利实施。

（二）医院招聘管理的工作职责

（1）制订招聘计划：根据医院的人力资源规划，制订具体的招聘计划，包括招聘岗位、人数、时间等。

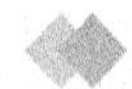

（2）编写招聘广告：根据招聘计划，撰写吸引人的招聘广告，包括职位描述、职责要求、薪资福利等信息。

（3）拓展招聘渠道：选择合适的招聘渠道发布招聘信息，如校园招聘、招聘网站、人才市场等。

（4）筛选简历：对收到的简历进行筛选和审核，确定符合要求的候选人。

（5）组织面试：与用人部门合作，安排面试时间、地点和面试官，对应聘者进行面试评估。

（6）背景调查：对通过面试的候选人进行背景调查，核实其教育背景、工作经历等信息。

（7）录用决策：根据面试评估和背景调查结果，与用人部门共同做出录用决策。

（8）发送录用通知：向被录用的候选人发送录用通知，明确入职时间、岗位、薪资等信息。

（9）入职手续办理：协助新员工办理入职手续，包括签订劳动合同、办理社保等。

（10）招聘效果评估：对招聘过程和结果进行评估，总结经验教训，不断优化招聘流程。

（11）建立人才库：将未被录用但有潜力的候选人纳入人才库，为医院的长期发展储备人才。

二、医院人力资源规划与招聘工作

（一）医院人力资源规划目的

医院人力资源规划是指根据医院的战略目标和发展需求，对未来一段时间内医院所需人力资源的数量、质量、结构和配置等方面进行系统的分析、预测和规划的过程。

（1）确保医院人力资源的合理配置。通过规划，医院可以根据业务需求和发展战略，合理配置人力资源，确保各个部门和岗位都有足够的人员配备，以提高工作效率和服务质量。

（2）满足医院战略发展的需要。人力资源规划与医院的战略目标相结合，为医院的战略实施提供人力支持。通过预测未来的人力资源需求，医院可以提前做好准备，确保在战略实施过程中有合适的人才可用。

(3) 提高员工满意度和工作效率。合理的人力资源规划可以使员工的工作职责和能力相匹配，提高员工的工作满意度和工作效率。同时，规划还可以为员工提供职业发展机会，激励员工的积极性和创造力。

(4) 降低人力成本。通过准确预测人力资源需求，医院可以避免不必要的人员过剩或短缺，降低人力成本。合理的规划还可以提高人力资源的利用率，减少浪费。

(5) 适应行业变化和法规要求。医疗行业不断发展和变化，法规要求也在不断更新。人力资源规划可以帮助医院适应这些变化，确保医院在人才储备和管理方面符合行业标准和法规要求。

(二) 医院人力资源需求预测

医院人力资源需求预测是指根据医院的战略目标、业务发展计划和市场环境等因素，对未来一段时间内医院所需人力资源的数量、质量和结构进行预测的过程。以下是一些常见的医院人力资源需求预测方法。

(1) 趋势分析法。通过分析医院过去一段时间内人力资源的数量变化趋势，预测未来的人力资源需求。这种方法基于历史数据，适用于相对稳定的环境。

(2) 比率分析法。根据医院某些关键指标（如病床数、门诊量、业务收入等）与人力资源数量之间的比率关系，预测未来的人力资源需求。这种方法需要建立合理的比率模型，并考虑各种因素的影响。

(3) 回归分析法。通过建立人力资源需求与相关变量之间的回归方程，预测未来的人力资源需求。这种方法需要选择合适的自变量和因变量，并进行数据分析和模型验证。

(4) 专家预测法。借助专家的经验和判断，对医院未来的人力资源需求进行预测。这种方法可以采用专家访谈、专家会议或德尔菲法等形式。

(5) 情境分析法。通过对不同情境下医院的业务状况进行分析，预测相应的人力资源需求。这种方法需要充分考虑各种可能的情境和影响因素。

在实际应用中，通常会综合运用多种需求预测方法，以提高预测的准确性和可靠性。同时，还需要结合医院的具体情况和发展战略，对预测结果进行修正和调整。

（三）人力资源供应分析

医院人力资源供应分析是评估医院内部和外部人力资源供应情况的过程，以确定医院是否能够满足未来的人力资源需求。以下是一些常见的医院人力资源供应分析方法。

（1）内部人力资源分析。评估医院现有人力资源的数量、质量、结构和能力等方面。这包括分析员工的年龄、学历、专业技能、工作经验等因素，以确定医院内部的人力资源潜力和可调配性。

（2）员工流动分析。分析医院员工的流入、流出情况，包括离职率、招聘率、晋升率等指标。通过对员工流动趋势的分析，可以预测未来的人力资源供应情况，并采取相应的措施来保留和吸引人才。

（3）人才盘点。对医院现有员工进行全面评估，了解员工的能力、潜力和职业发展需求。通过人才盘点，医院可以发现内部的高潜力人才，并为他们提供合适的发展机会，以满足未来的人力资源需求。

（4）外部人力资源市场分析。评估医院所在地区或行业的人力资源市场情况，包括人才供给量、竞争状况、薪资水平等因素。这有助于医院了解外部人才的可获得性和吸引人才的竞争优势。

（5）教育培训机构合作。与相关的医学院校、护理学院等教育机构建立合作关系，了解毕业生的数量和质量，以及培养计划和课程设置。这有助于医院提前规划招聘和人才培养策略。

通过综合运用以上方法，医院可以全面了解人力资源供应情况，制定相应的人力资源规划和策略，以确保医院在未来能够获得足够的人力资源支持。

（四）制定医院人力资源规划的方法

（1）需求预测法。通过分析医院的业务量、服务范围、病床数量等因素，预测未来人力资源的需求。这种方法通常用于确定医院所需的医生、护士、医技人员等的数量。

（2）供给预测法。通过分析医院现有人力资源的情况，如员工年龄、学历、职称等，预测未来人力资源的供给。这种方法通常用于确定医院内部的人才培养和晋升计划。

（3）德尔菲法。通过专家咨询的方式，收集各方面的意见和建议，对医院人力资源规划进行评估和调整。这种方法通常用于确定医院的人力资源战略和目标。

(4) 目标规划法。根据医院的发展战略和目标，制定人力资源规划的具体目标和计划。这种方法通常用于确定医院的人力资源配置和培训计划。

(5) 标杆分析法。通过与同行业优秀医院进行比较，分析自身的优势和不足，制定人力资源规划的改进措施。这种方法通常用于提高医院的人力资源管理水平。

需要注意的是，不同的医院可能会根据自身的情况和需求，选择不同的人力资源规划方法。同时，医院人力资源规划需要与医院的发展战略和目标相匹配，以确保规划的有效性和可行性。

（五）制定医院人力资源规划的步骤

(1) 确定规划目标。明确医院的战略目标和发展方向，以及与之相匹配的人力资源需求。

(2) 现状评估。对医院现有人力资源进行评估，包括数量、质量、结构、能力等方面。分析员工的年龄、学历、专业技能、工作经验等因素，以及员工的离职率、招聘率、晋升率等指标。

(3) 需求预测。根据医院的战略目标和业务发展计划，预测未来一段时间内所需的人力资源数量、质量和结构。考虑因素包括病床数、门诊量、业务收入等。

(4) 供应分析。评估医院内部和外部的人力资源供应情况。内部分析包括现有员工的潜力和可调配性，外部分析包括人才市场的供给量、竞争状况、薪资水平等。

(5) 制定规划。根据需求预测和供应分析的结果，制定医院人力资源规划。包括招聘计划、培训与发展计划、绩效管理计划、薪酬福利计划等。

(6) 实施与监控。将人力资源规划付诸实施，并建立监控机制，定期评估规划的执行情况。根据实际情况进行调整和优化，确保规划的有效性和适应性。

(7) 沟通与反馈。与医院各级管理人员和员工进行沟通，传达人力资源规划的内容和重要性，征求他们的意见和建议，确保规划得到广泛支持和参与。

需要注意的是，医院人力资源规划是一个动态的过程，需要根据内外部环境的变化进行适时调整和优化[1]。同时，规划的制定应结合医院的实际

情况和特点，确保其可行性和可操作性。

（六）医院招聘挑战与策略制定

1. 招聘挑战

医院招聘面临着专业人才短缺、竞争激烈、招聘周期长等挑战，同时需要满足适应行业变化、多元文化和多样性等需求。

（1）专业人才短缺。某些医疗专业领域的人才供应相对紧张，导致招聘难度增加。特别是一些高技能、高需求的专业岗位，如急诊科、儿科、妇产科等科室医生等，可能面临人才短缺的挑战。

（2）竞争激烈。医疗行业竞争激烈，吸引优秀人才的竞争也相应加剧。其他医院、医疗机构或研究机构都在争夺同一批人才，这使得医院在招聘时需要具备更有吸引力的条件和福利待遇。

（3）招聘周期长。医疗行业的招聘周期相对较长，因为涉及专业资格认证、背景调查、临床实习等程序，这可能导致招聘过程延迟，影响医院的人员配备。

（4）招聘成本高。为了吸引和留住优秀人才，医院可能需要提供具有竞争力的薪酬和福利待遇，这增加了招聘的成本。此外，招聘过程中的广告宣传、招聘平台费用等也会增加成本负担。

（5）适应行业变化。医疗行业不断发展和变化，新技术、新疗法和新的医疗模式不断涌现。医院需要招聘具备适应行业变化能力的人才，以跟上发展的步伐。

（6）多元文化和多样性。医院服务的患者来自不同的文化背景，因此招聘具有多元文化背景和跨文化沟通能力的员工变得越来越重要。医院需要能够理解和满足不同患者的需求。

2. 招聘策略制定

医院招聘策略制定需要综合考虑医院的需求、人才市场情况、招聘渠道等因素。一个有效的招聘策略可以帮助医院吸引和选拔合适的人才，提升医院的竞争力。

（1）明确招聘需求。在制定招聘策略之前，医院首先需要明确招聘的职位、人数、职责、技能要求等。这可以通过人力资源规划和工作分析来完成。

（2）确定招聘渠道。根据招聘需求，选择合适的招聘渠道。这可能包括校园招聘、招聘网站、人才市场、猎头公司等。对于某些专业职位，还可以考虑行业会议、学术研讨会等途径。

（3）制订招聘计划。制订详细的招聘计划，包括招聘时间、招聘流程、面试安排等。确保招聘过程的高效性和公正性。

（4）设计招聘广告。为了吸引合适的人才，设计有吸引力的招聘广告是必要的。招聘广告应包括职位描述、职责、要求、福利待遇等信息。广告的设计要符合医院的品牌形象。

（5）筛选和选拔候选人。收到简历后，进行简历筛选和候选人选拔。可以使用简历筛选工具，也可以通过人工筛选。对于符合要求的候选人，可以进行电话面试、视频面试或现场面试。

（6）招聘评估和反馈。在招聘过程中，不断评估招聘效果，并根据反馈进行调整。这可以通过招聘数据分析、候选人反馈、招聘团队内部讨论等方式进行。

（7）建立人才储备库。为了保证医院的人才储备，建立人才储备库是必要的。将符合要求但目前没有合适职位的候选人纳入储备库，以备将来的招聘需求。

（七）医院招聘渠道选择

医院招聘渠道选择需要根据医院的具体情况和招聘需求进行灵活调整。

（1）校园招聘。医院可以参加医学院校的校园招聘会，吸引应届毕业生。这种渠道可以确保招聘到具有医学专业背景的人才。

（2）招聘网站。利用在线招聘平台发布招聘信息，吸引广大求职者。这些平台通常具有广泛的人才库和便捷的申请流程。

（3）人才市场。参加当地的人才市场活动，与求职者直接面对面交流。这有助于了解求职者的实际情况，并进行现场面试。

（4）猎头公司。对于一些高级职位，医院可以委托猎头公司进行招聘。猎头公司通常具有丰富的人才资源和专业的招聘服务。

（5）内部推荐。鼓励医院现有员工推荐合适的候选人。内部推荐通常可以提高招聘的成功率，因为员工对医院的文化和工作要求有更深入的了解。

（6）社交媒体。利用社交媒体平台发布招聘信息，扩大招聘范围。此外，还可以通过社交媒体与潜在候选人建立联系。

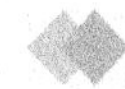

（八）医院招聘渠道管理

（1）建立招聘渠道评估机制。定期评估各个招聘渠道的效果，如简历数量、质量、招聘周期等。根据评估结果，调整招聘渠道的使用策略。

（2）与渠道供应商建立合作关系。与招聘网站、人才市场、猎头公司等渠道供应商建立长期合作关系，争取更好的服务和优惠条件。

（3）员工内部推荐激励制度。设立员工内部推荐奖励制度，鼓励员工积极推荐候选人。这可以提高员工的参与度和积极性。

（4）招聘渠道的宣传和推广。通过医院官方网站、社交媒体等平台，宣传和推广招聘渠道，提高渠道的知名度和使用率。

（5）数据分析和反馈。收集和分析招聘渠道的数据，如简历来源、面试通过率等。根据数据反馈，及时调整招聘策略。

（九）医院招聘选拔标准

（1）专业资格。候选人应具备相关的医学专业背景和资格证书，如医学学位、医师资格证书等。

（2）工作经验。根据招聘职位的要求，候选人可能需要具备一定的临床工作经验或相关领域的工作经验。

（3）技能和能力。候选人应具备所需的临床技能、沟通能力、团队合作能力、领导力等。

（4）个人素质。包括责任心、职业道德、耐心、细心等。

（5）适应能力。候选人应具备适应医院工作环境和工作压力的能力。

（十）招聘选拔程序

（1）招聘计划制订。明确招聘职位、人数、职责、要求等。

（2）招聘广告发布。通过招聘网站、医院官网、社交媒体等渠道发布招聘信息。

（3）简历筛选。根据招聘标准，对收到的简历进行筛选，初步筛选出符合要求的候选人。

（4）笔试和面试。对符合要求的候选人进行笔试和面试，以进一步评估其专业知识、技能和能力。

（5）背景调查。对通过面试的候选人进行背景调查，核实其教育背景、工作经历等信息。

（6）录用决策。根据笔试、面试和背景调查的结果，做出录用决策。

（7）录用通知。向录用的候选人发出录用通知，并办理相关入职手续。

（8）入职培训。对新员工进行培训，帮助其了解医院规章制度、工作流程等。

（十一）招聘与选拔的评估和反馈

医院招聘与选拔的评估和反馈是确保招聘工作质量和持续改进的重要环节。通过实施招聘与选拔的评估和反馈，医院可以不断优化招聘流程，提高招聘质量。

1．评估招聘效果

（1）招聘周期。评估从发布招聘信息到录用候选人的整个周期，看是否符合预期。

（2）招聘成本。计算招聘过程中的直接和间接成本，如广告费用、面试费用等，评估成本效益。

（3）招聘质量。通过对新员工的工作表现进行跟踪评估，了解其是否符合岗位要求。

2．收集反馈信息

（1）求职者反馈。收集求职者对招聘流程的看法和建议，了解他们的应聘体验。

（2）面试官反馈。收集面试官对面试过程和候选人的评价，以便改进面试流程和问题。

（3）新员工反馈。在新员工入职后，定期收集他们对招聘和入职流程的反馈。

3．分析反馈信息

（1）对收集到的反馈信息进行分类和分析，找出存在的问题和优点。

（2）针对问题，制定相应的改进措施，如优化招聘流程、改进面试问题等。

（3）对优点进行总结和推广，以保持和提高招聘工作的质量。

4．持续改进

（1）根据分析结果，持续改进招聘与选拔的各个环节，以适应医院的发展需求。

（2）定期回顾和评估改进措施的实施效果，确保招聘工作不断进步。

三、实践及感悟

（一）招聘广告的设计与发布

医院招聘广告的设计与发布需要考虑医院的品牌形象、职位信息、医院优势等因素。

1. 广告设计

（1）突出医院的品牌形象。在广告设计中，使用医院的标志、颜色和字体等元素，以保持与医院品牌形象的一致性。

（2）明确职位信息。在广告中清晰地说明招聘职位的名称、职责、要求等信息，使求职者能够快速了解职位的基本情况。

（3）强调医院的优势。突出医院的规模、技术水平、医疗设备、专家团队等优势，吸引优秀人才。

（4）吸引人的标题。使用简洁、有吸引力的标题，吸引求职者的注意力。

（5）简洁明了的文案。文案应简洁明了，突出重点信息，避免过多的专业术语。

（6）提供联系方式。在广告中提供医院联系方式，方便求职者咨询和投递简历。

2. 广告发布

（1）选择合适的发布渠道。根据招聘需求和目标受众，选择合适的招聘网站、医学专业论坛、社交媒体等发布渠道。

（2）定期更新广告。为了保持广告的有效性，定期更新广告内容，确保信息的准确性和时效性。

（3）优化广告效果。分析广告的点击量、投递简历数量等指标，根据数据反馈优化广告内容和发布策略。

（4）回应求职者。及时回复求职者的咨询，显示医院对人才的重视。

（5）多渠道宣传。除了在招聘网站上发布广告，还可以通过医院官方网站、微信公众号等渠道宣传招聘信息。

（二）简历筛选和面试技巧

医院通过运用简历筛选和面试技巧，可以更有效地选拔出符合要求的人才，为医院的发展提供有力的支持。

1. 简历筛选技巧

（1）明确筛选标准。根据招聘职位的要求，确定关键筛选标准，如学历、专业背景、工作经验等。

（2）关注关键信息。浏览简历时，关注求职者的教育背景、工作经历、专业技能、科研成果等关键信息。

（3）注意简历的完整性和准确性。检查简历是否完整、排版是否清晰，以及信息是否准确。

（4）筛选合适的候选人。根据简历的内容，筛选出符合要求的候选人，进入面试环节。

2. 面试技巧

（1）准备面试问题。根据招聘职位的要求，准备相关的面试问题，以评估候选人的专业知识、技能和能力。

（2）建立良好的沟通氛围。在面试开始时，营造轻松、友好的沟通氛围，让候选人感到舒适和自在。

（3）倾听和观察。在面试过程中，仔细倾听候选人的回答，观察其沟通能力、态度和行为举止。

（4）深入提问。根据候选人的回答，进行深入提问，以了解其对专业知识的掌握程度和解决问题的能力。

（5）给予反馈。在面试结束时，对候选人的表现给予适当的反馈，无论是正面的还是改进的建议。

（6）团队协作能力。了解候选人在团队中的角色和合作方式，以及如何处理团队冲突。

（7）职业规划。询问候选人的职业规划和发展目标，看其与医院的发展方向是否匹配。

第三节 医院劳动关系与薪酬绩效管理

一、医院劳动关系与薪酬绩效管理工作职责

（一）医院劳动关系管理的工作职责

（1）劳动合同管理：负责医院员工劳动合同的签订、变更、续签、解除等工作，确保合同内容符合法律法规和医院政策。

（2）劳动纪律管理：监督医院员工遵守劳动纪律和规章制度，处理员工违纪行为，维护医院正常工作秩序。

（3）员工关系管理：处理员工的投诉、建议和纠纷，协调员工与医院之间的关系，营造和谐的工作氛围。

（4）法律法规咨询：为医院管理层和员工提供劳动法律法规方面的咨询和建议，确保医院劳动关系管理符合法律要求。

（5）劳动争议处理：协助处理医院与员工之间的劳动争议，参与调解、仲裁或诉讼等法律程序。

（6）劳动安全与健康：关注员工的劳动安全和职业健康，落实相关的安全措施和健康保障，预防和减少劳动事故的发生。

（二）医院薪酬绩效管理的工作职责

（1）薪酬体系设计：参与制定医院的薪酬结构、水平和政策，确保薪酬体系符合医院的战略目标和市场水平。

（2）绩效评估：协助各部门制定绩效指标和评估标准，组织实施员工绩效评估，为薪酬调整、晋升、奖惩等提供依据。

（3）绩效沟通与反馈：与员工进行绩效沟通，反馈评估结果，提供绩效改进建议，促进员工绩效提升。

（4）薪酬核算与发放：负责医院员工的薪酬核算，包括基本工资、绩效工资、奖金、津贴等，确保薪酬发放的准确性和及时性。

（5）薪酬调整：根据绩效评估结果和市场薪酬水平，提出薪酬调整建议，参与薪酬调整方案的制订和实施。

（6）福利管理：管理医院的福利制度，包括社会保险、公积金、商业保险、休假制度等，确保福利政策的实施和福利待遇的及时发放。

（7）成本控制：监控薪酬成本，分析薪酬支出对医院财务状况的影响，提出成本控制建议。

（8）薪酬调查与分析：定期进行薪酬市场调查，分析竞争对手的薪酬水平和趋势，为医院薪酬政策的调整提供参考。

（9）特殊薪酬处理：处理医院特殊岗位、特殊人员的薪酬问题，如专家、兼职人员等。

（10）政策宣传与培训：向员工宣传医院的薪酬政策和绩效管理制度，组织相关培训，提高员工对薪酬绩效的认识和理解。

二、医院劳动关系与薪酬绩效管理工作

（一）劳动关系管理

劳动关系是指劳动者与用人单位之间在实现劳动过程中所建立的社会经济关系。劳动关系的建立和维护对于保障劳动者的权益、促进用人单位的发展以及维护社会稳定都具有重要意义。劳动关系的和谐稳定是实现经济发展和社会进步的基础之一。劳动关系的主要特点包括：

（1）双方主体明确。劳动关系的一方是劳动者，另一方是用人单位，包括企业、事业单位、政府机关等。

（2）劳动过程实现。劳动关系建立的目的是实现劳动过程，即劳动者通过提供劳动力来完成用人单位的工作任务。

（3）经济利益相关。劳动关系涉及劳动者的劳动报酬、工作条件、福利待遇等经济利益，以及用人单位的生产经营效益。

（4）法律规范约束。劳动关系受到法律法规的规范和保护，如劳动合同法、劳动法等。

劳动关系管理是指对劳动者与用人单位之间的劳动关系进行有效的管理和协调，以确保劳动关系的稳定、和谐，并促进双方的共同发展。劳动关系管理的主要目标包括：

（1）维护劳动关系的稳定。通过合理的管理措施，减少劳动争议和纠纷的发生，维护劳动关系的稳定。

（2）保障劳动者的权益。确保劳动者的合法权益得到保护，包括工资福利、劳动条件、职业健康安全等方面。

(3) 促进用人单位的发展。通过合理的人力资源配置和管理，提高员工的工作积极性和绩效，促进用人单位的发展。

(4) 遵守法律法规。确保用人单位和劳动者在劳动关系中遵守相关的法律法规，维护社会公平正义。

(二) 劳动法律法规对医院人力资源管理的影响

(1) 劳动合同管理。劳动法律法规要求医院与员工签订劳动合同，明确双方的权利和义务。这有助于规范劳动关系，保障员工的合法权益，同时也为医院提供了法律依据。

(2) 工资福利待遇。劳动法律法规对员工的最低工资、工作时间、休息休假、社会保险等方面做出了明确规定。医院需要遵守相关规定，确保员工的工资福利待遇符合法律要求。

(3) 劳动保护。劳动法律法规要求医院为员工提供安全的工作环境和劳动保护措施，预防和减少职业伤害和职业病的发生。医院需要制定相关制度和措施，保障员工的劳动安全和健康。

(4) 员工培训和发展。劳动法律法规鼓励医院为员工提供培训和发展机会，提升员工的职业技能和素质。医院可以根据法律法规的要求，制订员工培训计划，提高员工的工作能力和竞争力。

(5) 劳动争议处理。劳动法律法规为员工提供了劳动争议解决的途径和程序。医院需要建立健全劳动争议处理机制，及时解决员工与医院之间的劳动争议，维护双方的合法权益。

(三) 医院员工劳动争议处理

医院员工劳动争议处理需要遵循相关法律法规和程序，以保障双方的合法权益。

(1) 协商解决。医院和员工可以通过协商解决劳动争议。双方可以就争议的问题进行沟通，寻求共同的解决方案。在协商过程中，双方应保持理性和诚意，尽量达成和解协议。

(2) 调解解决。如果协商无果，医院和员工可以向劳动争议调解委员会申请调解。调解委员会由工会代表、医院代表和员工代表组成，通过调解的方式解决劳动争议。

(3) 仲裁解决。如果调解仍然无法解决劳动争议，医院和员工可以向劳动争议仲裁委员会申请仲裁。仲裁委员会将对争议进行审理，并作出仲裁裁决。仲裁裁决具有法律效力，双方应当遵守。

（4）诉讼解决。如果医院或员工对仲裁裁决不服，可以向人民法院提起诉讼。人民法院将对争议进行审理，并作出判决。判决具有法律效力，双方应当遵守。

需要注意的是，在处理劳动争议时，医院和员工应当依法依规进行，尊重对方的合法权益。同时，双方应当保持理性和克制，避免情绪化的行为，以促进争议的顺利解决。

（四）医院员工关系维护

医院员工关系的维护与改善对于提高员工满意度、降低员工流失率、提升医院整体绩效具有重要意义。医院员工关系维护与改善需要医院管理层和人力资源部门的共同努力，建立良好的沟通渠道，关注员工的职业发展，提供合理的薪酬和福利待遇，建立公平公正的绩效评估制度，关注员工工作和生活的平衡，营造良好的工作氛围，加强员工关怀。

（1）建立良好的沟通渠道。医院应建立起有效的沟通渠道，包括定期的员工会议、院长信箱、意见反馈机制等，让员工能够方便地表达意见和建议，同时也能及时了解医院的决策和动态。

（2）关注员工的职业发展。医院应为员工提供职业发展机会，如培训、晋升、转岗等，帮助员工提升技能和知识，实现个人职业目标。这不仅有助于提高员工的工作满意度，还有助于吸引和留住优秀人才。

（3）提供合理的薪酬和福利待遇。医院应根据市场情况和行业标准，为员工提供具有竞争力的薪酬和福利待遇。合理的薪酬和福利待遇能够提高员工的工作积极性和忠诚度。

（4）建立公平公正的绩效评估制度。医院应建立公平公正的绩效评估制度，根据员工的工作表现和贡献进行评估和奖励。这有助于激发员工的工作热情，促进员工的自我提升。

（5）关注员工工作和生活的平衡。医院应关注员工工作和生活的平衡，提供灵活的工作安排，如弹性工作时间、远程办公等，帮助员工更好地协调工作和生活。

（6）营造良好的工作氛围。医院应营造良好的工作氛围，鼓励团队合作，倡导积极向上的工作态度。良好的工作氛围有助于提高员工的工作效率和满意度。

(7) 加强员工关怀。医院应加强员工关怀，关注员工的身心健康，提供必要的支持和帮助。这有助于建立员工对医院的归属感和忠诚度。

(五) 医院绩效管理目的

医院绩效管理是指通过对医院各部门和员工的工作绩效进行评估、分析和反馈，以提高医院整体绩效水平的管理过程。其目的是通过建立科学合理的绩效评估体系，激励员工积极工作，提高工作效率和质量，从而提升医院的服务水平和竞争力。医院绩效管理的主要目的包括：

(1) 提高工作效率和质量。通过设定明确的绩效目标和评估标准，激励员工积极工作，提高工作效率和质量。

(2) 促进员工发展。通过绩效评估和反馈，帮助员工了解自己的工作表现，发现自身的优势和不足，为员工的职业发展提供指导。

(3) 优化资源配置。通过对各部门和员工的绩效进行评估，为医院的资源配置提供依据，确保资源的合理分配和利用。

(4) 增强医院竞争力。通过提高工作效率和质量，提升医院的服务水平和竞争力，从而在市场竞争中取得优势。

(5) 实现医院战略目标。医院绩效管理应与医院的战略目标相一致，通过绩效评估和管理，推动医院战略目标的实现。

(六) 医院绩效评估方法和流程

医院绩效评估是通过对医院各部门和员工的工作绩效进行评估，为医院的管理和决策提供依据。

1. 绩效评估方法

(1) 关键绩效指标法 (key performance indicator，KPI)。通过设定关键绩效指标，如患者满意度、医疗质量、医疗安全等，对医院各部门和员工的工作绩效进行评估。

(2) 360 度评估法。从上级、同事、下属、患者等多个角度对员工的工作绩效进行评估，以全面了解员工的工作表现。

(3) 目标管理法 (mangement by objective，MBO)。通过设定明确的目标和评估标准，对员工的工作绩效进行评估。

(4) 行为锚定等级评价法 (behaviorally anchored raring scale，BARS)。将员工的工作表现与事先设定的行为锚定等级进行对比，以评估员工的工作绩效。

2. 绩效评估流程

（1）明确评估目标和指标。根据医院的战略目标和年度计划，确定绩效评估的目标和关键绩效指标。

（2）制订评估方案。选择合适的评估方法，制订具体的评估方案，包括评估时间、评估对象、评估内容等。

（3）收集评估数据。根据评估方案，收集相关的绩效数据，如患者满意度调查结果、医疗质量指标、工作目标完成情况等。

（4）进行评估分析。对收集到的数据进行分析，评估医院各部门和员工的工作绩效，发现问题和不足。

（5）反馈与沟通。将评估结果反馈给医院各部门和员工，进行沟通和讨论，提出改进建议和措施。

（6）制订改进计划。根据评估结果和反馈意见，制订具体的改进计划，明确改进目标、措施和时间节点[2]。

（7）跟踪与监督。对改进计划的实施情况进行跟踪和监督，确保改进措施得到有效执行。

（8）结果应用。将绩效评估结果应用于医院的人力资源管理决策，如薪酬调整、晋升、培训、人员配置等。

需要注意的是，医院绩效评估应根据医院的实际情况进行灵活调整和优化，以确保评估的科学性、公正性和有效性。

（七）医院绩效与激励的关联和应用

激励是指通过某种方式激发、鼓励或引导个人或群体产生积极的行为、态度或动力的过程。激励的目的是促使人们更加努力地追求目标、发挥潜力，并保持积极的工作态度和动力。激励可以来自内部因素（如个人的动机、愿望和自我激励），也可以来自外部因素（如奖励、认可、激励措施等）。

1. 激励理论基础

（1）需求层次理论。美国心理学家马斯洛提出了需求层次理论，认为人的需求可以分为生理需求、安全需求、社交需求、尊重需求和自我实现需求五个层次。该理论认为，只有当低层次的需求得到满足后，人们才会追求更高层次的需求[3]。

（2）双因素理论。美国心理学家赫茨伯格提出了双因素理论，将影响

员工工作积极性的因素分为保健因素和激励因素。保健因素主要包括工作条件、工资待遇、人际关系等，这些因素只能消除员工的不满，而不能激发员工的积极性。激励因素主要包括工作成就感、认可、晋升机会等，这些因素能够真正激发员工的积极性。

（3）期望理论。美国心理学家弗鲁姆提出了期望理论，认为激励力量等于期望值与效价的乘积。期望值是指人们对自己能够达到某种目标的可能性的估计，效价是指人们对目标的重视程度[4]。

激励可以应用于各个领域，如工作场所、教育、体育等。在组织管理中，激励常被用来提高员工的工作积极性、绩效和创造力。激励的方式可以包括物质奖励、精神奖励、职业发展机会、认可和赞扬等。有效的激励应该考虑个体的需求和动机，并与他们的价值观和目标相契合。不同的人可能对不同的激励方式产生不同的反应，因此了解个体的差异是实现有效激励的关键。

2. 医院激励方式

（1）薪酬激励。通过提高工资、奖金、福利等方式，激励员工努力工作。

（2）晋升激励。为员工提供晋升机会，激励员工不断提升自己的能力和绩效。

（3）培训激励。为员工提供培训和发展机会，提高员工的职业技能和素质，激励员工为医院的发展做出更大的贡献。

（4）荣誉激励。通过授予荣誉称号、颁发奖项等方式，激励员工为医院的荣誉而努力工作。

（5）情感激励。通过关心员工的生活、工作和情感需求，建立良好的人际关系，激励员工为医院的发展贡献力量。

（6）文化激励。通过营造积极向上的医院文化，激励员工树立正确的价值观和行为准则，为医院的发展共同努力。

需要注意的是，不同的员工有不同的需求和激励方式，医院应根据员工的个体差异，选择合适的激励方式，以达到最佳的激励效果。

3. 医院绩效与激励之间的密切关联

（1）绩效评估作为激励的依据。医院通过绩效评估，可以了解员工的工作表现和贡献，为激励措施的制定提供依据。

（2）激励措施对绩效的影响。合适的激励措施可以激发员工的工作积极性和创造力，从而提高工作绩效。

（3）绩效与激励的相互促进。良好的绩效可以为员工带来更多的激励机会，而激励措施又可以促进绩效的进一步提升，形成良性循环。

4. 医院绩效与激励之间的相互结合、相互应用

（1）绩效评估与激励措施的结合。医院可以将绩效评估结果与激励措施相结合，如根据绩效评估结果给予员工奖金、晋升、培训等激励。

（2）个人绩效与团队绩效的关联。在激励措施中，可以考虑将个人绩效与团队绩效相关联，鼓励员工之间的合作和团队精神。

（3）绩效反馈与激励的关联。及时的绩效反馈可以让员工了解自己的工作表现和不足之处，医院可以通过将绩效反馈与激励措施相结合，鼓励员工不断改进和提高。

医院绩效与激励的关联和应用是一个复杂的系统，需要医院管理层在实践中不断探索和优化，以达到最佳的激励效果。

（八）医院薪酬体系设计

薪酬是指员工因向所在的组织提供劳务而获得的各种形式的酬劳[5]。薪酬的主要形式包括基本工资、绩效工资、奖金、津贴、福利、股权等。它不仅反映了员工的工作价值和贡献，也是组织吸引、保留和激励人才的重要手段之一。在不同的组织和国家，薪酬的具体构成和计算方式可能会有所不同。此外，薪酬还可能受到法律法规、劳动合同、集体协商等因素的影响。

医院薪酬体系设计需要综合考虑医院的发展战略、财务状况、市场情况和员工需求等因素，通过岗位评估、薪酬结构设计、薪酬等级确定等步骤，建立起一套科学合理、具有竞争力的薪酬体系，以吸引、留住和激励优秀的医疗人才，提高医院的整体竞争力。

（1）确定薪酬策略。医院应根据自身的发展战略、财务状况和市场情况，确定薪酬策略。薪酬策略应与医院的战略目标相一致，同时也要考虑到医院的支付能力和市场竞争力。

（2）进行岗位评估。医院应进行岗位评估，确定各个岗位的相对价值。岗位评估可以通过工作分析、职位评价等方法进行，评估结果将作为薪酬水平确定的重要依据。

（3）确定薪酬结构。医院薪酬结构通常包括基本薪酬、绩效薪酬、津贴和福利等部分。基本薪酬可以根据岗位评估结果确定，绩效薪酬可以根据员工的工作表现和医院的绩效情况确定，津贴和福利可以根据医院的政策和员工的需求确定。

（4）设计薪酬等级。根据岗位评估结果和薪酬结构，设计薪酬等级。

薪酬等级应体现出不同岗位的价值差异，同时也要考虑到内部公平性和外部竞争力。

（5）定期评估和调整。医院应定期评估薪酬体系的有效性，并根据市场情况和医院的发展战略进行调整。薪酬体系的调整应考虑到员工的反馈和建议，以保证薪酬体系的合理性和公正性。

（九）医院工资、奖金和福利的管理

医院工资、奖金和福利的管理需要综合考虑医院的财务状况、市场情况、员工需求等因素，通过建立合理的工资结构、设立绩效奖金、提供多样化的福利等措施，建立起一套科学合理、具有竞争力的薪酬福利制度，以吸引、留住和激励优秀的医疗人才，提高医院的整体竞争力。

1. 工资管理

（1）确定工资结构。医院应根据岗位评估结果和市场情况，确定合理的工资结构，包括基本工资、绩效工资、津贴和补贴等。

（2）定期调整工资。医院应定期评估员工的工作表现和市场情况，对工资进行调整，以保证工资水平的合理性和公正性。

（3）工资保密制度。医院应建立工资保密制度，保护员工的隐私，避免工资信息的泄露和不必要的攀比。

2. 奖金管理

（1）设立绩效奖金。根据员工的工作表现和医院的绩效情况，设立绩效奖金，以激励员工的工作积极性。

（2）奖励优秀员工。对于表现优秀的员工，可以给予额外的奖金奖励，以激励员工的工作积极性和创造力。

（3）奖金分配公平公正。奖金分配应根据员工的工作表现和贡献进行，保证公平公正，避免出现不公平的现象。

3. 福利管理

（1）提供法定福利。医院应按照国家法律法规，为员工提供法定的福利，如社会保险、住房公积金等。

（2）设计补充福利。除了法定福利，医院还可以根据自身情况和员工需求，设计补充福利，如商业保险、体检、带薪休假等。

（3）关注员工健康。医院可以关注员工的身心健康，提供健康讲座、心理咨询等服务，帮助员工缓解工作压力，保持身心健康。

（4）福利沟通与反馈。医院应与员工保持良好的沟通，了解员工的福

利需求和意见，及时调整和改进福利制度。

三、实践及感悟

（一）医院劳动合同的签订、变更和解除

1. 劳动合同签订

（1）合同主体。明确医院和员工的身份信息，确保双方具备签订劳动合同的资格。

（2）合同期限。根据工作性质和岗位需求，确定合同的起止日期。

（3）工作内容和工作地点。详细描述员工的工作职责、工作地点以及可能的工作调整情况。

（4）工作时间和休息休假。包括工作日、工作时间、加班规定以及带薪休假等相关权益。

（5）劳动报酬。明确员工的薪资结构、支付方式、发放时间等。

（6）社会保险和福利待遇。说明医院为员工缴纳社会保险的情况，以及提供的其他福利待遇。

（7）劳动保护和工作条件。确保员工工作环境安全，提供必要的劳动保护措施。

（8）劳动纪律和规章制度。员工需要遵守医院的劳动纪律和规章制度。

（9）合同解除和终止。明确双方在合同期内解除或终止劳动合同的条件和程序。

（10）违约责任。约定双方在合同履行过程中的违约责任及赔偿方式。

（11）其他条款。如保密协议、竞业限制等。

2. 劳动合同变更

（1）协商一致。医院和员工应就变更内容进行协商，达成一致意见。

（2）书面形式。变更劳动合同应当采用书面形式，双方签字或盖章确认。

（3）备案存档。变更后的劳动合同应及时备案存档，以备查询。

3. 劳动合同的解除

（1）协商解除。医院和员工可以协商一致解除劳动合同。

（2）劳动者解除。劳动者可以提前通知医院解除劳动合同，具体通知期限根据劳动合同的约定或法律规定执行。

（3）用人单位解除。医院可以根据法律规定或劳动合同的约定，解除

劳动合同。在解除劳动合同时，医院应当说明理由，并向员工送达解除劳动合同的通知。

需要注意的是，在解除劳动合同时，医院和员工应当按照法律规定办理离职手续，如交接工作、结算工资、办理社会保险关系转移等。

医院劳动合同的签订、变更和解除需要遵循相关法律法规和程序，以保障双方的合法权益。在实际操作中，建议医院和员工密切沟通，妥善处理劳动关系，避免产生不必要的纠纷。

（二）医院绩效反馈与辅导

医院绩效反馈与辅导是医院绩效管理的重要环节，通过对员工的绩效评估结果进行反馈和辅导，帮助员工了解自己的工作表现，发现问题和不足，为员工的职业发展提供指导和支持。

1. 绩效反馈

（1）准备反馈。在进行绩效反馈之前，评估者应充分了解被评估者的工作表现和绩效评估结果，准备相关的数据和证据。

（2）选择合适的反馈方式。根据被评估者的性格、工作特点和反馈内容，选择合适的反馈方式，如面对面沟通、书面反馈、电子邮件等。

（3）营造积极的反馈氛围。在反馈过程中，评估者应保持客观、公正的态度，关注被评估者的优点和成绩，同时指出存在的问题和不足。

（4）明确反馈内容。反馈内容应具体、明确，包括被评估者的工作成绩、存在的问题、改进的建议等。

（5）鼓励被评估者参与。在反馈过程中，鼓励被评估者积极参与讨论，提出自己的看法和建议，共同制订改进计划。

2. 绩效辅导

（1）确定辅导需求。根据绩效评估结果和反馈内容，确定被评估者的辅导需求，如技能提升、工作方法改进、职业发展规划等。

（2）制订辅导计划。针对被评估者的辅导需求，制订具体的辅导计划，包括辅导内容、辅导方式、时间安排等。

（3）提供辅导支持。评估者可以通过培训、指导、实践等方式，为被评估者提供辅导支持，帮助其提升工作能力和绩效水平。

（4）跟踪辅导效果。在辅导过程中，评估者应定期跟踪被评估者的辅导效果，根据实际情况进行调整和优化。

（5）建立持续辅导机制。绩效辅导不应是一次性的活动，而应建立持续的辅导机制，为员工的职业发展提供持续的支持和帮助。

在医院绩效反馈与辅导过程中，评估者应关注员工的需求和感受，注重沟通和互动，帮助员工不断提升工作能力和绩效水平，实现个人和医院的共同发展。

第四节　医院培训与人力资源信息系统管理

一、医院培训与人力资源信息系统管理工作职责

（一）医院培训管理的工作职责

（1）培训需求分析：与医院各部门合作，确定员工的培训需求，包括专业技能、法规政策、医疗服务质量等方面。

（2）培训计划的制订：根据需求分析的结果，制订医院年度培训计划，明确培训内容、培训对象、培训方法和培训时间等。

（3）培训课程设计：与内部专家或外部培训机构合作，设计并开发适合医院员工的培训课程，确保培训内容具有实用性和针对性。

（4）培训实施与管理：组织、协调和安排培训课程的实施，包括培训师资的安排、培训场地的准备、学员的报名和考勤等。

（5）培训效果评估：通过问卷调查、考试、实际操作等方式，对培训效果进行评估，收集反馈意见，以便不断改进培训课程和培训管理工作。

（6）培训记录管理：建立员工培训档案，记录员工的培训经历和培训成绩，为员工的晋升、绩效评估等提供依据。

（7）培训资源管理：管理培训教材、培训设备和培训经费等资源，确保资源的合理配置和有效利用。

（8）与其他部门的沟通与协作：与医院其他部门保持良好的沟通，了解其对培训的需求和期望，共同推动医院的整体发展。

（9）法规政策跟踪：关注医疗行业的法规政策变化，及时调整培训内容，确保医院员工了解并遵守相关规定。

（10）培训信息汇总与报告：定期汇总培训工作的相关信息，撰写培训报告，向医院管理层汇报培训工作的进展和成果。

（二）医院人力资源信息系统管理的工作职责

（1）系统规划与设计：参与医院人力资源信息系统的规划和设计，确保系统能够满足医院人力资源管理的需求。

（2）系统实施与维护：负责医院人力资源信息系统的实施、安装、配置和维护，确保系统的正常运行。

（3）数据管理与安全：管理医院人力资源信息系统中的数据，包括员工信息、薪酬福利、绩效考核等，确保数据的准确性、完整性和安全性。

（4）权限管理：设置和管理医院人力资源信息系统的用户权限，确保不同用户能访问和操作相应的信息。

（5）系统培训与支持：为医院员工提供人力资源信息系统的使用培训和技术支持，帮助他们熟练掌握系统的操作方法。

（6）报表生成与分析：利用人力资源信息系统生成各类报表，如员工统计报表、薪酬福利报表等，并对数据进行分析，为医院管理层提供决策支持。

（7）系统升级与优化：关注人力资源信息系统的技术发展和功能更新，适时进行系统升级和优化，提高系统的性能和用户体验。

（8）与其他系统集成：协调医院人力资源信息系统与其他相关系统（如财务系统、医疗信息系统等）的集成，实现信息共享和协同工作。

（9）合规性管理：确保医院人力资源信息系统符合相关法律法规和行业标准，保护员工的个人信息和权益。

（10）问题解决与故障排除：及时处理医院人力资源信息系统使用过程中出现的问题和故障，保证系统的稳定运行。

二、医院培训与人力资源信息系统管理工作

（一）医院培训的目的与意义

培训是指通过有计划、有组织的教学活动，使学习者获得知识、技能、态度等方面的提升和改变的过程。

培训的目的是提高个人或团队的能力和素质，以适应不断变化的工作环境和要求。培训通常包括课堂教学、实践操作、案例分析、角色扮演等多种形式，可以针对不同的人群和需求进行定制化设计。

培训对医院员工发展具有重要意义：

（1）提升专业技能。通过培训，员工可以学习到最新的医学知识和技术，提升专业技能水平，更好地应对工作中的各种挑战。

（2）增强综合素质。除了专业技能，培训还可以帮助员工提高沟通能力、团队协作能力、领导力等综合素质，使他们在工作中更加出色。

（3）提高员工满意度。提供培训机会可以让员工感受到医院对他们的重视和关注，提高员工满意度和忠诚度。

（4）促进职业发展。培训为员工提供了学习和成长的机会，有助于他们在职业生涯中不断进步，实现个人发展目标。

（5）增强医院竞争力。拥有高素质的员工队伍是医院提高竞争力的关键。通过培训，医院可以提升员工的整体素质，从而在市场竞争中脱颖而出。

（6）适应行业变化。医疗行业在不断发展和创新，培训可以帮助员工了解行业动态，掌握新技术和新方法，以便更好地适应行业变化。

（二）医院培训需求分析

（1）确定培训目标。明确医院希望通过培训达到的具体目标，如提升员工专业技能、改善服务质量等。

（2）调查员工需求。通过问卷调查、访谈等方式，了解员工的培训需求和期望。

（3）分析岗位要求。分析不同岗位所需的知识、技能和能力，确定培训的重点内容。

（4）评估现有水平。对员工的现有水平进行评估，找出员工在知识、技能等方面的差距。

（5）考虑医院战略。将培训需求与医院的战略目标相结合，确保培训计划与医院的发展方向一致。

（三）医院培训计划的制订

（1）选择培训方法。根据培训内容和员工特点，选择合适的培训方法，如课堂讲授、案例分析、实践操作等。

（2）安排培训时间。合理安排培训时间，避免与工作冲突，确保员工能够全身心投入培训。

（3）确定培训师资。选拔具备丰富专业知识和教学经验培训师，确保培训质量。

（4）制订评估方案。设计培训评估指标和方法，以评估培训的效果和学员的学习成果。

（5）编制预算。预估培训所需的费用，包括培训师薪酬、教材费用、场地租赁等，并确保在预算范围内。

（四）医院培训方法

（1）课堂讲授。通过面对面的授课方式，向员工传授专业知识和技能。

（2）实践操作。让员工在实际工作环境中进行操作，以提高他们的实际操作能力。

（3）案例分析。通过分析实际案例，帮助员工更好地理解和应用所学知识。

（4）在线学习。利用网络平台，为员工提供在线课程和学习资源。

（5）模拟演练。通过模拟实际工作场景，让员工在安全的环境中进行演练，提高他们的应对能力。

（6）师徒制。让经验丰富的员工指导新员工，帮助他们更快地熟悉工作。

（7）研讨会。组织员工参加研讨会，促进员工之间的交流和学习。

（8）外派培训。选派员工参加外部的培训课程或学术会议，以拓宽员工的视野和知识。

（9）内部培训师。培养内部培训师，让他们根据医院的实际需求开展培训。

（10）学习小组。组织员工成立学习小组，共同学习和探讨相关问题。

（五）医院实施培训有效途径

（1）建立培训制度。明确培训的目标、内容、方法和评估标准，确保培训工作的规范化和制度化。

（2）提供支持。为员工提供必要的学习资源和时间，鼓励他们积极参与培训。

（3）定期评估。定期评估培训效果，根据评估结果调整培训内容和方法。

（4）与绩效挂钩。将培训成果与员工的绩效考核挂钩，提高员工对培训的重视程度。

（5）激励措施。对在培训中表现优秀的员工给予适当的奖励，激励员工积极参与培训。

（六）医院培训效果的评估和跟踪

医院培训效果的评估和跟踪是确保培训活动达到预期目标的重要环节。通过对医院培训效果进行评估和跟踪，医院可以了解培训活动的效果，发现问题并及时改进，从而提高培训的质量和效果。

（1）明确评估指标。在培训开始前，明确培训的目标和预期效果，并将其转化为具体的评估指标。这些指标可以包括知识、技能、态度等方面的改变。

（2）设计评估工具。根据评估指标，设计合适的评估工具，如考试、作业、实际操作、观察、问卷调查等。评估工具应具有客观性、可靠性和有效性。

（3）收集数据。在培训过程中及培训结束后，收集评估数据。可以通过考试成绩、作业完成情况、实际操作表现、观察记录、问卷调查反馈等方式进行数据收集。

（4）分析数据。对收集到的数据进行分析，了解员工在培训前后的变化情况。可以使用统计方法、对比分析等方法，评估培训的效果。

（5）反馈结果。将评估结果及时反馈给医院管理层、培训师和员工。反馈内容应包括培训的优点、不足以及改进建议。

（6）跟踪改进。根据评估结果，对培训内容、培训方法和培训师等进行改进。同时，对员工的后续表现进行跟踪，以确定培训效果的持续性。

（7）建立档案。将培训评估和跟踪的相关数据和记录建立档案，以便日后参考和分析。

（七）医院人力资源信息系统选择与实施

医院人力资源信息系统的选择与实施需要综合考虑医院的需求、系统功能、供应商信誉等因素，通过科学的规划和有效的实施，建立起一套符合医院管理要求、具有安全性和扩展性的人力资源信息系统，以提高医院的人力资源管理水平和效率。同时，系统的实施需要医院各部门的密切配合，确保系统的顺利上线和运行。

1．系统选择

（1）明确需求。评估医院的人力资源管理需求，确定需要哪些功能和模块，如员工信息管理、薪酬管理、绩效管理等。

（2）系统功能。比较不同医院人力资源信息系统的功能和特点，选择适合医院需求的系统。

（3）系统可扩展性。考虑系统的可扩展性，以适应医院未来的发展和变化。

（4）供应商信誉和支持。选择信誉良好、有丰富行业经验的供应商，并了解其技术支持和培训服务。

（5）系统安全性。确保系统具备良好的安全性，保护员工的个人信息和医院的敏感数据。

2．系统实施

（1）项目规划。制订详细的实施计划，包括项目目标、时间节点、任务分工等。

（2）数据准备。整理和清理现有的人力资源数据，确保数据的准确性和完整性。

（3）系统定制与配置。根据医院的需求，对系统进行定制和配置，以适应医院的业务流程和管理要求。

（4）用户培训。对使用系统的员工进行培训，提高他们对系统的操作技能和使用效率。

（5）系统测试与上线。进行系统测试，确保系统功能正常后正式上线运行。

（6）持续支持与维护。系统上线后，提供持续的技术支持和维护服务，及时解决系统运行过程中出现的问题。

（八）医院人力资源信息系统的功能和应用

医院人力资源信息系统可以帮助医院实现人力资源管理的信息化和自动化，提高管理效率和决策水平，为医院的发展提供有力的支持。

1．功能

（1）员工信息管理。包括员工基本信息、工作经历、教育背景、培训记录等的管理。

（2）薪酬管理。包括薪酬计算、薪酬调整、薪酬发放等功能。

（3）绩效管理。支持绩效评估、绩效目标设定、绩效反馈等功能。

（4）招聘管理。包括职位发布、简历筛选、面试安排等功能。

（5）培训管理。支持培训课程管理、培训报名、培训评估等功能。

（6）考勤管理。包括考勤记录、请假管理、加班管理等功能。

（7）报表分析。提供各类人力资源管理报表，如统计报表、薪酬统计报表等。

2. 应用

（1）提高管理效率。医院人力资源信息系统可以实现人力资源管理的自动化和信息化，提高管理效率，减少手工操作和重复性工作。

（2）优化人力资源配置。通过医院人力资源信息系统可以更好地了解医院的人力资源状况，为人力资源规划和配置提供数据支持。

（3）提升员工满意度。医院人力资源信息系统可以提供便捷的员工自助服务，如在线请假、查询工资等，提升员工满意度。

（4）支持决策。医院人力资源信息系统提供的各类报表和分析工具可以为医院管理决策提供数据支持。

（5）加强合规管理。医院人力资源信息系统可以帮助医院更好地遵守相关法律法规和政策，加强合规管理。

三、实践及感悟

（一）医院员工职业发展规划

职业发展规划是指个人根据自身的兴趣、能力、价值观等因素，对自己未来职业发展的目标、路径和计划进行制订和实施的过程。职业发展规划的目的是帮助个人明确自己的职业目标，了解实现这些目标所需的条件和步骤，以及制订相应的行动计划，以实现职业生涯的成功和个人的发展。

职业发展规划是一个动态的过程，需要不断地评估和调整。它可以帮助个人更好地适应职业发展的变化和挑战，提高职业竞争力，实现个人的职业目标和人生价值。医院员工的职业发展规划对于个人和医院的发展都非常重要。以下是一些关于医院员工职业发展规划的建议：

（1）自我评估。员工应该对自己的兴趣、能力、价值观进行评估，了解自己的优势和劣势，以便为职业发展做出明智的决策。

（2）设定目标。根据自我评估的结果，员工可以设定短期和长期的职业发展目标。这些目标应该具体、可衡量、可实现、相关和有时限。

（3）制订计划。为了实现职业发展目标，员工需要制订详细的行动计

划。计划应包括学习新技能、获取新经验、提升现有能力等方面的具体措施。

（4）寻找导师或教练。导师或教练可以为员工提供指导和支持，帮助他们在职业生涯中取得成功。员工可以通过参加行业活动、网络等途径寻找合适的导师或教练。

（5）持续学习。医疗行业在不断发展和创新，员工需要保持学习的热情，不断提升自己的专业知识和技能。医院可以提供培训、学习资源等支持，帮助员工持续学习。

（6）争取内部晋升。医院通常会提供内部晋升的机会，员工可以通过积极表现、承担更多责任、展示领导能力等方式争取晋升。

（7）考虑跨部门发展。如果在本部门的发展受到限制，员工可以考虑跨部门发展，以拓宽自己的职业道路。

（8）关注行业动态。了解行业动态有助于员工把握职业发展的机会和趋势，为自己的职业规划提供参考。

（9）定期评估和调整。职业发展规划不是一成不变的，员工需要定期评估自己的职业发展状况，并根据实际情况进行调整。

（二）医院人力资源数据的收集与分析

医院人力资源数据的收集与分析需要结合医院的实际情况，选择合适的数据收集方法和分析工具，为医院的人力资源管理提供科学、客观的数据支持。同时，数据的收集和分析应该保护员工的隐私和个人信息安全。

1. 数据收集

（1）员工信息。收集员工基本信息，如姓名、年龄、性别、学历、工作经验等。

（2）工作绩效数据。收集员工的工作绩效数据，如工作量、工作质量、工作效率等。

（3）薪酬数据。收集员工的薪酬数据，如基本工资、绩效工资、奖金等。

（4）培训数据。收集员工的培训数据，如培训课程、培训时间、培训费用等。

（5）离职数据。收集员工的离职数据，如离职原因、离职时间等。

2. 数据分析

（1）人员结构分析。分析医院的人员结构，如年龄结构、学历结构、职称结构等，为人力资源规划提供数据支持。

（2）工作绩效分析。分析员工的工作绩效数据，找出绩效优秀和绩效较差的员工，为绩效管理和薪酬调整提供数据支持。

（3）薪酬分析。分析员工的薪酬数据，了解医院的薪酬水平和薪酬结构，为薪酬调整和薪酬制度设计提供数据支持。

（4）培训效果分析。分析员工的培训数据，评估培训效果，为培训计划的制订和改进提供数据支持。

（5）离职原因分析。分析员工的离职数据，找出员工离职的主要原因，为离职管理和员工满意度调查提供数据支持。

参考文献：

［1］宋娜. 新言整形医院部门绩效管理研究［D］. 吉林：吉林大学，2018.

［2］马家澍. 高校预算绩效管理实施路径研究［J］. 集宁师范学院学报，2023（5）：78－81.

［3］陈辉，黄涛. 现代饭店管理中激励方法的研究［J］. 市场论坛，2004（3）：99－100.

［4］杨俊杰. 基于分类分层的高职教师有效激励研究［J］. 教育与职业，2013（8）：70－72.

［5］刘学云. 企业系统化管理模式在混合制民办高校管理中的应用［J］. 中小企业管理与科技（上旬刊），2018（28）：45－47.

第五章　医院财务管理

近年来，我国医疗卫生体制一直在发生变化，医院的各项管理体系、流程制度也在趋于市场化和合理化。医院财务管理是指对医院资金、预算、成本、绩效和财务决策等进行规划、分析和控制的过程，在医院日常运营和经营效益中都发挥着重要的影响和作用，直接影响着医院的整体竞争力和可持续发展能力。

第一节　医院会计管理工作

财务科全面负责医院会计管理工作，包括组织财务管理、资产管理、内控管理、预算管理、收费管理等，需建立、完善医院的财务管理体系和其他各项财务管理制度，保证财务预算和监控分析职能的充分发挥，为医院领导的决策提供财务依据。

一、医院会计管理工作职责

医院财务科会计管理工作职责主要包括：

（一）财务报表编制与分析

负责编制医院的财务报表，包括资产负债表、收入费用表、现金流量表和净资产变动情况表等，进行财务数据分析和指标计算，识别财务问题和潜在风险，为经营决策和资源配置提供参考。

（二）预算编制与控制

实施全面预算管理，将涉及医院运营管理各个层面的支出全部纳入预算管理中，负责制定医院的年度预算，并进行预算控制，确保医院的经济活动与预算计划的一致性。预算管理中加强重点支出预算控制，提高预算执行、预算调整以及预算分析的水平，确保预算目标的实现。

（三）资金管理

负责医院的资金管理工作，包括资金的筹措、运用和监督，确保医院资金的安全和高效利用，同时，医院资金管理需要对未来的资金需求进行预测和规划，以确保资金的充足性和合理运用。

（四）成本控制与管理

负责医院的成本控制和管理，包括成本核算、成本分析和成本控制策略的制定，确保医院经营活动在合理范围内，并寻求成本优化的方式提高医院的经济效益。

（五）税务管理

负责医院的税务管理工作，包括税务申报、税务筹划和税务风险管理，确保医院的税务合规性和税务优惠的最大化利用。规范医院的发票管理流程，确保发票的真实性和合法性，同时，接受税务部门的税务审计，配合提供相关资料。

（六）内部控制与风险管理

负责牵头设计和建立医院内部控制体系，包括制定控制政策、流程和程序，明确责任和权限，确保医院各个环节的合规性和规范性；负责对医院各个部门和业务活动进行风险评估，识别潜在风险，制定风险管理策略和措施，降低和控制风险的发生和影响。

（七）费用管理与审计

负责医院内部费用报销和结算管理，包括对各项费用的审核、核对和报销，确保费用的准确性和及时性；负责各类费用的分析和优化，降低医院经营成本；负责组织和进行医院费用审计工作，对费用的合规性和准确性进行审计和监督，提出整改建议和措施。

（八）合同管理与结算

负责医院的合同管理和结算工作，包括合同的签订、履行和结算，确保医院与各方合作的合同合规、有效和有序，进行费用结算和供应商管理。

（九）管理信息系统维护与优化

负责医院的财务管理信息系统的维护和优化，包括财务软件的使用和数据的管理，负责协调和安排财务管理信息系统的培训，提高财务人员对系统使用和操作的熟练度，进而提高医院财务管理的效率和准确性。

（十）经济指标分析与报告

负责医院的经济指标分析和报告，包括医院的经营状况、财务风险和经济效益的评估与报告。

二、医院会计管理工作

“十四五”时期，随着新医改的持续深入落实和医疗市场竞争的日趋激烈，医院高质量发展已经成为现代医院发展的主旋律，各医院的发展由过去的规模扩张型向质量效益转型，精细、高效、规范、集约型的管理已成为医院内涵管理和高质量发展的实质。医院会计管理工作在医院运营中具有基础作用，在医院高质量发展道路中面临着巨大的挑战。

（一）医院会计管理工作的基础作用分析

1. 会计管理是医院决策管理的基础工作[1]

在当前时期，随着我国医疗卫生事业的不断发展，医院的业务规模不断增大，资金来源方式多样，临床、科研及防治任务繁重，医院经济业务活动日益复杂，会计管理直接清晰反映了医院的财务状况、经营成果和成本情况，帮助管理层分析和评估医院的盈利能力、偿债能力、资产利用效率等关键指标，为决策提供决策者制定合理的战略和计划的基础。会计管理还能够直接提供预测和预算的工具，帮助决策者对医院未来的财务状况进行预测和规划，为医院的长远发展提供方向和支持。

2. 会计管理是医院财务管理的基础工作

会计管理涉及医院财务信息的收集、记录、处理和报告，为医院财务决策和监控提供了关键的支持。通过会计管理，医院能够准确了解和掌握财务状况，包括资产、负债、收入、支出等方面的情况。同时，会计管理还能够对医院的成本进行精确核算，帮助管理层控制和优化成本，提高医院的盈利能力和经营效率，是医院财务管理的基础和支撑。

3. 会计管理是加强医院内部控制管理的基础工作

会计管理能够对医院的资金流动、成本支出、收入来源等进行监控和管理，通过会计管理，医院能够建立完善的会计制度和流程，确保财务活动的合规性和规范性。同时，会计管理还能够实施财务审计和内部审计，检查和评估内部控制的有效性和健康状况，及时发现和纠正潜在的风险和问题，加强医院内部控制的规范和有效性。

（二）当前医院会计管理存在的问题分析

现阶段，越来越多的医院已经认识到会计工作对于医院经营管理的重要性，并且采取了一系列的措施提高会计管理的质量和效果，但是在实际工作过程中，普遍存在机制不健全、信息技术应用程度低、人员素质和培训不足等问题，具体如下：

1. 会计制度体系不健全

医院会计管理制度是指导医院会计工作开展的关键，但是当前，多数医院对会计工作的重视程度不足，未能结合医院的实际情况制定相应的会计管理制度，出现了医院会计制度体系不健全的问题，具体表现在会计核算基础较薄弱、内部控制不健全、预算管理不重视、会计人员素质不高以及成本核算体系不健全等，特别是在我国的新医改制度改进以后，有的医院未能及时对医院会计管理制度进行调整，造成了医院会计工作的整体滞后。

2. 信息化水平有待提高

信息化是医院财务管理不可或缺的重要手段和方式，但是部分医院的财务系统功能不完善，无法满足日常财务管理的需求，缺乏灵活性和可定制性，不能提供准确、及时的财务数据和报告。不少医院内部的会计信息孤岛问题突出，财务部门与其他部门之间协同和沟通不畅，信息共享不及时，直接影响了财务管理的效率和准确性。

3. 复合型财务专业人才缺乏

随着医院财务管理的专业化和复杂化程度不断提高，对财务人员的要求也越来越高。医院财务不仅仅涉及会计核算和财务报告，还需要具备财务分析、风险管理、预算控制、税务筹划等多方面的能力。然而，目前财务人员缺乏对医疗行业财务管理的系统性和综合性的培养，对新的会计制度和政策了解不足。此外，医院财务工作的职责和要求也在不断变化，需要具备较强的沟通、协调和领导能力，但是这些能力在传统的财务培养中很少得到重视。

（三）加强医院会计管理工作的措施

当前，医疗行业竞争日益激烈，为了在激烈的市场竞争中始终保持优势，实现管理升级，医院则必须重视医院会计管理工作的发展与创新，以先进的财务理念，增强医院财务管理能力，带动医疗行业整体财务管理水平的提升。

1. 制度建设

制度建设是会计管理工作落实到位的根本保障，有利于提高医院财务管理水平。在制度建设中，最基础的工作是按照最新的国家政策、法规、制度以及医院会计工作开展的实际需要，完善相关会计制度的顶层设计。医院会计管理制度包括收入管理、支出管理、预算管理、货币资金管理、往来账款管理、票据管理、资产管理、债权和债务管理、财政资金及专项资金管理、会计档案管理、会计信息化管理等，医院财务科需要在开展日常工作中，不断完善各类会计制度，不断细化各类岗位职责，强化医院会计工作的管理标准性和规范性，才能不断提高医院财务管理过程中的会计质量和会计工作的制度化水平，确保财务信息的准确性和可靠性，确保医院财务收支活动的合规性和合法性。

同时，医院应接受主管部门、第三方审计等外部机构的监督和检查，确保会计管理制度建设的合规性和规范性。通过与外部机构的沟通和合作，及时发现并纠正存在的问题，尤其是三公经费、培训费等开支范围以及标准控制、财政资金和专项资金的管理、预算支出执行定期分析等方面。医院应积极向兄弟医院学习先进的会计管理经验和方法，不断完善自身的会计管理制度。

2. 内部控制

内部控制是医院为了保证资产的安全、完整，提高会计信息质量，确保有关法律法规和规章制度及医院经营管理方针政策的贯彻执行，避免和降低风险，提高经营管理效率，实现医院经营管理目标而制定和实施的一系列控制方法、措施和程序。

完善医院内部控制是加强医院会计管理工作的重要保障，有利于规范医院的内部管理，提升运营管理效率。

1）原则。完善内部控制要贯彻落实全面性、重要性、制衡性、适用性、成本效益五大基本原则[2]，基本原则的引导有助于建立健全医院内部控制，合理化各医院的组织架构，创建更加科学合理的管理体系。

（1）全面性原则。内部控制应当贯穿医院经济活动的决策、执行和监督全过程，覆盖经济活动所涉及的各种业务和事项，实现对经济活动的全面控制，确保不存在内部控制的死角和空白点。

（2）重要性原则。在全面控制的基础上，内部控制应当关注医院重要经济活动和经济活动的重大风险，如货币资金控制、收入收费控制、基建工程项目控制等，并采取更为严格的控制措施，确保不存在重大缺陷。

（3）制衡性原则。内部控制应当在医院内部的部门管理、职责分工、业务流程等方面形成相互制约和相互监督，确保权力得到合理应用，防止内部舞弊和腐败行为的发生[3]。

（4）适用性原则。内部控制应当符合国家有关规定和医院的实际情况，并随着外部环境的变化、医院经济活动的调整和管理要求的提高，不断修订和完善，确保内部控制的有效性。

（5）成本效益原则。内部控制应当在保证有效性的前提下，合理权衡成本与效益的关系，避免过度控制导致资源浪费和成本过高。虽然大部分医院承担着公益角色，内部控制中并未过分强调成本效益原则，但是在适应性原则中也包含着成本效益原则，医院应结合实际情况进行考虑，坚持每年至少一次的“风险评估”和定期“自我评价”。

2）方法。完善内部控制要选择科学有效的方法，具备合理性、有效性、科学性的内控手段，强化内部控制能力，满足内部控制工作的设计需求。

（1）不相容岗位相互分离。不相容岗位是指若某个岗位由一个人担任，且该岗位既有可能出现舞弊现象，又有可能出现掩盖舞弊行为的岗位。不相容岗位相互分离的核心问题即内部控制。首先，需要对不相容岗位与职责进行有效设计，医院不相容岗位与职责包括但不限于申请与审核审批、审核审批与执行、执行与信息记录、审核审批与监督、执行与监督等，以医院业务关系、各科室关系、利益关系等作为出发点，全面梳理各岗位特点，形成有

效设计。然后，需要确保不相容岗位与职责得到有效的分离和实施。针对医院各项经济活动，应落实所设计的各类不相容岗位与职责，形成相互制约、相互监督、相互制衡的工作机制。

（2）内部授权审批控制。指的是在处理经济业务时，必须以授权批准来进行控制。在医院经济运行中，必须由党委会明确各级管理者的授权范围、授权对象、授权期限、授权与行权责任等，授权分为基本授权和特别授权，对常规性管理授予的权力属于基本授权，对超过常规授权范围所授予的临时权限属于特别授权。各科室在处理经济业务时，必须经过授权批准才能进行，否则就无权审批。内部授权审批控制是医院内部控制中的主要途径之一，能够对医院内部资源配置和资产使用效益产生一定的影响。

（3）归口管理。医院根据权责对等原则，按照各个业务的属性与管理要求，结合不同事项的性质，将同类业务或事项安排给一个部门机构或岗位进行管理的控制方法，进而实现医院业务流程规范化、制度化，如在医院内部开展收入、支出、采购、资产、合同、信息等归口管理。归口管理不应该出现多个“归口”，也非单纯的部门“分工”，应防止重复管理、多头管理。在此基础上，应解决的核心问题是归口管理部门与各业务执行部门之间的职责分工，建立不同业务机构和岗位之间协同工作机制。此时，需要结合部门定位、业务流程梳理情况，在不相容岗位相互分离和内部授权审批控制的前提下，细致、明确地分别列出归口管理部门和业务执行部门的职责。明确了归口管理部门和业务执行部门的职责，便可针对具体业务层面的内部控制建设要求，制定相应制度，设计相应流程和控制措施。

3）内容。完善内部控制建设要整体涵盖单位层面和业务层面的内容[4]。单位层面内部控制建设应注重顶层设计，主要包括单位决策机制、内部管理机构设置及职责分工、决策和执行的制衡机制、内部管理制度的健全、关键岗位管理和信息化建设等；业务层面的内部控制建设应强调细节，主要包括预算业务、收支业务、采购业务、资产业务、基本建设业务、合同业务、医疗业务、科研和临床试验业务、教学业务、互联网医疗业务、医联体业务、信息化建设业务 12 项具体内容。

3. 预算管理

预算管理在医院会计管理中具有非常重要的地位，也是现代医院管理中的重要内容。全面预算管理是指医院作为预算单位，将一切经济活动所带来的收入、费用、支出及业务量全部纳入预算统一管理。全面预算管理以实现医院战略为目标，通过统筹医院的人、财、物等资源，按照预算编制及下达、控制、调整、分析、考核等相关环节，聚焦高质量、高效率、可持续发展的目标，有效组织和协调医院各项运营管理活动，不断推进医院高质量发展。

1）问题。目前，医院普遍开展预算管理工作，但由于医院规模和专业人员的限制，预算管理水平参差不齐，没有充分发挥全面预算管理的作用，主要问题有：

（1）预算管理观念滞后。部分医院对财务预算管理的重视程度不够，认为这只是财务部门的工作，与其他部门无关。这种观念导致预算管理在医院内部没有得到全面推广和实施，影响了预算管理的效果。

（2）预算管理制度不完善。一些医院的预算管理制度存在缺陷，缺乏科学性和合理性。例如，预算编制的依据不清晰，预算执行的监督不到位，预算调整的程序不规范等。这些问题使得预算管理难以发挥应有的作用。

（3）预算编制方法不科学。部分医院在预算编制过程中缺乏科学的方法和手段，未充分考虑实际情况和可行性，导致预算编制结果不准确、不合理。例如，有些医院采用增量预算编制方法，只是简单地在上一年的基础上增加一定的比例，而没有考虑到医院的实际情况和发展需求。

（4）预算执行力度不够。不少医院在预算执行过程中存在力度不够的问题，导致预算无法得到有效执行。例如，医院在预算执行过程中缺乏有效的监督机制，导致预算执行情况无法及时掌握和调整。

（5）缺乏预算分析和评估机制。部分医院缺乏对预算执行情况的分析和评估机制，无法及时发现问题并进行改进。这使得预算管理成为一种形式主义，难以对医院的运营和管理产生实质性的帮助。

2）方法。医院全面预算管理建设是一个持续的过程，伴随医院所处政策环境、经济环境的变化，应根据医院发展不同阶段的战略目标和业务实际，及时调整和优化。

（1）加强预算管理观念。医院应当高度重视预算管理工作，加强预算管理观念的普及和实施。一方面，应提高培训力度，为医院管理层和员工提供预算管理培训，明确预算管理的重要性，以及各部门在预算管理中的角色和责任。另一方面，应积极促进跨部门沟通，加强财务部门与其他部门之间的沟通，确保预算管理的理念和要求能够得到全面贯彻。

（2）完善预算管理制度。医院在完善预算管理制度中应重点从预算流程、监督机制和调整程序等方面考虑，形成科学、规范、有效的预算管理体系。首先，应制定详细的预算管理流程，包括预算编制、审批、执行、调整和考核等环节，明确各环节的职责和要求。其次，应建立预算执行的监督机制，设立专门的预算监督小组，定期对预算执行情况进行检查和评估，确保

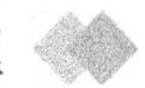

预算得到有效执行。最后，应规范预算调整程序，明确预算调整的条件和程序，防止预算调整过程中的随意性和主观性。

（3）采用科学的预算编制方法。采用科学的预算编制方法是医院预算管理中的关键一环，有助于确保预算的合理性和有效性，从而更好地为医院运营和发展提供支持。在选择预算编制方法前，需对医院的运营情况进行深入了解，包括医院的收入、支出、资产、负债等方面的情况，这有助于确定预算的规模和方向，确保预算的合理性和可行性。医院应根据实际情况引入先进的预算编制方法，如滚动预算、零基预算、弹性预算等，也可综合应用多种编制方法，灵活选择适宜的编制方法，避免长期沿用某一种编制方法[5]。同时，在预算编制过程中要加强数据分析，充分收集和分析医院的历史数据和市场信息，确保预算编制的全面性和系统性。

（4）加强预算执行力度。加强预算执行力度是确保预算目标得以实现的重要环节。首先，应建立预算执行责任制度，明确预算执行的责任主体，将预算目标与个人绩效挂钩，形成激励和约束机制。通过明确责任，可使每个部门和员工都充分认识到在预算执行中的重要性和责任。其次，应制订预算执行计划和时间表，明确各项预算的具体执行步骤和时间节点，有助于确保预算执行的及时性和有效性。再次，应建立健全的预算执行监督和考核机制，定期对预算执行情况进行检查和评估，及时发现和解决预算执行中的问题，确保预算的顺利执行。最后，应加强内部沟通与协作，通过定期召开预算执行会议、建立预算执行信息共享平台等方式，加强信息共享和沟通协作。

（5）建立预算分析和评估机制。医院应明确预算分析和评估的重要性，并制定相应的机制，具体包括以下措施：组建专业预算分析团队、制定明确的评估指标和标准、加强数据收集和分析、强化结果应用、加强培训和交流以及引入外部专家或机构等。通过这些措施的实施，医院可以逐步建立起科学、有效的预算分析和评估体系，提高预算管理的水平和效果。

全面预算管理能够帮助医院更加科学地配置资源，调控日常经营活动，有利于提升医院的综合竞争力。医院要以国家政策导向、医院战略发展、自身业务特点为指引，认真分析全面预算管理现状，挖掘各类问题产生的具体成因，及时完善组织体系，优化全面预算管理过程，同时要不断增强医院各科室预算绩效管理意识，增强预算管理能力。力争做到“跟政策、配资源、强落实”，不断提升预算效益，助力医院高质量发展。

4. 资产管理

资产管理是确保医院正常运营和提供高质量医疗服务的关键环节，也是医院会计管理的重要组成部分。

1）问题。在实际资产管理过程中，许多医院都面临着一些共性的问题，这些问题可能会影响医院的资产使用效率、成本控制和服务质量。以下是对医院资产管理中存在的一些问题的详细分析：

（1）资产管理制度不完善[6]。首先，部分医院尚未建立完善的资产管理制度，缺乏明确的资产管理指引和流程，导致资产在使用、维护、更新等方面存在较大的混乱。其次，不少医院内部各部门在资产管理方面的职责和权限不够明晰，容易出现管理上的盲区和混乱。例如，固定资产管理部门和使用部门之间的职责划分不清晰，导致资产管理职能分散，权责分界不清。最后，部分医院资产管理制度的执行缺乏有效的监管机制，导致一些内控流于形式，无法真正落实。管理人员不专业，随意性较强，使得固定资产经常账账不符，无法真实了解医院固定资产的使用现状。

（2）资产采购和验收不规范。部分医院缺乏科学的采购决策机制，在资产采购和验收流程中规范性较低，容易出现采购计划不合理、验收不严格等问题，导致医院采购的资产与实际需求不符，或者采购的资产质量和使用性能不符合要求。

（3）资产使用和维护不当。部分医护人员和资产使用人员在使用资产时缺乏规范操作，导致设备的损坏或性能下降。例如，不正确使用设备、超负荷运行、未按照说明书操作等。许多医院也缺乏对资产的定期维护保养计划，影响了设备的正常运行和使用寿命，导致设备长期运行后出现磨损、故障等问题。

（4）资产盘点和清查不准确。目前部分医院尚未制定明确的资产盘点流程，或流程执行不严格，导致盘点结果不准确。例如，盘点前没有进行充分的准备工作，盘点过程中缺乏有效的监督和复核机制，盘点后没有及时进行数据录入和核对等。还有不少医院采用传统的手工盘点方法，缺乏先进的盘点技术和工具，如 RFID 等无线射频识别技术，无法对资产进行快速、准确的识别和计数。

（5）资产处置和报废不规范。在资产处置流程上，不少医院未制定明确的资产报废标准和程序，导致报废决策缺乏科学依据和规范性。例如，存在仅凭经验或主观判断就进行资产报废，缺乏客观、公正的评价机制。在资产报废审批上，存在审批不严格、缺乏必要的审查和监督等现象，例如，出现管理层干预或越权审批的情况，导致报废决策偏离正常程序。

（6）信息化水平低[7]。部分医院信息化程度较低，缺乏有效的资产管理系统和工具，导致资产管理效率低下。同时，信息孤岛现象显著存在，导致信息共享和沟通不畅，难以实现资产的优化配置和高效利用。

2）措施。高质量的资产管理工作可以及时有效地核查医院自身“家底”，为预算编制、成本核算、资产配置和绩效考核等精细化管理手段提供依据，可以采取以下措施：

（1）完善资产管理制度。制度建设是资产管理的根本保障，医院相关职能部门需建立一套完整、系统的资产管理制度，明确资产的购置、验收、分类、使用、维护、报废等各个环节的管理要求和流程，设立专门的资产管理部门或岗位，加强资产的日常管理和监督，确保资产管理工作的有序进行。

（2）规范资产采购和验收流程。医院应建立科学的采购决策机制，根据实际需求和预算，制订合理的采购计划。严格执行验收流程，确保采购的资产质量和使用性能符合要求，对于大型或关键设备的采购，可以引入第三方评估机构进行评估和审核，确保采购的资产符合实际需求和质量标准，为医院的正常运营提供有力保障。

（3）加强资产使用和维护管理。医院资产管理部门应建立资产使用登记和追踪机制，确保资产的安全和有效利用。同时，制订定期的维护和保养计划，对各类资产进行定期检查和保养，确保它们处于良好的运行状态。维护保养工作应由专业人员进行，并记录详细的维护保养记录，以备查阅。对于一些专业性强、维护难度大的资产，可以与供应商建立长期合作关系，委托他们进行专业的维护保养工作，有利于提高维护保养的质量，降低医院自身的维护成本。

（4）提高资产盘点和清查准确性。首先，资产管理部门应建立详细的资产管理档案，包括资产的名称、规格、型号、购置日期、使用部门、保管人等信息。采用先进的盘点方法和工具，如 RFID 技术等，通过扫描资产的标签，快速准确地获取资产信息，提高盘点的效率和准确性。财务部门应定期参与资产清查，对医院的资产进行全面的审查和核实，及时发现和处理资产的盘亏、盘盈和闲置等问题。

（5）规范资产处置和报废流程。医院应明确资产报废的标准和程序，包括资产的使用年限、技术状况、经济价值等因素。同时，应制定详细的报废申请、审批和执行流程，确保报废决策的科学性和规范性。在资产报废过程中，还应加强审批流程的严格性，报废申请应经过相关部门的审核和评估，确保报废决策的合理性和公正性。

（6）提高信息化水平。医院应考虑引入先进的资产管理系统和工具，实现资产的信息化和智能化管理，同时推动各部门之间的数据共享和整合，打破信息孤岛。通过整合医院内部的财务、设备、物流等信息，实现资产信息的实时更新和共享，确保数据的准确性和一致性。与供应商和合作伙伴建立信息共享机制，实现供应链的透明化和协同管理。

三、实践及感悟

在医疗改革逐步推进的过程中，医院发展中机遇与挑战并存，为有效应对挑战，推动医院平稳经营与持续发展，医院需要以业财融合为基础，主动更新财务管理模式，在完善会计管理制度、加强会计核算管理、提高会计工作人员能力水平等方面采取有效的措施，以提高医院会计管理工作水平，促进医院经营运转的高效开展。

第二节　医院收费管理工作

一、医院收费管理工作职责

医院收费管理工作职责主要包括：

（一）收费政策制定

负责制定医院的收费政策，包括收费标准、收费项目、收费方式等，并确保政策符合相关法规和规定。

（二）收费流程管理

建立健全的收费流程，包括挂号、收费、结算等环节的规范化管理，确保每个环节都能按照规定和程序进行操作。

（三）费用核算与监督

负责医院收费的核算和监督工作，包括对收费行为的审核和监控，确保收费的准确性和合规性。

（四）收费信息管理

负责建立和维护收费信息管理系统，及时、准确地记录和存储收费信息，方便统计、分析和查询。

（五）医保对接与结算

负责与医保部门的对接工作，包括医保费用的报销和结算事宜，确保医保费用的准确结算和追回。

（六）费用控制与优化

负责费用控制和优化工作，通过合理的费用控制措施，降低医疗费用的增长，并优化费用结构，提高医院的效益。

（七）客户服务与投诉处理

强化窗口服务意识，熟练掌握业务技能，树立礼仪服务良好形象，包括解答患者的疑问、处理投诉和申诉，确保患者的权益得到保障。

（八）收费风险控制

负责风险控制工作，识别和防范患者的欺诈行为，确保医院的利益不受损失。

（九）相关报表和统计分析

负责生成相关的报表和统计数据，对医院的收费情况进行分析和评估，为决策提供支持。

总体来说，医院收费管理工作的职责是确保医院的收费行为合规、公正、透明，控制费用，提高效益，并提供良好的客户服务，具体职责可能因医院规模和管理模式的不同而有所差异。

二、医院收费管理工作

（一）医院收费管理工作的作用分析

1. 资金管理

医院收费是医院的主要经济来源之一，收费管理直接关系到医院的财务状况和运营能力。通过合理的收费管理，可以确保医院的资金收入充足，并且能够有效地运用资金，提高医院的经济效益。

2. 费用控制

医疗费用是患者负担的重要组成部分，合理控制医疗费用可以减轻患者的经济负担，提高医疗服务的可及性和公平性。收费管理的重要任务之一就是控制医疗费用的增长，通过合理的费用结构和费用控制措施，提高医疗资源的利用效率，降低患者的医疗支出。

3. 保证透明与公正

医院收费管理的另一个重要目标是保证收费的透明和公正。透明的收费政策和流程可以让患者对医疗费用有清晰的认识和了解，避免患者因为费用不透明而产生不满和疑虑。公正的收费管理可以保证患者在医疗费用方面的权益得到保障，避免出现收费过高或虚假收费的情况。

4. 与医保对接

医院收费管理需要与医保部门对接，确保医疗服务的费用能够与医保政策相匹配。通过与医保部门的有效沟通和合作，可以提高医保费用的追讨和回收率，保障医院的经济利益。

5. 客户满意度

收费管理对于提高客户满意度也至关重要。良好的收费管理可以提供准确、快捷的收费服务，解答患者的疑问和投诉，提高患者的就医体验，增强患者对医院的信任和满意度。

医院收费管理的作用体现在资金管理、费用控制、透明与公正、与医保对接以及客户满意度等多个方面，对于医院的经济效益和患者的权益都具有重要影响。

（二）目前医院收费管理存在的问题分析

目前，医院收费管理的现状存在以下五个问题：

1. 收费不透明

部分医院的收费项目和标准不够明确和透明，患者难以了解具体的费用构成和计算方式，容易引发患者对医疗费用的疑虑和不满。

2. 虚假收费

个别医院存在虚假收费的情况，例如，收费项目和药品用量的夸大、重复收费等，导致患者负担过重，损害医院和医生的声誉。

3. 费用管理不规范

一些医院在费用管理方面存在不规范的现象，如没有建立完善的费用核算制度，导致费用统计和管理不准确，难以进行费用控制和优化。

4. 医保结算难题

医保部门与医院之间的结算存在问题，例如，医保费用追回率低、结算周期长等，给医院带来经济压力，也影响了医保基金的有效管理。

5. 缺乏信息化支持

部分医院的收费管理仍然依赖于人工操作，缺乏科学、高效的信息化支持，导致收费流程烦琐、效率低下。

面对上述问题，很多医院已经开始采取措施进行改进，医院收费管理在逐渐向更加规范、透明和高效的方向发展，但仍然需要进一步加强监管和改进机制，确保医院收费管理的公正性、合规性和客户满意度。

（三）加强医院收费管理工作的措施

加强医院收费管理工作可以确保医院收费的合规性、准确性和透明度，提高财务资源的利用效率，保护医院的财务健康和声誉，维护患者权益，防范财务风险，促进医院的可持续发展，主要有以下措施：

1. 制定明确的收费政策和收费标准

首先，医院收费管理中应确保合规性，医院的收费政策要符合国家相关法律法规和政策的要求，如《医疗机构管理条例》《医疗服务价格管理办法》等。其次，需明确各项收费项目的构成和计算方式，将医疗服务的各个环节和费用因素考虑进去，包括挂号费、诊查费、治疗费、手术费、检验费、药品费等，与医保部门进行协商和对接，确保医院的收费政策与医保政策相一致。最后，医院可以进行成本分析，了解各项服务的成本构成和实际成本，以及市场需求和竞争情况，制定合理的定价策略，确保收费标准既能够满足成本要求，又能够适应市场需求。

2. 建立规范的收费流程和操作规范

首先，需要对收费流程进行设计和优化，确立规范的挂号、收费、结算等环节的流程和操作规范；其次，需要明确各个环节的责任和分工，确定每个环节的工作职责和权限，避免职责模糊和责任推卸，减少收费环节的错误和漏洞。最后，可以借助信息化技术，建立收费信息管理系统，利用计算机系统和软件来支持收费流程的管理和操作，可以使用电子医疗记录、电子支付、自助挂号等技术手段来提高收费流程的效率和准确性。

3. 加强监督和检查

医院收费管理中需建立健全内部控制制度，包括财务审核、审批、流程监督等，确保收费行为的合规性和准确性。同时，要建立健全监督和检查机制，加强对收费行为的监督和抽查，及时发现和纠正收费违规行为，并建立投诉举报渠道，鼓励患者和社会公众参与监督。

4. 加强收费人员的培训和教育

医院收费人员需要了解和掌握相关的法律法规、政策和收费标准，以及医疗服务的费用构成和计算方式。加强培训和教育可以及时更新他们的知识，提升他们的专业素养，使其能够胜任工作，保证收费的准确性和合规性。通过培训和教育，收费人员也可以提升专业技能和沟通能力，更好地为患者提供准确、透明和友好的收费服务，改善患者的就诊体验。

5. 引入信息化支持

医院收费管理工作的信息化建设可以提升医院收费管理的质量和效果，为医院的可持续发展和提升竞争力提供有力的支持。故而医院需要持续推动医院收费管理的信息化建设，建立收费信息管理系统，利用计算机系统和软件，提高收费流程的效率和准确性，减少人为因素的干预。

6. 加强与医保部门的对接和沟通

医院收费管理过程中应与医保部门建立良好的沟通和协调机制，及时了解医保政策和变化，加强医保费用的结算和追回工作，提高结算效率和准确性。

7. 提供良好的客户服务

收费人员是医院和患者之间的重要联系纽带，服务质量直接影响患者的体验和满意度，加强与患者的沟通和服务，解答患者的疑问和问题，处理投诉和申诉，有助于提高患者对医院收费的满意度。同时，建立客户满意度调

查机制，可以及时了解患者对收费管理的意见和建议。

三、实践及感悟

收费管理对医院的竞争力有重要影响。通过合理的收费政策和透明的收费过程，可以提高患者对医院的信任和满意度，吸引更多患者选择就医。同时，良好的收费管理也可以提高医院的财务效益，增强医院的竞争力和市场地位。加强医院收费管理工作需要多方面的努力和举措，从政策制定、流程规范、内部控制到信息化建设和服务提升等方面入手，确保医院收费的合规性、准确性和透明度。

第三节　医院内部审计工作

一、医院内部审计工作职责

医院内部审计工作职责主要包括：

（一）财务审计

医院内部审计部门负责对医院财务活动进行审计，包括核查财务报表的准确性和合规性、检查资金的使用和管理情况、审计收入和支出的合理性等。通过财务审计，发现并纠正财务风险和违规行为，确保财务活动的合规性和健康运行。

（二）内部控制审计

内部审计部门负责对医院内部控制制度的设计和实施进行审计，包括制定内部控制政策和流程、评估内部控制的有效性、检查风险管理措施的合理性等。通过内部控制审计，提供对内部控制的独立评估，确保医院内部控制的有效性和运行的规范性。

（三）经营管理审计

内部审计部门负责对医院的经营管理进行审计，包括医疗服务的质量和安全、患者管理和服务质量、人力资源管理和绩效考核等方面。通过经营管理审计，发现并改进管理不足之处，提升医院的管理水平和绩效。

（四）合规性审计

内部审计部门负责对医院的合规性进行审计，包括医保政策和法规的遵守、收费标准和政策的执行、医疗设备和药品的合规使用等方面。通过合规性审计，确保医院的经营活动符合相关法律法规和政策要求，降低违规风险和法律责任。

（五）风险管理审计

内部审计部门负责对医院的风险管理进行审计，包括风险识别和评估、风险防范和控制、应急管理和危机处理等方面。通过风险管理审计，提供对风险管理的独立评估，帮助医院建立和完善风险管理体系，降低风险对医院的影响。

（六）提供建议和改进意见

内部审计部门负责向医院管理层提供审计报告，指出问题和不足，并提出改进意见和建议。通过提供独立和客观的意见，促进医院的改进和发展，提高管理效能和绩效。

总之，医院内部审计部门的职责是对医院各个方面的管理活动进行独立评估和监督，确保医院的经营活动合规、风险可控、财务健康和管理有效，为医院提供独立的监督和咨询服务。

二、医院内部审计工作

（一）医院内部审计工作的作用分析

1. 提供独立的监督和评估

内部审计部门作为医院内部的独立审计机构，能够提供独立的监督和评估，对医院的经营活动进行客观、公正的评估，发现潜在问题和风险，避免内部失控和不规范的行为。

2. 发现问题和提供改进机会

内部审计通过对医院各个环节的审计，能够发现潜在的问题和不足之处，帮助医院识别风险并提供改进机会。通过及时发现和解决问题，可以提高医院的管理水平和绩效，促进医院的可持续发展。

3. 保障财务健康和合规性

医院内部审计能够对财务活动进行审计，确保财务报表的准确性和合规性，防止财务风险和违规行为的发生。通过规范的审计流程和程序，确保医院财务健康和资金安全。

4. 支持决策和管理

内部审计可以为医院管理层提供审计报告和建议意见，支持决策和管理。审计报告可以提供对医院各项管理活动的独立评估，为管理层提供决策依据和改进方向，促进医院的发展和提高管理效能。

5. 促进合规和风险管理

内部审计能够评估医院的合规性和风险管理措施的有效性，提供对合规和风险管理的独立评估。通过审计发现问题和提出改进建议，促进医院建立健全的合规制度和风险管理体系，降低风险对医院的影响。

6. 增强信任和声誉

内部审计能够提供独立、客观的审计意见，增强医院内部和外部对医院的信任和声誉。合规的经营和规范的内部控制可以提高医院的透明度和信誉度，吸引更多的患者和合作伙伴。

综上所述，医院内部审计工作的作用包括提供独立的监督和评估、发现问题和提供改进机会、保障财务健康和合规性、支持决策和管理、促进合规和风险管理，以及增强信任和声誉。内部审计是医院内部控制和管理的重要组成部分，对医院的发展和可持续经营具有重要意义[8]。

（二）当前医院内部审计存在的问题分析

当前医院内部审计存在的问题可以从以下五个方面进行分析：

1. 内部审计制度建设不规范

目前不少医院内部审计规范体系尚不健全，缺乏足够的法规、制度支持。当审计人员遇到新问题时，由于没有明确的制度指导，影响内部审计工作的开展和审计质量。此外，当上级审计机关发布新的审计规范、准则后，医院审计科未能及时根据本单位的实际情况制定出配套制度，导致审计实践缺乏明确指引。

2. 内部审计职能定位不明确

医院内部审计工作起步较晚，理论和实践方面都较滞后，目前审计职能还停留在监督、控制方面，侧重于财务收支的真实性、合规性与合法性审计，而忽视了审计的评价职能，未能深入医院经营和管理领域。

3. 内部审计权威性不足

内部审计部门的权威性对于审计工作的顺利开展至关重要。然而，在实际工作中，由于内部审计部门的权威性不足，当遇到重大问题时，被审计对象可能缺乏配合，甚至对审计结果持怀疑态度，导致内部审计的效果受到严重影响，无法发挥其应有的作用。

4. 内部审计专业性不强

许多医院的内部审计人员整体素质参差不齐，专业技能偏低，缺乏系统的审计专业知识和技能，在审计的设计、手段、分析等方面专业性不高，导致医院内部审计工作存在较大的缺陷，难以适应现代审计工作的要求。

5. 监督和问责机制不完善

部分医院内部审计缺乏有效的监督和问责机制，当内部审计发现问题时，缺乏明确的问责机制来确定责任归属，导致审计结果未能得到有效的跟踪和落实。缺乏监督和问责机制不利于审计工作的推进和改进，影响了审计的效果和价值。

（三）加强医院内部审计工作的措施

医院内部审计工作是一项医院组织内部客观、独立的评价与监督活动，它通过对医院内部控制及运营活动合法性、有效性及适当性进行监督和审查，来确保组织目标的实现。加强内部审计工作可以从以下五个方面考虑：

1. 完善内部审计制度

医院应制定和完善内部审计相关的规章制度，明确审计原则、职责、权限、程序等，确保审计工作有章可循、有据可依。同时，制度应适应医院业务发展的变化，不断更新和完善。

2. 明确内部审计职能定位

医院应明确内部审计的职能定位，不仅局限于财务收支的审计，还应扩展到经营管理、风险管理等领域。审计部门应积极参与医院决策、管理活动，提供有价值的意见和建议。

3. 提升审计权限和权威性

医院应适当提升审计部门的权限，确保审计人员能够独立、客观地开展工作。同时，应提高审计部门的权威性，使其能够得到被审计对象的配合和支持。

4. 加强审计队伍建设

医院应重视审计人员的选拔和培养，选拔具备专业知识和技能的人才从事审计工作，实现内审工作的专业化和独立化。同时，应加强审计人员的培训和教育，提高他们的审计能力和水平，使其业务素养向多样化发展。

5. 强化监督和问责机制

医院应加强内部审计中的监督和问责机制，确保责任能够明确到个人，保障审计效果；加强信息传递和沟通，打破部门壁垒；加大对违规行为的处罚力度，提高内部审计的威慑力；建立持续改进机制，不断完善内部管理和控制体系。

三、实践及感悟

医院内部审计作为医院管理的重要工作，要真正实现其独立化运行，充分发挥其在医院基础建设、技术建设、机构建设中的关键作用，对医院管理进行及时的查漏补缺，防范医疗风险，转变医院职能，优化医院的结构，促使医院协调好各项管理业务，化解阻碍医院管理的各种矛盾，让医院朝着高效、优质、低耗、可持续的方向不断前进。通过医院的内部审计，促进医院提高管理水平，完善治理结构，堵塞管理漏洞，不断提高经济效益和社会效益，全面推动医院高质量发展，更好地为人民群众健康服务。

第四节　医院绩效及成本管理工作

一、医院绩效及成本管理工作职责

医院绩效及成本管理工作职责主要包括：

（一）绩效管理

医院绩效管理工作的职责是建立和实施医院绩效评价体系，包括制定绩效指标、收集和分析数据、评估绩效水平、制定改进措施等。通过绩效管理，可以监控和评估医院的运营状况和业绩，及时发现问题和提升绩效水平。

（二）成本管理

医院成本管理工作的职责是对医院的各项成本进行管理和控制，包括预算编制、成本分析、成本控制、成本效益评估等。通过成本管理，可以优化资源配置，降低运营成本，提高效益和利润。

（三）绩效评价和考核

医院绩效及成本管理工作的职责还包括对医院各个部门和个人的绩效进行评价和考核，确保医院的绩效评价和考核制度的公平、公正和有效。通过绩效评价和考核，可以激励员工的工作积极性和创造性，提高医院的整体绩效。

（四）绩效改进和优化

医院绩效及成本管理工作的职责还包括提出改进和优化的措施，以提高医院的绩效和效益。通过分析绩效数据和问题原因，制订相应的改进方案，推动医院的持续改进和发展。

（五）绩效报告和沟通

医院绩效及成本管理工作的职责还包括编制绩效报告和与相关部门进行沟通和交流，向管理层和相关利益相关方报告医院的绩效情况和成本管理状况。通过绩效报告和沟通，可以增强医院的透明度和信誉度，促进决策和管理的科学性和有效性。

总之，医院绩效及成本管理工作的职责是建立和实施绩效评价体系、进行成本管理和控制、进行绩效评价和考核、提出改进和优化措施、编制绩效报告和沟通等。这些工作的目标是提高医院的绩效水平、降低成本、优化资源配置、增强医院的竞争力和可持续发展能力。

二、医院绩效及成本管理工作

（一）医院绩效及成本管理工作的作用分析

1．提高医院运行效率和服务水平

绩效管理是医院推动发展战略的有效工具，通过设定明确的绩效指标和激励方向，使医院职工明确奋斗目标，提高工作效率。同时，通过绩效管理可以优化医院的人力资源结构和配置，提高管理者的执行力，使医院的各项工作有序展开。在绩效管理中，建立科学的绩效评价体系，医院可以监测医疗服务过程中的关键环节，如患者就诊时间、手术成功率、药物使用情况等，进而及时进行调整和改进，确保患者获得高质量的医疗服务。

2．增强医院的核心竞争力

绩效管理能够凝聚团队精神，使个人奋斗目标和医院的战略目标一致。通过为员工的职业生涯提供较为充分的依据和路径，发挥他们的潜能，促进医、护、技之间的积极互动，培育共同的价值观，使医院各部门及员工不断改进工作，提高工作绩效，从而全面提高医院的运行效率和服务水平。此外，通过成本管理能够有效地降低医疗成本，实现医院的低耗高效，既能缓解医院的创收压力，又能够以较低的价位服务患者，这在一定程度上能够转移或消除转嫁到患者头上的高额医疗费用，解决患者看病难、治病贵的问题，从而提高医院的核心竞争力。

3．优化资源配置

通过绩效及成本管理的综合作用，医院可以准确地对各项成本进行分析和控制，降低运营成本，合理配置医疗设备、人员和物资等资源，及时调整内部资源分配。优化资源配置是医院实现可持续发展的关键，有助于提升医院的社会效益和经济效益，增强医院的市场竞争力和社会影响力。

4. 实现医院战略目标

绩效管理通过明确医院的发展战略及科学制定医院各阶段的绩效指标和激励方向，有助于医院战略目标和工作计划的实现。同时，通过加强财务成本管理能够确保医院的科学管理，为医院的战略目标的实现提供有力保障。

（二）当前医院绩效及成本管理存在的问题分析

当前，医院面临着不断增长的成本压力和日益激烈的竞争环境，绩效及成本管理在医疗行业中的重要性逐渐凸显。然而，目前医院绩效及成本管理普遍存在以下问题。

1. 绩效评价指标不科学[9]

一些医院在绩效评价方面存在指标设置不科学的问题。有些指标可能过于偏重量化指标，忽视了医院的质量、安全、患者满意度等非金融指标，导致评价结果不全面、不准确。

2. 缺乏绩效数据支持

一些医院在绩效管理中缺乏有效的数据支持，无法及时获取和分析关键绩效数据，难以对绩效进行准确评估和监测。

3. 成本控制不够严格

医院成本控制方面存在不够严格的问题。一些医院对成本的监控和控制不及时、不到位，导致成本费用的不必要增加，影响医院的盈利能力。

4. 绩效奖励机制不合理

医院绩效奖励机制存在不合理的问题。有些医院奖励机制偏重个人业绩，忽视了团队协作和绩效共享，容易导致内部竞争、资源浪费等问题。

5. 绩效管理与目标管理不衔接

医院的绩效管理与目标管理之间缺乏有效的衔接。绩效管理应该与医院的发展战略和目标相一致，但有些医院缺乏目标导向的绩效管理，导致绩效评价与医院发展的一致性不高。

（三）加强医院绩效及成本工作的措施

随着医疗服务领域的不断发展和医改政策的推进，医院在日常运营中实

现绩效和成本的切实有效管理是一项复杂而又关键的任务。在医疗资源有限的情况下，如何在保障医疗质量的前提下，实现绩效和成本的平衡，既是医院管理的挑战，也是提升医院整体效益的重要途径。

1. 科学设置绩效评价指标

首先，在设置绩效评价指标之前，绩效管理部门要明确医院的战略目标，确保绩效评价指标与医院战略目标保持一致，有助于实现医院的长远发展。其次，应根据自身特点和目标，分类设置绩效评价指标，如经济效益指标、医疗服务质量指标、科研水平和教学成果指标等，确保指标应涵盖医院发展的各个方面，全面评价医院绩效。最后，应把量化与质化相结合，既要考虑量化指标，如收入、患者满意度等，也要关注质化指标，如医生的专业技能、团队协作能力等。

2. 建立绩效数据管理系统

绩效数据管理系统能够帮助医院高效地收集、整理和分析绩效数据，减少手工操作和数据整理的时间，提高管理效率。通过对绩效数据的分析，医院管理层可以更加全面地了解医院的运营状况、员工绩效以及科室效益等，医院应建立高质量的绩效数据管理系统，为绩效评估和决策提供支持。

3. 强化成本控制措施

随着医疗市场的不断开放和竞争日益激烈，医院需要通过强化成本管控来提高自身的竞争力和市场占有率。医院强化成本控制，可以多从预算管理、药品和耗材成本、设备使用效率、人力资源配置、信息化建设、成本控制制度以及成本核算与分析等多个方面入手，建立规范的成本管理制度，优化资源配置，减少不必要的开支，提高医院的盈利能力。

4. 设计合理的绩效奖励机制

医院在设计绩效奖励机制时，应遵循公平性、激励性、灵活性、透明性、多样性等原则，根据医院的战略目标和业务特点，明确绩效奖励的目标，如提高服务质量、增加患者满意度等，制定具体的绩效考核指标，如工作效率、医疗质量、患者满意度等，确保考核指标客观、可衡量，并与奖励机制相挂钩。根据绩效考核结果，设定不同的奖励等级和标准。

5. 确立目标导向的绩效管理

医院应将绩效管理与目标管理相衔接，确立明确的医院发展目标，将绩效评估与目标实现相结合，推动医院持续改进和发展。

通过以上措施，医院可以提升绩效管理的科学性和有效性，优化成本控制，提高绩效评估的准确性和全面性，推动医院的持续改进和发展。

三、实践及感悟

医院绩效及成本管理有助于提高医院的整体运营效率和质量，实现可持续发展。为了更好地发挥绩效及成本管理的作用，医院管理者必须改变对传统绩效成本管理模式的认识，不断地探索和改进适合现代医院管理的新模式，积极发现医院绩效及成本管理中的不足，根据医院的战略发展目标以及各科室岗位的特点，建立科学全面的绩效管理考核体系和成本管理体系，运用合理有效的绩效考核方法进行绩效评估，促进医院健康稳定地发展。

参考文献：

［1］崔霞，衣潇帅．会计管理在医院管理中的基础作用［J］．知识经济，2016（20）：101－102.

［2］杨婷．公立医院内部控制的困境及应对策略［J］．中国产经，2022（8）：55－57.

［3］刘宏伟．强化内部控制构建医院运营新体系［J］．中国医院院长，2022，18（6）：76－78.

［4］夏军，贾延，谢平．基于内部控制管理的医院经济管理年活动实践——以陕西省第四人民医院为例［J］．会计之友，2022（10）：99－104.

［5］梁艳．医院全面预算管理的优化措施研究［J］．财会学习，2023（18）：52－55.

［6］杨正云，亓莹．新形势下公立医院固定资产管理的几点思考［J］．现代医院，2019，19（11）：1607－1610.

［7］鲍舒静．高质量发展背景下公立医院固定资产管理问题研究［J］．大众投资指南，2023（8）：65－67.

［8］蔡晓艳．新形势下加强公立医院财务内部审计工作的思考［J］．经济研究导刊，2022（26）：108－110.

［9］王彤．公立医院绩效管理存在的问题及改进建议［J］．医院管理论坛，2018，35（2）：12，13－16.

第六章　医院信息管理

第一节　医院信息管理概述

一、医院信息管理工作职责

（一）信息系统管理

信息系统管理是医院信息管理的重要组成部分，主要负责医院信息系统的规划、建设、运维和优化工作。在医院信息管理中，信息系统起着关键的作用，直接影响医院的运作效率和服务质量。

信息系统管理在医院信息管理中起着重要的作用。它涉及医院信息系统的规划、建设、运维和优化等方面，需要保证系统的安全性、稳定性和高效性，提供良好的用户体验和服务质量。本研究旨在对医院信息系统管理进行探索和实践，为医院信息管理工作提供行为指南，促进医院信息系统的有效实施。

（二）数据管理

医院信息管理中的数据管理起着至关重要的作用。数据管理是指对医院所拥有的大量数据进行规范、整理、存储、维护和应用的过程，以保证数据的准确性、完整性和安全性，为医院决策提供有力的支持。

在数据管理过程中，医院需要对数据进行规范和整理。规范是指制定数据采集、存储和使用的标准和规程，确保数据质量和一致性。医院可以建立数据字典，定义各项数据的含义、格式和取值范围，以减少数据的不一致和错误。医院还应建立数据清洗和校验的流程，对采集到的数据进行筛选和校验，确保数据的准确性和可靠性。整理是指对数据进行分类、归档和归集的过程，使数据易于管理和检索。医院可以制定数据分级和分类的标准，将数据按照类别和属性进行归档，方便后续的数据管理和应用。

数据管理涉及数据的存储和维护。医院可以建立统一的数据平台或数据库，对数据进行集中存储和管理。数据的存储方式可以根据数据的特点和应用需求进行选择，例如采用关系型数据库、非关系型数据库或数据仓库等。在数据的维护过程中，医院需要定期检查和更新数据，及时修复数据的错误和缺失，确保数据的完整性和及时性。医院还需要制定数据安全和保密的措施，加强对数据的访问权限控制，防止数据泄露和滥用。

在数据管理中，医院还需要合理应用数据。数据的应用可以包括数据分析、数据挖掘和决策支持等方面。医院可以利用数据分析的方法，对数据进行统计、建模和预测，挖掘数据背后的价值。医院还可以利用数据进行决策支持，通过数据的可视化和汇报，为决策者提供准确和实时的数据支持，帮助他们做出科学的决策。

数据管理是医院信息管理的重要组成部分，对于保证数据的准确性和安全性，提高医院数据应用效果具有重要意义。为了有效进行数据管理，医院需要制定数据规范和流程，建立统一的数据平台和数据库，加强数据的安全保护和数据应用的能力，以提升医院信息管理水平，实现医院信息化的有效实施。

（三）网络和基础设施管理

网络和基础设施管理是医院信息管理工作中不可或缺的一部分。随着信息技术的不断发展，医院的网络和基础设施建设变得越来越重要。网络和基础设施管理的目标是确保医院的信息系统和设备能够正常运行，并提供稳定的网络连接和强大的基础设施支持。

首先，网络和基础设施管理必须确保医院的信息系统具备高可靠性和高可用性。这意味着医院的网络和基础设施必须经过合理的规划和设计，以确保系统能够在任何情况下都能正常运行，并具备适当的冗余机制和备份策略，以应对可能的故障和灾难。

其次，网络和基础设施管理需要保证医院的网络连接稳定和安全。医院信息系统的正常运行离不开稳定的网络连接，因此，网络和基础设施管理人员需定期监测网络质量，及时解决网络故障和瓶颈问题，并采取必要的安全措施，保护医院网络和信息系统免受恶意攻击和数据泄露的风险。

此外，网络和基础设施管理还需要对医院的设备和设施进行合理的规划和管理。医院的信息系统需要依赖各种设备和设施，包括服务器、路由器、交换机、存储设备等，因此，网络和基础设施管理人员需要根据实际需求，

合理规划设备和设施的数量和配置，并定期进行维护和更新，以保证其性能和可靠性。

通过合理规划和管理医院的网络和基础设施，能够确保医院的信息系统能够高效、安全地运行，并为医院信息管理工作提供坚实的基础。因此，医院应重视网络和基础设施管理工作，采取相应的措施和技术，以不断优化和改进医院的信息管理实践。

（四）技术支持

在医院信息管理中，技术支持是一个重要的职责，它涉及医院信息系统的运行和维护。技术支持的目标是确保医院信息系统的稳定运行和高效工作，以满足医院各部门的需求。

技术支持的任务之一是及时响应和解决用户的技术问题。当医院的工作人员遇到关于信息系统的问题或困难时，技术支持团队应该能够快速地做出响应，解答他们的疑问，解决问题。为了做到这一点，技术支持团队需要具备良好的沟通能力和扎实的技术知识，能够与用户进行有效的沟通，并提供准确的技术指导。

技术支持团队还需要定期维护和更新医院的信息系统。这包括软件的升级和补丁的安装，以确保系统始终处于最新的状态，并且能够正常运行。技术支持团队还需要定期检查服务器和网络设备的状态，确保它们的正常运行和稳定性。如果发现任何问题或故障，技术支持团队应该能够及时采取措施修复。

技术支持团队还需要开展培训和教育工作，以提高医院工作人员的信息技术素质和操作能力。他们可以举办培训班或研讨会，向医院的工作人员介绍新的系统功能和技术改进，并提供相关的培训资料和技术指南。通过这种方式，医院工作人员可以更好地掌握信息系统的使用方法，提高工作效率。

在技术支持的过程中，安全性是一个非常重要的考虑因素。技术支持团队需要确保医院的信息系统和数据的安全，防止未经授权的访问和泄露。为了实现这一目标，技术支持团队应该加强系统的安全设置，包括访问权限的管理、密码策略的制定和备份数据的定期备份等。同时，他们还需要定期检查系统的安全性，并对安全漏洞进行修补。

技术支持在医院信息管理中起至关重要的作用。通过为医院工作人员提供及时响应和解决问题，维护和更新信息系统，提供培训和教育，保障系统和数据安全，技术支持团队能够提供一个高效、安全和稳定的信息管理环境。

（五）安全和合规性

在医院信息管理中，安全和合规性是一个至关重要的方面。信息安全在医院信息管理中具有重要意义。首先，医院信息系统中储存了大量的敏感信息，如患者的病历、疾病诊断、治疗方案等。这些信息的泄露可能对患者的隐私和权益造成严重威胁。因此，医院信息管理工作人员需要采取相应的安全措施，保护患者信息的安全性。其次，医院信息系统中储存了医院的财务、人事和行政等各个方面的信息。这些信息的安全性直接关系到医院的稳定运行和管理决策的准确性。因此，医院信息管理工作人员需要确保各种信息的安全，防止信息被窃取、篡改或丢失。

合规性是医院信息管理中另一个重要的方面。医院作为一个法人实体，需要遵守各种法律法规和行业标准，如《医疗机构信息管理和信息化工作规范》《医疗机构信息化安全管理规定》等。医院信息管理工作人员需要了解并制定相应的规章制度，确保医院信息管理的合规性。同时，医院信息管理工作人员还需要密切关注相关的法律法规和行业标准的更新，及时调整医院信息管理的工作流程和操作规程，以满足新的法律要求。

为了保证安全性和合规性，医院信息管理工作人员需要采取一系列的措施。首先，他们需要建立完善的信息安全管理体系，包括安全策略、安全目标和安全控制措施等。其次，他们需要进行定期的安全风险评估，发现潜在的安全风险并采取相应的措施进行修复。同时，他们还需要进行员工的安全培训，增强员工的安全意识和安全素养。此外，医院信息管理工作人员还需要建立合规性管理体系，监督医院信息管理的合规性，并在必要时进行相应的调整和改进。

（六）项目管理

项目管理是医院信息管理中的重要职责，通过合理的项目管理可以确保信息管理工作的顺利进行和有效完成。项目管理负责确保信息管理项目的顺利进行，包括信息系统的开发与实施、数据管理平台的建设和维护、网络和基础设施的管理等。项目管理需要负责制订项目目标和计划，分配资源，制定工作流程和标准操作规程，组织项目团队的合作与沟通，并监控项目的进展和质量，以确保项目按时、按质、按量完成。

项目管理的实践对于医院信息管理工作的成功至关重要。项目管理需要从顶层设计开始，明确项目的目标和范围，并制订详细的项目计划。在项目实施过程中，需要建立有效的沟通渠道，与各部门保持密切合作，协调资源的分配和利用，及时解决项目中的问题和风险，确保项目的顺利推进。项目管理需要引入现代化的信息化技术支持，提高项目管理的效率和质量。

二、医院信息管理工作

（一）确定信息管理的顶层设计

在医院信息管理工作中，确定信息管理的顶层设计是非常重要的一项任务。由于医院信息管理工作的复杂性和多样化，一个合理的顶层设计可以为医院提供统一、高效的信息管理体系，从而确保信息的准确性、完整性和安全性。

首先，确定信息管理的顶层设计需要明确医院的信息管理目标和策略。在实践中，不同医院面临的信息管理问题和需求各不相同，因此必须根据实际情况确定信息管理的目标和策略。例如，某些医院可能希望通过信息化手段提高医疗质量和效率，而其他医院可能更关注信息的安全性和合规性。因此，确定信息管理的顶层设计需要根据医院的实际需求进行定制化设计，以实现最佳效果。

其次，确定信息管理的顶层设计需要建立合适的信息管理结构和流程。信息管理涉及大量的数据和信息流动，因此必须建立起合适的信息管理结构和流程。例如，可以设置信息管理部门并明确其职责，制定相应的工作流程和标准操作规程，确保信息管理工作的高效运行。还需要确保信息的收集、处理、传递和存储过程中的数据质量和安全性，通过合理的信息管理结构和流程，实现医院信息管理工作的有序进行。

另外，确定信息管理的顶层设计需要注重持续改进和创新。医院信息管理是一个不断发展和进化的领域，随着医疗技术和管理理念的不断革新，信息管理工作也需要与时俱进。因此，医院应该建立起持续改进的机制和创新的文化，鼓励信息管理工作人员积极提出改进建议，并将其纳入顶层设计中。只有不断改进和创新，医院信息管理才能与时俱进，适应医院的发展需求。

确定信息管理的顶层设计是医院信息管理工作中的重要环节。通过明确医院的信息管理目标和策略，建立合适的信息管理结构和流程，重视信息系统的建设和应用，以及注重持续改进和创新，为医院提供行为指南，推动医院信息管理的有效实施。

（二）围绕“评级”实施信息系统

围绕“评级”实施信息系统是医院信息管理工作中的重要环节。以电子病历系统应用水平分级评价、互联互通成熟度测评、智慧服务等“评级”体系为实施信息系统的核心目标，提高医院信息管理的水平和质量。在这个目标的指导下，医院信息系统管理可以从以下四个方面展开工作。

（1）对当前医院信息管理系统的情况进行全面评估。通过对标“评级”条款评估，发现系统的优势和不足之处，从而确定进一步的改进方向。评估的内容包括系统的功能、性能、可靠性、用户体验等方面。评估还可以结合医院的特殊需求和外部标准，进行相应的比较和分析。

（2）要根据评估的结果，制订信息系统的改进和升级计划。改进计划包括改进的目标、内容、时间和资源等方面的规划。升级计划则是具体的改进计划的实施方案，包括各个环节的具体措施和时间安排。这个计划需要充分考虑到医院的实际情况和管理需求，同时也要尽量满足相关的法律和规定要求。

（3）进行具体的实施工作。实施工作包括系统的配置、安装、测试和上线等过程。配置的内容包括硬件和软件的选择，以及系统的定制和集成等方面。安装和测试的目的是保证系统的稳定和安全，以及满足各种需求。上线则是系统实际运行的过程，需要进行相应的培训和外部支持等工作。

（4）对信息系统的实施效果进行评估和跟踪。评估的内容包括系统的性能、用户反馈和医院的整体管理水平等方面。评估的目的是不断优化和改进系统，使其更好地满足医院的需求和要求。评估的结果可以作为信息系统升级和优化的依据，为医院信息管理工作提供指导和支持。

在围绕“评级”实施信息系统的过程中，需要密切关注各个环节的配合和协调。医院信息管理工作的成功实施离不开各个部门和人员的共同努力，需要各个环节的支持和配合。同时，也需要不断学习和总结经验，及时调整和改进工作方法，确保信息系统的实施效果能够达到预期的目标。

（三）管理数据质量

在医院信息管理工作中，管理数据质量是一个必不可少的环节。数据质量的好坏直接影响医院的信息管理效果和决策结果。医院信息管理工作人员

应从以下四方面加强数据质量管理。

（1）需要意识到数据质量管理的重要性。只有确保数据的准确性、完整性、一致性、可靠性和及时性，才能够保证医院信息管理的有效性。因此，在管理数据质量的过程中，医院信息管理工作人员应该牢记这些原则，并将其贯穿于整个数据管理过程中。

（2）要制定数据质量管理的具体措施和方法。首先，应该建立数据质量管理机制，明确各个环节的责任和流程，并制定相应的标准操作规程。这样可以确保数据质量管理工作的有序进行，减少因人为原因造成的数据质量问题。

（3）应该采取一系列措施来管理数据质量。例如，可以建立数据采集质量控制的制度，通过规范化的数据采集和录入过程，减少数据错误和漏填；以建立数据核对机制，通过交叉核对的方式，确保数据的准确性；还可以建立数据监控和异常报警机制，及时发现和纠正数据异常。

（4）注重数据质量的持续改进。应该定期进行数据质量评估和分析，找出数据质量存在的问题，并提出相应的改进措施。同时，关注新技术和工具的应用，不断提高数据质量管理的效率和准确性。

总体而言，管理数据质量是医院信息管理工作中的重要环节。通过建立数据质量管理机制，采取相应的措施和方法，以及持续改进数据质量，可以提高医院信息管理的效果和决策的准确性。

（四）保护数据安全

随着互联网技术的快速发展和信息化程度的不断提高，医院所管理的数据也呈现出爆炸式增长的趋势。这些数据包括患者的个人信息、医疗记录、药物处方等敏感信息，如果泄露或被滥用，将严重危害患者的隐私权和医院的声誉。因此，保护数据安全已成为医院信息管理工作中不可忽视的一部分。

为了保护数据安全，医院可以采取以下措施。

（1）制定并执行严格的数据安全策略和操作规程，明确数据的保护级别和管理权限，规范员工对敏感数据的访问和使用。

（2）加强对信息系统和网络的保护，确保安全措施的全面实施。这包括安装防火墙、加密数据传输、定期更新系统补丁、监测网络流量等。

（3）定期进行安全漏洞扫描和渗透测试，及时发现和修复潜在的安全隐患。

（4）加强对员工的安全意识培训，提高他们对数据安全的重视和防范意识。通过教育员工正确使用和管理数据，减少因人为失误导致的数据泄露或丢失的风险。

（5）制订数据备份和恢复计划，确保在数据意外丢失或受损时可以及时恢复。

（6）在与第三方合作时，建立合规性审查机制，对合作方的信息管理措施和数据安全保护能力进行评估，确保共享和传输的数据安全可控。

（7）引入数据安全的监控和审计体系来加强对数据的管理。通过引入安全信息和事件管理系统，实时监控敏感数据的访问和传输情况，及时发现和阻止非法访问或攻击行为。

（8）定期进行数据安全审计，检查和评估数据安全策略和措施的有效性，并进行必要的改进和优化。

保护数据安全是医院信息管理工作中不可或缺的一环。医院应制定并执行严格的数据安全策略和操作规程，加强对信息系统和网络的保护，增强员工的安全意识和防范能力，加强对第三方合作的管理，以及加强对数据安全的监控和审计。通过这些措施的落实，可以最大限度地保护数据安全，确保医院信息管理工作的顺利进行。

（五）持续改进流程优化（PDCA）

持续改进流程优化是医院信息管理工作中至关重要的环节，其目的在于不断提高工作效率和质量，以满足不断变化的需求和挑战。可采用 PDCA（plan - do - check - act）的方法，作为持续改进流程优化的工具和指导原则。

首先是计划（plan）阶段，即制订计划，明确改进的目标和具体步骤。在这个阶段，需要与相关部门和人员进行充分的沟通和协商，了解需求和意见。然后，将根据需求和目标制订改进计划，明确每个阶段的工作内容和时间安排。

其次是实施（do）阶段，即执行改进计划并收集相关数据和信息。在实施过程中，将与相关人员密切合作，确保计划的顺利实施。同时，将关注过程中出现的问题和困难，并及时进行调整和改进。

然后进入检查（check）阶段，即对改进的效果进行评估和分析。在这个阶段收集和整理数据，比较改进前后的差异和变化。通过对数据的分析和评估，了解改进的效果和价值，以及是否达到预期的目标。

最后进入行动（act）阶段，即根据评估的结果，采取相应的行动。如

果改进的效果不理想或者存在问题，应重新制订计划，并进行再次改进。如果改进的效果良好，则进行总结和分享，以促进医院信息管理工作的持续发展和提高。

通过 PDCA 的循环，可以不断优化医院信息管理流程，提高工作效率和质量。在持续改进流程优化的过程中，应注重与其他部门的合作和沟通，以确保改进的顺利实施。同时，关注员工的需求和意见，鼓励他们参与改进的过程，共同推动医院信息管理工作的不断创新和发展。

持续改进流程优化是医院信息管理工作中重要的一环。通过采用 PDCA 的方法，在不断变化的环境中适应需求和挑战，可以提高医院信息管理的效率和质量。

三、实践及感悟

医院信息管理工作是医院运营中重要的一环，其实施对于医院的高效运作和提供优质医疗服务起着重要作用。

在确定信息管理的顶层设计方面，医院需要明确信息管理的目标和目标所涵盖的具体工作范围，以确保信息管理工作的有序实施。在实践中，建议医院应通过信息管理部门或团队制定适宜的顶层设计，同时明确工作职责和责任分工。这些举措将有助于减少信息管理工作中的冲突和重复，提高工作效率。

在围绕“评级”实施信息系统方面，医院应充分利用现代信息技术来提高医疗服务的质量和效率。即以满足评级要求和提升医院整体业务能力为目标，借鉴其他医院的成功经验，结合医院实际情况进行必要的定制化开发。同时，加强对信息系统的培训和推广，以提高医务人员的信息技术应用能力。

在数据质量管理方面，医院应建立完善的数据采集和整理机制，确保数据的准确性和完整性。在实践中，可以通过建立数据标准和流程来规范数据的采集和整理，加强数据审核和核对工作，并定期进行数据质量评估，及时发现和纠正数据质量问题。同时，医院应加强数据安全管理，保护患者的个人信息和医院的敏感数据免受未授权的访问和泄露。在实践中，可以采用加密技术、访问控制和审计等手段来提高数据的安全性。此外，医院还应加强员工的安全意识培养和培训，防止内部人员滥用数据权力。

在项目管理上，可通过以下四点来促进医院信息管理的有效实施，为医院提供更好的信息管理服务：

（1）制定明确的项目目标和计划：确保项目的目标明确，同时制定合理的时间、资源和质量目标，以实现项目的可控和可测量。

（2）建立有效的沟通和合作机制：与各部门保持密切的沟通和合作，及时解决问题和风险，提高项目的效率和质量。

（3）引入信息化技术支持：通过引入信息化技术，提高项目管理的效率和质量，例如使用项目管理软件进行项目计划和进度管理。

（4）进行项目评估和总结：在项目结束后，进行全面的项目评估和总结，总结项目的经验和教训，为类似项目提供参考和借鉴。

医院信息管理工作中非常注重与其他部门的密切合作。有效的跨部门合作可以促进信息流程的畅通和工作效率的提高。建立跨部门的工作协调机制，定期召开工作会议并加强沟通，鼓励信息管理人员积极参与医疗团队和质量改进项目，都有助于提升信息管理在医院整体运作中的地位。

通过对医院信息管理工作的实践和经验总结，对医院信息管理实施提供一系列行为指南。医院可以根据这些指南来优化信息管理工作，提高工作效率和服务质量。然而，需要注意的是，不同医院之间存在差异性，因此在具体实施时需要根据医院自身特点进行必要的定制化调整。

第二节　医院统计管理

一、医院统计管理工作职责

（一）数据收集和整理

数据收集和整理是医院统计管理工作的重要职责之一。在医院环境中，涉及大量的医疗数据，如患者病历、手术记录、药物处方等。这些数据是进行统计分析和报告的基础，也是评估医院质量和效率的重要指标。因此，准确、完整和及时地收集和整理数据是医院统计管理工作不可或缺的一环。

在数据收集和整理过程中，需要充分利用信息化技术。传统的手工记录和整理数据工作效率低下，并且容易出现错误。因此，医院可以引入电子病历系统、数据管理系统等信息化工具，实现数据的自动采集和整理，提高工作效率和准确性。同时，信息化技术还可以实现数据的在线共享和远程访问，方便不同部门之间的合作和数据的跨科室使用。

数据收集和整理的工作还需要与其他部门密切配合。例如，与信息技术

部门合作，确保数据采集和整理的系统正常运行；与质量管理部门合作，共同制定和实施数据质量控制措施；与病案管理部门合作，共同维护病案的准确性和完整性。只有通过与其他部门的密切合作，才能确保数据收集和整理的顺利进行，为后续的统计分析和报告提供准确的数据支持。

数据收集和整理是医院统计管理工作的重要职责之一。在医学信息化时代，信息化技术的引入将为数据收集和整理工作带来更多便利和高效。同时，与其他部门的合作也是数据收集和整理工作顺利进行的重要保障。通过充分认识并重视数据收集和整理工作的重要性，并运用信息化技术和加强部门合作，医院统计管理工作可以更加高效和准确地进行，从而为医院的质量和效率提供更好的支持。

（二）统计分析

统计分析主要是通过对收集到的数据进行整理和分析，以揭示数据背后的规律和趋势。通过统计分析可以帮助医院了解患者的特征和健康状况，为医院管理和临床决策提供科学依据。

首先，在进行统计分析时，需要明确分析的目标和问题。根据具体的需求，可以选择不同的统计方法和工具。常见的统计分析方法包括描述统计、假设检验、回归分析、方差分析等。在实际操作中，需要根据数据的类型和分析目的灵活运用这些方法。

其次，在进行统计分析前，需要确保数据的质量和完整性。数据收集和整理的质量直接影响统计分析的结果和可信度。医院统计管理人员需要确保数据的准确性、完整性和一致性。对于数据的缺失或异常值，应该进行适当的处理和纠正。

再次，在进行统计分析时，还需要考虑到样本的选择和样本量的大小。样本的选择应该具有代表性，能够真实反映总体特征。样本量的大小要足够大，以保证结果的可信度和泛化能力。同时，还需要考虑到统计方法的假设和前提条件，以避免得出错误的推断和结论。

最后，在进行统计分析时，需要合理解读和使用分析结果。统计分析只是揭示数据背后规律的一种手段，不能替代医院管理和决策者的判断和经验。分析结果应该结合具体情况和专业知识进行综合分析和判断。同时，还需要将分析结果进行有效的沟通和传达，以促进统计信息的使用和决策的制定。

在医院统计管理工作中，统计分析是一项重要的技术和方法。它能够帮助医院了解患者的情况和趋势，指导医院管理和决策的制定。然而，统计分析也面临一些挑战和困难，如数据质量、样本选择、结果解释等。因此，医院统计管理人员需要具备一定的统计分析能力和知识，不断提升自己的专业水平，为医院信息管理工作的开展作出贡献。

（三）统计报告

通过进行统计分析并撰写报告，可以给医院管理层和相关部门提供有关医院运营情况、病种分布、诊疗质量等方面的详细信息。统计报告的编制需要准确、全面地表达数据和分析结果，以便于决策者对医院的现状和发展趋势有一个清晰的了解。

在编制统计报告时，需要注意以下三点。首先，应选择合适的统计方法和工具进行数据的分析和处理。不同的统计指标和模型可以提供不同的视角和结论，为决策者提供更全面和准确的信息。其次，统计报告应注重数据的质量和可信度。在数据的收集和处理过程中，需要加强对数据的核对和验证，确保数据的准确性和真实性。同时，还要注重保护数据的安全和隐私，避免数据泄露和滥用的风险。最后，统计报告应注重报告的可读性和易懂性。报告中应尽量使用清晰简明的语言，避免使用过多的专业术语和复杂的统计方法，以便于决策者能够快速理解和使用报告提供的信息。

在实践中，编制统计报告的过程需要跨部门协作，确保数据的准确性和全面性。不同部门之间应进行良好的沟通和配合，共同制定统计报告的规范和流程，确保报告的连续性和一致性。同时，还需要建立健全的数据管理机制和信息系统，以便于数据的收集、存储和查询等操作。对于特定的病种或医疗事件，还可以利用数据挖掘和人工智能等技术进行深入分析，为决策者提供更多的参考和决策支持。

在实践中，我们发现编制统计报告存在一些问题和挑战。首先，由于医院运营的复杂性和多样性，统计报告的内容和指标选择存在一定的困难。不同的决策者对于报告的需求和关注点有所不同，需要在不同层级之间进行权衡和平衡。其次，数据的质量和完整性也是一个关键问题。由于数据的来源和质量参差不齐，统计报告中的数据可能存在一定的偏差和错误，需要进行数据的修正和校验。此外，统计报告的编制过程需要投入大量的人力和物力资源，对于一些中小型医院来说，可能面临较大的困难和压力。

统计报告是医院统计管理工作中的重要环节，可以为决策者提供全面和准确的数据支持。在编制统计报告时，需要注重数据的准确性、安全性和可

读性，加强跨部门的协作和沟通，建立健全的数据管理机制和信息系统。同时，还需要针对不同的需求和问题，选择合适的统计方法和工具进行数据分析和处理。尽管在实践中会遇到一些问题和挑战，但通过不断改进和优化，统计报告的编制工作将会更加高效和可靠，为医院的发展和决策提供有力支持。

（四）质量控制

质量控制是医院统计管理中至关重要的一个环节。在医院病案管理中，质量控制的目标是确保病案信息的准确性、完整性和一致性，以便为医院决策提供可靠的数据支持。本章将介绍医院质量控制的相关工作职责和方法，并提出优化建议。

在质量控制的工作职责方面，医院信息管理人员需要制定质量控制策略和标准操作规程，以确保质量控制的有效实施；监督和指导医院工作人员进行病案质量检查，包括对病案的完整性、准确性和逻辑一致性进行审核和监控；定期进行病案质量评估和改进，以提高病案质量。

为了有效实施质量控制，医院信息管理人员可以采取以下方法。首先，建立质量控制的工作流程和标准操作规程，明确工作责任和流程，确保质量控制的连续性和一致性。其次，加强对医务人员的培训和教育，提高他们对质量控制的认识和重视程度。此外，引入信息化技术支持，通过信息系统的建设和应用，提高质量控制的效率和准确性。最后，定期进行工作评估和总结，及时发现和解决质量控制中存在的问题和困难，不断改进工作方法和流程。

尽管目前医院质量控制已经取得了一定的成果，但仍然存在一些问题和挑战。首先，质量控制工作的监督和指导力度不足，导致质量控制效果不理想。其次，医务人员参与质量控制的积极性和主动性有待进一步提高，他们对质量控制的理解和认识程度有待加强。此外，医院病案管理中的信息化建设还存在一些瓶颈和难题，需要更好地整合和利用信息技术来支持质量控制工作。

质量控制是医院统计管理中不可忽视的一个环节。医院信息管理人员在质量控制的工作中发挥着重要的作用，他们需要制定合理的策略和规程，加强监督和指导，引入信息化技术支持，并持续改进和创新。通过优化质量控制工作，可以提高医院病案管理的质量和效率，为医院信息管理的实施提供有力的支持。

（五）外部数据报告和合规性

医院在进行统计分析和报告工作的同时，还需要关注各种外部数据报告和合规性要求。外部数据报告包括向相关政府部门、卫生行政管理部门、卫生领导机构等提交的各类统计报表，例如年度报告、季度报告、月度报告等。合规性要求是指医院必须按照法律法规和相关规定进行统计工作，确保统计数据的真实、准确和完整。

在进行外部数据报告和合规性工作时，医院需要明确责任分工，确保报表的准备和提交工作按照规定流程进行。首先，需要制定相关的工作流程和标准操作规程，明确各个环节的责任人和工作内容。其次，医院需要设定报表的工作目标和指标，确保报表的准确性和时效性。同时，医院还需建立健全数据收集和整理机制，确保所提交的报表数据的完整性和准确性。

对于合规性要求，医院需要关注法律法规和相关规定的变化，及时更新相应的工作流程和操作规程。医院还需加强对医务人员的培训，提高其对医院统计工作的法律法规和合规性要求的理解和认知。此外，医院还需要加强与外部部门的沟通和合作，确保医院的统计报表符合外部要求，并及时进行报送。

在实施外部数据报告和合规性工作中，医院还应重视持续改进和创新。医院可以借助信息化技术，优化统计工作流程，提高数据收集和整理的效率，并保障报表的准确性和时效性。医院还可以利用数据分析工具，对报表进行深入的统计分析，挖掘数据中的价值和潜力。此外，医院还可以充分利用互联网和社交媒体等新兴渠道，扩大报告的影响力和传播范围，提高医院的知名度和形象。

外部数据报告和合规性是医院统计管理工作的重要方面。医院在进行外部数据报告和合规性工作时，需要制定相应的工作流程和操作规程，设定工作目标和指标，建立数据收集和整理机制，加强与外部部门的沟通和合作，同时重视持续改进和创新。通过合理的组织与管理，医院可以确保外部数据报告的准确性和时效性，以及合规性要求的满足，为医院统计管理工作的有效实施提供支撑。

二、医院统计管理工作

（一）设定工作目标和指标

在医院统计管理工作中，设定工作目标和指标是实现高效管理的重要一环。通过设定明确的工作目标和指标，可以使医院统计管理团队明确工作方向，同时也能够衡量和评估工作的完成情况，为后续的持续改进提供有力支持。

（1）设定工作目标是医院统计管理工作的基础。通过设定工作目标，可以明确统计管理团队需要达到的结果和成果，为全体成员提供一个统一的奋斗目标。这样，工作中的各项任务和工作计划都可以围绕工作目标进行制定和落实，以确保医院统计管理工作朝着正确的方向不断推进。

在设定工作目标时，需要充分考虑医院的整体战略和目标，将医院统计管理的工作目标与医院的整体目标相衔接，保证统计管理工作的有效支撑和对医院发展的直接贡献。例如，在设定工作目标时，可以考虑到提高数据质量、提升统计分析能力、优化统计报告和提高外部数据报告合规性等方面的目标，以满足医院对数据和统计信息的需求，为医院管理决策提供科学依据。

（2）设定工作指标是实现工作目标的具体手段和标准。通过设定明确的工作指标，可以对工作任务和绩效进行量化，便于统计管理团队对工作的进展和成果进行监控和评估。

在设定工作指标时，需要考虑到指标的可操作性和可衡量性。指标应该是具体的、可量化的，能够反映出统计管理工作的主要内容和效果。例如，可以通过设定统计数据采集的规模和时效、统计分析结果的准确性和及时性、统计报告的清晰度和完整性等指标，来评估统计管理团队的工作效果和绩效水平。

与此同时，设定工作指标还应该具备挑战性和可持续性。指标不仅应该能够激励统计管理团队积极工作，还应该具备一定的可持续发展性，能够引导和促进统计管理工作的不断改进和创新。因此，在设定工作指标时，需要平衡工作目标的实现与团队成员的能力和资源情况，确保指标的合理性和可行性。

总体而言，通过设定明确的工作目标和指标，可以推动医院统计管理工作朝着正确的方向不断发展，并为医院的改进和创新提供有力支持。在设定工作目标和指标时，需要充分考虑医院的整体战略和目标，同时也要确保指标的可操作性和可衡量性，以及挑战性和可持续性，从而实现高效的统计管理工作。

（二）建立工作流程和标准操作规程

在医院统计管理工作中，建立工作流程和标准操作规程是至关重要的一环。通过建立明确的工作流程和标准操作规程，可以确保医院统计管理工作的有序进行，提高工作效率和数据质量，并减少错误和遗漏的发生。

（1）建立工作流程有助于规范医院统计管理工作的各个环节。在医院统计管理工作中，涉及数据收集、数据整理、统计分析、统计报告等多个环节，一个清晰的工作流程可以将这些环节有机地组合起来，形成一个有序的工作流程。例如，工作流程可以规定数据收集人员在收集数据之前需要进行调研和准备工作，数据整理人员需要按照一定的标准对数据进行整理和归档，统计分析人员需要使用合适的统计方法进行数据分析，等等。通过建立明确的工作流程，可以确保各个环节的工作有序进行，避免工作中的混乱和错误。

（2）建立标准操作规程有助于提高医院统计工作的一致性和准确性。标准操作规程是指对于每个具体的工作环节，确定明确的操作步骤和质量要求。例如，在数据收集环节，可以制定标准的数据采集表格和采集步骤，明确数据采集的时间、地点和方法；在数据整理环节，可以制定标准的数据整理和归档规范，确保数据的合理分类和存储；在统计分析环节，可以制定标准的统计分析方法和质量要求，确保统计结果的准确性和可靠性。通过建立标准操作规程，可以减少工作中的主观因素对结果的影响，提高统计工作的一致性和准确性。

与此同时，建立工作流程和标准操作规程还有助于提高医院统计工作的可追溯性。在医院统计管理工作中，数据的准确性和可信度非常重要。通过建立工作流程和标准操作规程，可以对每个环节进行记录和追踪，确保工作的可追溯性。例如，通过记录数据收集的时间、地点和方法，可以追溯数据的来源和采集过程；通过记录数据整理和归档的规范，可以追溯数据的存储位置和归档过程；通过记录统计分析的方法和质量要求，可以追溯统计结果的可靠性和有效性。通过建立工作流程和标准操作规程，可以提高数据的可追溯性，为数据的使用和分析提供有力支持。

总体而言，通过建立明确的工作流程和标准操作规程，可以规范工作流

程、提高工作效率和数据质量，减少错误和遗漏的发生，并提高数据的一致性、准确性和可追溯性。因此，医院统计管理工作人员应该重视建立工作流程和标准操作规程，在实践中不断完善和改进，为医院信息管理工作的高效实施提供支持和保障。

（三）管理数据质量和安全

数据质量的管理是为了确保收集的数据准确、完整、一致和可靠，以保证数据的有效性和可信度。数据安全的管理是为了防止未经授权的访问、使用、修改和泄露，以保护医院的数据资产和患者的隐私。

在管理数据质量方面，建议医院制定数据管理政策和标准，明确各项指标和要求。通过建立数据收集和整理的流程，规范数据录入和清理的方法，保证数据的准确性和一致性。医院还应加强对数据来源和数据采集方法的监控，确保数据收集的合法性和可靠性。医院需要建立数据质量评估的机制，定期对数据质量进行检查和评估，并及时采取措施进行纠正和改进。

在管理数据安全方面，建议医院建立信息安全管理制度和操作规程，明确各类数据的安全等级和访问权限。医院应加强对数据的加密和备份，确保数据在传输和存储过程中的安全性。医院应加强对数据访问控制和身份认证的管理，严格控制各类用户的访问权限和操作权限，确保数据的保密性和完整性。医院还应加强对系统和网络的安全监控，及时发现和应对潜在的安全威胁和风险。

在医院统计管理工作中，管理数据质量和安全是非常重要的任务。医院应制定相关的政策和规程，建立相应的管理机制和安全措施，加强数据质量和安全的监督和管理。通过合理的数据管理和安全措施，可以提高数据的质量和可靠性，保障数据的安全和合规性，为医院的统计工作提供有效的支持和保障。同时，医院还应重视数据安全教育和培训，提升医院工作人员的安全意识和能力，构建良好的数据管理和安全文化。

（四）持续改进和创新

探索医院信息管理工作中的持续改进和创新，可以帮助医院提高信息管理的效率和质量，同时也能够推动医院向数字化转型。

首先，持续改进是医院信息管理工作不可或缺的一部分。在现今快速发展的信息时代，医院面临着不断变化的技术和需求，因此，医院信息管理工作需要不断调整和改进，以适应新的情境和挑战。持续改进可以通过不断地对信息管理工作流程进行优化和改良来实现。例如，医院可以引入新的技术和工具，如自动化系统和人工智能，来提高信息管理的效率和准确性。此外，医院还可以定期进行工作评估和总结，通过收集反馈意见和经验教训，及时调整和改进信息管理的工作流程。

其次，创新是医院信息管理工作的重要推动力。创新可以从多个方面实现，例如在信息系统的开发和管理上进行创新，以提供更加先进和灵活的系统来支持医院的信息管理需求。此外，医院还可以在数据管理和分析方面进行创新，如应用大数据分析和数据挖掘技术来挖掘和利用医院数据中潜在的价值。创新还可以体现在医院对于信息管理工作模式和组织结构的改变，如引入新的角色和职责来适应信息管理领域的变化。

在持续改进和创新过程中，医院信息管理工作人员发挥着重要的作用。他们需要具备良好的学习能力和创新意识，不断更新知识和技能，以适应信息管理领域的变化。此外，他们还需要具备团队合作和沟通能力，与其他部门密切合作，共同推动信息管理工作的持续改进和创新。

总之，持续改进和创新是医院信息管理工作的关键要素。通过研究医院信息管理的实践，可为医院信息管理工作提供行为指南，为医院信息管理工作人员提供参考和借鉴，帮助他们有效地推动信息管理的持续改进和创新。通过不断地改进和创新，医院能够更好地利用信息技术和数据，提升医疗服务的质量和效率，为病患提供更好的医疗体验。

三、实践及感悟

医院统计工作是医院信息管理中不可或缺的一环。第一，医院的统计工作需要根据不同的需求来设置目标和指标。例如，医院在内部管理方面可能关注病床使用率、手术成功率等指标，而在外部数据报告和合规性方面则可能关注医院的合法性、合规性等指标。通过确定工作目标和指标，医院能够更好地衡量自身的工作绩效，并制定相应的工作策略。

第二，医院的统计工作需要明确的流程和规程来保证数据的准确性和一致性。工作流程应该包括数据收集、数据整理、数据分析和统计报告等环节，并确保每个环节都符合一致的标准操作规程。通过建立明确的流程和规程，医院能够更好地管理统计工作，提高工作效率，并减少错误和误解的发生。

第三，持续改进和创新是医院统计工作的核心要素。医院统计工作需要

不断地改进和创新，以适应医院管理环境的变化。医院可以通过引入新的技术和方法，提高统计工作的效率和准确性。例如，可以使用数据分析软件和统计模型来帮助医院进行数据分析和报告，以及使用新的数据收集方法和技术来改善数据质量和准确性。此外，医院还应不断总结和评估统计工作的经验教训，以提出改进和创新的建议。

总之，首先，医院统计工作需要进行系统性的规划和管理，包括设定工作目标和指标、建立流程和规程、管理数据质量和安全等方面。其次，医院统计工作需要与其他部门紧密合作，共同推动医院的发展和改进。最后，持续改进和创新是医院统计工作的关键，需要不断地学习和适应新的技术和方法，以提高统计工作的效率和准确性。

第三节　医院病案管理

一、医院病案管理工作职责

（一）病案质量管理

病案作为医院记录患者诊疗信息的重要文件，其质量直接关系到医院的医疗质量和患者的医疗安全。病案质量管理的职责包括确保病案的完整性和准确性。在病案管理的过程中，应确保病案的记录完整，不遗漏任何重要信息，同时要保证病案中的信息准确可靠。这需要医院信息管理人员加强对病案管理过程中的各个环节的监督和控制，确保信息的录入、编码和审查工作的准确性。

病案质量管理职责还包括对病案质量进行评估和改进。医院应建立完善的病案质量评估机制，通过定期对病案的质量进行评估，及时发现和解决病案质量问题。评估结果应及时进行反馈，给予相关医务人员针对性地培训和指导，以提高病案质量。

此外，病案质量管理还要注重病案隐私与保密的工作。医院应加强对病案信息的保护，确保患者隐私的安全性。在病案管理的过程中，医院应建立严格的病案查阅和使用规定，严格控制查阅病案的权限，避免患者个人信息的泄露。

（二）病案审核与编码

病案审核与编码是医院病案管理中至关重要的一环，要确保医疗记录的准确性和完整性，并为医院的统计和研究提供可靠的数据支持。

病案审核与编码的工作职责包括对病例进行详细审核，确保医疗记录的准确性。病案审核人员需要仔细查阅医疗记录，对患者的病情、治疗过程进行了解，同时确保医疗记录中的诊断和治疗操作符合规定和标准。此外，他们还需要对医疗记录进行质量检查，确保医疗记录的完整性和规范性，避免遗漏重要信息。

病案审核与编码的关键任务是对患者的诊断和治疗操作进行编码。编码是将医疗记录中的诊断和治疗操作转化为特定的编码系统，如国际疾病分类（International Classification of Diseases，ICD）编码系统。通过编码，可以将医院的医疗数据转化为统计数据，为医院的决策和规划提供依据。因此，编码的准确性和完整性对于医院的统计工作和研究非常重要。

在进行病案审核与编码的工作时，需要根据相关的法律和规定进行操作，遵循病案审核规范以及编码准则，确保医疗记录的审核和编码工作符合规定和标准。此外，还需要保护病案的隐私和保密，确保患者的个人信息得到妥善处理和保护。

通过对病案的详细审核和准确编码，可以提高医疗记录的质量和准确性，为医院的统计和研究工作提供可靠的数据支持。

（三）病案隐私与保密

在医院病案管理工作中，病案隐私与保密是非常重要的一项工作职责。病案包含了患者的个人隐私信息，如姓名、身份证号码、联系方式、疾病诊断、治疗方案等，这些信息具有极高的保密性和私密性。

为了保护患者的隐私权益，医院需要制定明确的病案隐私保密政策和相关的操作规程。首先，医院需要建立完善的病案隐私管理制度，明确责任人员和工作流程。责任人员应该具备良好的职业操守和道德素质，严守保密承诺，未经患者授权或相关法律法规许可，不得泄露患者隐私信息。

其次，医院需要加强对病案隐私信息的物理安全和网络安全保护。病案应存放在特定的安全地点，如专用病案室，且只有授权人员才能访问。对已经纸质化的病案，应采取必要的措施防止遗失、被盗窃、意外破坏等情况发生。对于电子病历，应采用严格的权限控制和加密技术，确保只有授权人员才能查看和操作病案信息。

再次，医院还需要加强对病案隐私相关法律法规的宣传和培训，确保医务人员了解并遵守相关法规。医院应制订相关的培训计划和内容，定期对医务人员进行病案隐私保密知识的培训，增强员工的法律意识和隐私保护意识。

最后，对于违反病案隐私保密规定的行为，医院应采取相应的纪律处分措施，包括警告、记过、记大过等，严肃处理泄露患者隐私信息的行为，维护患者的合法权益。

总之，医院应认识到病案信息的特殊性和敏感性，建立健全的病案隐私保密政策和操作规程，加强对病案隐私保密的物理安全和网络安全保护，加强医务人员的法律意识和隐私保护意识培训。只有这样，才能有效保护患者的隐私权益，促进医院信息管理的有效实施。

（四）病案教育与培训

医院病案管理工作人员需要具备专业的知识和技能，正确地处理和管理病案信息。病案教育与培训工作的开展对于提升医院病案管理的质量和效率具有至关重要的作用。

第一，病案教育与培训可以帮助医院病案管理工作人员提升专业知识和技能。随着医疗技术的不断发展和更新，病案管理工作人员需要及时了解新的病案管理政策、法规和要求，掌握最新的专业知识和技能。通过定期的病案教育与培训，可以帮助他们及时了解最新的病案管理知识，提升自己的专业水平。

第二，病案教育与培训可以提高医院病案管理工作人员的意识和责任感。医院病案管理工作涉及大量的个人隐私信息和重要的医疗数据，因此，工作人员需要具备高度的责任感和保密意识。通过病案教育与培训，可以加强对于病案隐私与保密的培训，增强工作人员的保密意识和责任感，减少信息泄露和数据丢失的风险。

第三，病案教育与培训还可以加强医院病案管理工作人员之间的协作和团队合作能力。医院病案管理通常需要多个部门和人员之间的协作和配合，比如与医生、护士和其他相关部门的合作。通过病案教育与培训，可以加强团队合作意识和沟通能力，提高工作效率和质量。

第四，病案教育与培训可以帮助医院病案管理工作人员了解病案管理的最佳实践和创新技术。随着信息技术的发展，病案管理工作也逐渐引入了信息化技术支持。通过病案教育与培训，可以帮助工作人员了解和掌握最新的病案管理技术和工具，提高工作效率和质量。

第五，在病案教育与培训工作中，需要制订相应的工作计划和培训方案，包括培训内容、培训方式和培训时间等。同时，还要注重培训效果的评估和反馈，及时了解工作人员的需求和意见，不断改进和完善病案教育与培训工作。

（五）参与病案质量评估与改进

病案质量评估与改进是医院病案管理工作中的重要职责和核心环节。通过对病案质量进行评估，可以及时发现和纠正存在的问题，提高病案质量水平。因此，医院病案管理工作人员应积极参与病案质量评估工作，包括对病案完整性、准确性和合规性等方面进行评估。

病案质量评估的结果对于医院病案管理工作的改进具有重要的指导意义。通过对病案质量评估结果的分析和总结，可以发现存在的问题和不足之处，并提出相应的改进措施和建议。病案管理工作人员应充分利用评估结果，不断优化病案管理工作流程，提高病案管理工作的效率和质量。

在参与病案质量评估与改进过程中，医院病案管理工作人员需要与其他相关部门进行密切合作。病案质量的评估和改进涉及多个环节和岗位，需要各个部门之间的协作和配合。医院病案管理工作人员应与医生、护士、编码员等相关人员进行及时沟通和协商，共同推动病案质量的提升和改进。

在参与病案质量评估与改进过程中，医院病案管理工作人员应加强自身的专业素养和知识储备。病案质量评估和改进需要具备一定的专业知识和技能，医院病案管理工作人员应不断学习和提升自身的能力，不断提高对病案质量评估和改进的理解和应用能力。

二、医院病案管理工作

（一）制定工作流程和标准操作规程

医院病案管理是医院信息管理的重要环节之一，其工作职责包括病案质量管理、病案审核与编码、病案隐私与保密、病案教育与培训以及参与病案质量评估与改进等方面。因此，在医院病案管理工作中，制定工作流程和标

准操作规程显得尤为重要。

第一，在制定工作流程和标准操作规程时，医院病案管理部门需要对工作中的各个环节进行详细的分析和梳理。通过对病案流程的细致了解，可以确定每个环节的工作内容、任务要求以及所需时间等方面的要求。同时，还需考虑不同环节之间的协作和衔接，确保整个流程的顺畅进行。

第二，在制定工作流程和标准操作规程时，还需充分考虑病案管理的特殊性和复杂性。医院病案管理工作涉及多个专业领域，需要不同专业人员的协作与配合。因此，在制定工作流程和标准操作规程时，应充分听取各岗位人员的意见和建议，并进行合理的调整和优化。

第三，在制定工作流程和标准操作规程时，还需考虑信息化技术的应用。随着信息化技术的逐渐普及和应用，医院病案管理工作已经实现了数字化和自动化。因此，在制定工作流程和标准操作规程时，应考虑信息化技术的支持，充分发挥其在病案管理中的作用。

第四，在制定工作流程和标准操作规程后，医院病案管理部门还需进行必要的培训和推广。通过培训和推广，可以使全体工作人员了解并熟练掌握新的工作流程和标准操作规程，提高工作效率和质量。

总之，通过制定工作流程和标准操作规程，医院病案管理部门可以明确每个环节的工作职责和要求，确保病案管理工作的高效进行。同时，制定的工作流程和标准操作规程还可以为其他医院提供参考和借鉴，促进医院病案管理工作的标准化和规范化。制定工作流程和标准操作规程是医院病案管理工作的重要保障，对于提升病案管理工作的质量和效率具有重要意义。

（二）量化工作任务与目标

量化工作任务与目标的设立，可以明确每个工作任务的具体要求与完成时间，并为医院病案管理的质量控制与改进提供明确的指导和衡量标准。通过分析医院病案管理的实践经验，探讨如何量化工作任务与目标，实现病案管理工作的科学化和高效性。

量化工作任务与目标的设定应该基于医院病案管理的实际情况和目标。首先，需要对医院病案管理的整体情况进行了解，包括病案数量、质量状况、管理流程等方面的数据分析。在此基础上，确定各项工作任务的量化目标，如每周完成病案审核和编码的数量、每月提交统计报告的时间等。同时，制定量化目标的衡量指标，以便及时进行结果评估和绩效考核。

在量化工作任务与目标的设定过程中，需要根据医院的实际情况和资源状况进行合理的安排。例如，考虑到医院规模和病案数量的差异，可以制定不同级别的工作目标，以满足不同医院的需求。此外，还需要充分考虑各种因素对工作目标的影响，如人员配备、技术支持、工作环境等，以确保目标的可实现性和合理性。

量化工作任务与目标的设定应该具备可操作性和可跟踪性。具体而言，应将量化目标细化为具体的工作任务，明确每个任务的要求和完成时间。同时，建议使用信息化技术支持，如病案管理系统和工作流程管理软件，对工作任务和目标进行跟踪和监控。这样，可以及时发现工作任务完成情况的异常，并采取相应的措施进行调整和优化。

量化工作任务与目标的设定不仅有助于提高医院病案管理的工作效率，也为病案管理工作人员提供了明确的工作要求和目标，增强了工作动力和责任心。此外，通过设定量化目标，还可以及时发现工作中存在的问题和难点，为病案管理的质量控制和改进提供依据。因此，在医院病案管理的实践中，量化工作任务与目标的设定是一项重要的工作，需要持续关注和改进，以提高医院病案管理的效能和质量。

（三）建立病案质量管理机制

在医院病案管理工作中，建立病案质量管理机制是非常重要的一项任务。通过建立科学、规范的病案质量管理机制，可以提高病案质量，确保医疗服务的安全性和有效性。

建立病案质量管理机制需要明确病案质量管理的目标和指标。医院应该根据相关政策法规和行业标准，确定病案质量管理的目标，如提高病案填写的准确性、完整性和时效性等。需要制定相应的指标，用于评估和监控病案质量的各个方面。

建立病案质量管理机制需要建立相应的工作流程和标准操作规程。医院应该制定详细的工作流程，明确各个环节的责任和权限，并建立标准操作规程，确保每个环节的操作符合规定。例如，在病案填写环节，可以制定详细的填写规范和要求，明确每个字段的填写内容和格式。

在建立病案质量管理机制的过程中，还应该注重数据质量和安全的管理。医院应该采取措施保障病案数据的准确性和完整性，如建立数据审核机制、进行数据校对和验证等。同时，医院还应该加强病案数据的安全管理，采取技术手段保护病案数据的机密性和完整性。

持续改进和创新也是建立病案质量管理机制的重要内容。医院应该不断

总结和分析病案质量管理的经验和教训，推动病案质量的持续改进。同时，还需要关注国内外的最新病案管理理念和技术，进行技术创新和应用推广，提高病案管理工作的效率和质量。

建立病案质量管理机制需要定期进行工作评估和总结。医院可以通过定期召开病案质量管理会议、开展内外部评估等形式，评估病案质量管理工作的效果和问题，并针对问题制订改进措施和计划。通过持续的评估和总结，不断提高病案质量管理水平，实现医院病案管理工作的优化和提升。

总之，建立病案质量管理机制是医院病案管理工作中的重要环节。通过明确目标和指标、建立工作流程和标准操作规程、加强数据质量和安全管理、持续改进和创新以及定期评估和总结，可以有效提高病案质量，确保医院病案管理工作的规范和高效。这也为其他医院信息管理工作人员提供了宝贵的经验和借鉴。

（四）引入信息化技术支持

引入信息化技术支持的目的是提高医院病案管理工作的效率和准确性。随着信息化技术的不断发展和应用，越来越多的医院开始意识到信息化对于病案管理工作的重要性，并积极引入信息化技术支持。

第一，信息化技术的引入可以极大地提高病案管理工作的效率。传统的病案管理工作需要大量的手工操作和纸质文档的处理，这不仅浪费时间，而且容易出现错误和遗漏。引入信息化技术后，可以通过建立电子病案系统，实现病案信息的在线录入、存储和管理。工作人员可以通过电子病历系统进行快速查找和检索，避免了烦琐的手工操作，减少了错误和遗漏的风险，提高了工作的效率。

第二，信息化技术的引入可以提高病案管理工作的准确性和质量。传统的病案管理工作容易出现数据错误和遗漏，对于病案的审核和编码也存在主观性和误差。通过引入信息化技术，可以实现病案信息的自动化录入和处理，减少了人工干预的机会，提高了数据的准确性和一致性。电子病历系统可以根据规定的标准和规范自动进行病案的审核和编码，减少了主观性判断的干扰，提高了病案管理工作的质量。

第三，信息化技术的引入还可以促进病案管理工作的信息共享和协作。传统的病案管理工作由于纸质文档的局限性，存在信息难以共享和协作的问题。引入信息化技术后，不仅可以实现病案信息的共享和协作，也可以便于不同部门之间的跨部门协调和合作。比如，医院的病案审核部门可以通过电子病案系统对病案进行审核，并与其他部门共享审核结果，实现协同工作。这不仅可以提高病案管理工作的效率和准确性，也能够加强不同部门之间的沟通和协作，提高医院整体的运行效率。

总之，引入信息化技术支持对于医院病案管理工作具有重要的意义和价值。通过引入信息化技术，可以提高病案管理工作的效率和准确性，提高工作的质量，促进信息共享和协作。因此，在医院病案管理工作中，应积极引入信息化技术支持，不断完善和优化医院病案管理工作的流程和方法，提高病案管理工作的水平和质量。

（五）定期进行工作评估和总结

医院病案管理是一个日常持续进行的工作，定期进行工作评估和总结对于提高病案管理质量和效率至关重要。

定期进行工作评估和总结可以帮助医院病案管理部门了解工作的进展情况、存在的问题及其原因，同时也可以发现工作中的不足之处，并及时采取相应的改进措施。在这个过程中，医院病案管理部门可以对病案管理工作进行全面分析，从而找到改进的方向和重点。另外，定期进行工作评估和总结还可以帮助医院与其他部门进行沟通和协作，实现跨部门合作，提高工作效率。

为了有效进行工作评估和总结，医院病案管理部门可以采取以下实践措施：

（1）制定工作评估和总结的时间节点和流程。医院病案管理部门可以根据实际情况确定评估和总结的频率，例如，每个季度或每半年进行一次评估和总结。在制定时间节点时也需要明确评估和总结的具体流程，包括数据收集、分析和报告等环节。

（2）收集和整理相关数据。医院病案管理部门可以从病案管理系统中获取所需数据，并进行分析和整理。这些数据可以包括病案管理的工作量、质量指标的达成情况、问题病案的处理情况等。

（3）对数据进行分析和比对。医院病案管理部门可以将当前的数据与之前的数据进行比对，对工作的进展情况进行评估。同时，还可以通过对数据的分析，找出工作中的问题和不足之处，为下一阶段的工作改进提供参考。

（4）制订改进计划和措施。根据工作评估的结果，医院病案管理部门可以制订相应的改进计划和措施。这些改进计划和措施可以包括对工作流程

的调整、对培训和教育的加强、对病案管理系统的改进等方面。

总之，定期进行工作评估和总结对于医院病案管理工作的有效实施非常重要。医院病案管理部门应制定相应的时间节点和流程，并通过数据分析和比对，找出工作中存在的问题和不足之处。然后，制订相应的改进计划和措施，不断推动病案管理工作的持续改进。通过这样的实践，医院病案管理部门可以提高工作质量和效率，同时也能为其他医院信息管理工作人员提供参考和借鉴。

三、实践及感悟

医院病案管理是医院信息管理中至关重要的一环，它负责病历文书的管理、病案审核与编码、病案隐私与保密、病案教育与培训等工作。病案质量管理的工作内容主要包括以下五个方面：

（1）建立规范的病案质量管理制度和工作流程。医院应根据相关的法律法规和规范性文件，制定病案质量管理的制度和流程，并将其纳入医院的质量管理体系中。同时，医院应建立相应的病案质量管理部门和人员，负责具体的病案质量管理工作。

（2）加强对病案质量管理人员的培训和教育。医院应加强对病案质量管理人员的培训和教育，提高他们的专业素质和工作技能。培训内容包括病案管理的基本理论知识、工作方法和质量标准等，以提升病案质量管理人员的综合能力和工作水平。

（3）引入信息化技术支持。病案质量管理工作也需要借助信息化技术来提高工作效率和质量。医院可以利用信息系统来实现电子病案管理，提高病案信息的准确性和可靠性。此外，还可以利用数据分析和挖掘技术，对病案质量进行监测和分析，发现病案质量问题并及时改进。

（4）加强与其他科室的合作。病案质量管理涉及多个科室和部门的合作，医院应加强与其他科室的沟通和协调，建立良好的工作协作机制。只有各个科室积极配合，才能确保病案质量管理工作的顺利进行。

（5）其他注意事项：①需要制定工作流程和标准操作规程，明确每一项工作的具体内容和责任人。例如，病案质量管理是医院病案管理的核心工作之一，它要求医院制定病案质量管理机制，对病案质量进行评估和改进。同时，医院还需要建立病案质量管理的数据指标和标准，通过量化工作任务和目标，提高工作效率和质量。②针对病案审核与编码工作的改进和优化建议：首先，医院应当加强对病案审核人员的培训和技能提升，提高他们的专业素质和工作水平。其次，医院可以引入信息化技术支持病案审核与编码工作，如电子病案管理系统，提高工作效率和准确性。此外，医院还可以建立病案审核与编码的质量管理机制，制定操作规程和标准，定期进行工作评估和总结，以确保工作的质量和准确性。③信息化技术的引入是必不可少的。通过引入信息化技术支持，可以实现病案数据的电子化和自动化处理，减少人为错误的发生。同时，信息化技术也可以提高数据的安全性和隐私保护，确保病案数据的完整性和保密性。④应定期进行工作评估和总结，以保证工作的持续改进和创新。通过总结工作中的经验和教训，可以发现工作中存在的问题并提出合理的改进措施。同时，还需要与其他相关部门进行密切合作，共同推进医院病案管理工作的优化和创新。

在实践中，医院病案管理工作人员在参与病案质量评估与改进过程中也面临一些困难和挑战。例如，病案质量评估的标准和方法不统一，存在一定的主观性；病案质量改进的成效难以评估和量化等。针对这些困难和挑战，医院病案管理工作人员应不断探索和总结经验，不断改进评估和改进方法，提高病案质量管理工作的科学性和有效性。

第七章　医院后勤管理

第一节　医院安全保卫管理

一、医院安全保卫工作职责

（一）保卫科工作职责

医院保卫科在医院的领导下，负责医院安全保卫的全面工作，具体包括安保、消防、危化品、礼堂及安全生产等的管理工作，确保医院医疗、科研、教学等各项工作的安全顺利开展。日常主要工作（包括但不限于）归纳如下：

（1）在院领导和上级公安机关的业务指导下开展工作。加强内保队伍建设，不断提高保卫人员政治素质和业务技能，充分发挥保卫组织的职能作用。

（2）积极开展安全保卫和遵纪守法的宣传教育，强化员工的安全观念，依靠群众做好“三防”工作。

（3）加强医院内部治安管理，预防和打击反革命和其他刑事犯罪分子的破坏活动。坚决同其他危害社会安定的行为作斗争，维护医院正常的工作和生活秩序。

（4）建立健全各种安全制度，完善安全教育的机制，布置检查落实各种防范措施。

（5）坚持“预防为主，专群结合”指导协同有关处室做好重要部位的安全防范工作。

（6）加强易燃易爆剧毒物品和放射性物品的管理，做好消防工作，消除各类治安火灾隐患。

（7）积极开展社会治安综合治理和“四五”普法教育工作。

（8）负责本单位的治安保卫工作和消防安全的管理工作。

（9）负责本单位节假日期间员工值班巡逻等工作的安排和组织实施。

（二）保卫科岗位设置及其职责

医院安全保卫工作按职责岗位划分主要由保卫科科长、保卫科专（兼）职消防管理人员、保卫科分队长、保卫科安保人员等组成，因此为切实落实医院安全保卫工作，建议责任到人对应出台相应岗位职责，以便于工作落到实处。

1. 保卫科科长岗位职责

（1）负责保卫科的全面工作，主持研究制订工作计划，及时上报总务部和公安机关，并认真组织实施。

（2）负责科室人员业务、政治学习工作，定期组织全科职工进行业务知识培训以及思想政治学习，强化科室人员业务能力和政治素养。

（3）组织制定有关治安、保卫、消防管理的规章制度，领导全科人员认真贯彻执行各项规章制度。

（4）充分学习调研，熟悉掌握本单位所有业务开展情况以及治安状况，能够识别重点隐患、敏感区域，提前预判与方案潜在安全隐患，及时派出解决。

（5）负责组织协助公安检察机关等政府部门，参与调查与侦破违法犯罪行为，加强警民协作，打击医院内各类违法犯罪事件。

（6）督促和检查本科各岗位职责任务的落实和完成情况，定期召开会议总结经验。

（7）负责组织全院各科室、部门以及全体职工，针对性开展防盗、防火、防安全事故的培训及安全教育工作，强化群防群治措施。

（8）根据医院治安形势，适时制定对医院实行各项治安管理的制度、规定并负责监督、检查、落实和考核。

（9）模范遵守规章制度，尽职尽责，坚守工作岗位。

（10）完成院领导及上级有关部门交给的其他工作。

2. 保卫科专（兼）职消防管理人员职责

（1）了解消防法规，熟悉医院消防安全状况并及时向上级报告。

（2）提请确定消防安全重点部位，提出落实消防安全管理措施的建议。

（3）实施日常防火检查工作，及时发现火灾隐患，按规定程序落实整改措施，做好相关记录。

（4）负责院内作业动火审批，以及对外单位、第三方服务人员进行消防安全教育工作，并开展日常巡查检查。

（5）熟悉各类消防设备设施、器材的使用方法，负责对全院灭火器材、消防安全设备设施以及标识的巡查和维保工作。

（6）负责对全院的消防安全管理工作建立台账、档案，开展日常巡查，并记录并形成工作日志，不定期对医院消防设备设施进行维护保养，及时更换过期失效消防器材。

（7）负责编制医院消防应急预案，指导相关科室部门开展消防安全紧急疏散和灭火演练工作。

（8）劝阻和制止违反消防法规和消防安全管理制度的行为。

（9）完成医院明确的其他消防安全管理工作，接受公安消防部门的指导和监督。

3. 保卫科分队长职责

（1）在保卫科长的带领下，做好安全保卫工作，确保责任区内的安全。

（2）努力学习政治理论和业务知识，不断提高自身素质和业务水平，全面掌握综合治理、治安保卫、消防安全方面的业务知识和技能。

（3）明确守护任务和目标，做好防范工作，密切注视本辖区内社会治安情况。

（4）认真做好消防人员的预防工作，及时查处消防隐患，并督促整改。

（5）协助保卫科长制订单位安全保卫、值班计划，并组织具体实施。

（6）协助公安机关侦破政治案件、重大刑事案件，查处治安案件。

（7）负责检查、指导、督促安保人员履行本岗位职责，切实做好职责范围内的各项工作。

（8）负责安保人员的岗位培训及日常管理工作。

（9）定期召开队务会，传达上级的指示精神和医院的各项规章制度，检查、监督贯彻和落实情况。

4. 保卫科安保人员职责

（1）严格遵守国家法律、法令、医院的规章制度。

（2）服从命令，尽心尽职，坚守岗位，提高警惕，一切行动听指挥。

（3）保守医院和住户合法的秘密，严守保卫科工作秘密。

（4）廉洁奉公，遵纪守法，不贪污受贿，不包庇坏人，不陷害好人。

（5）文明执勤，礼貌待人，办事公道，竭诚为医院服务，不耍特权，不刁难、打骂、欺压群众。

（6）团结战斗，机智勇敢，不贪生怕死，勇于同违法犯罪分子作斗争。

（7）尊重领导，服从管理，团结同事，爱护集体。

（8）艰苦奋斗，厉行节约，爱护装备器材和公物。

(9) 认真学习业务知识，积极参加技能训练，熟悉装备器材性能，提高工作效率，保证服务质量，不断积累工作经验，提高自身素质。

(10) 保护医院和工作人员的财产安全，维护医院工作的正常进行和生活区的秩序。

二、医院安全保卫工作

医院安全保卫工作开展主要依据《中华人民共和国消防法》《中华人民共和国国家安全法》《中华人民共和国治安处罚法》《企业事业单位内部治安安全保卫工作条例》等规定，目的是保护医院财产和职工人身、财产安全，以及维护医院正常的医疗秩序。在国家法律法规、政策范围内，医院内部组织开展医疗服务安全管理、要害部位安全管理、消防安全管理、守卫及警卫目标安全管理和内部防范管理等工作。

医院安全保卫工作宜贯彻“预防为主、确保重点、打击犯罪、保障安全”的方针，落实“严肃认真、周到细致、稳妥可靠、万无一失”的要求。

（一）医院的安全保卫工作原则

(1)“一岗双责、党政同责、部门负责、齐抓共管、群防群治”的原则。

(2)“管行业必须管安全，管业务必须管安全，管生产经营必须管安全”和“谁主管谁负责”的原则。

(3)“人防、物防、技防”相结合的原则。

（二）医院安全保卫工作任务

(1) 对职工进行防破坏、防恐怖、防盗窃、防火灾、防灾害事故的教育和法制教育，不断增强其安全意识和遵纪守法意识。

(2) 认真开展医院安全综合管理和安全保卫工作，确保医院各项任务安全顺利进行。

(3) 认真落实安全管理制度和重点区域防范措施，及时组织安全检查，发现问题，堵塞漏洞，消除隐患，确保安全。

(4) 落实消防安全法规和规章制度，确保医院消防安全符合规定，防止火灾事故发生。

(5) 深化社会治安综合治理，营造良好的内部安全环境。建立健全责

任机制，实行各级领导责任制、部门责任制、岗位责任制和员工责任制，把安保工作责任和任务落实到基层和岗位责任人。

（三）安全保卫工作组织架构

医院在开展安全保卫工作时应建立清晰的组织机构，实行分级管理责任制。通常院长为第一责任人，对医院的安全保卫工作全面负责；班子其他成员为副组长，对分管范围内的安全生产工作负领导责任；各部门负责人为安全保卫工作领导小组成员。领导小组办公室设在安全保卫部门（或总务部），安全保卫部门（或总务部）负责人兼任办公室主任。

安全保卫部门（或总务部）是医院安全保卫管理工作的职能部门，对医院安全工作进行管理，并组织、指导、监督各科室、部门具体开展安全防控工作。各科室负责人是科室安全保卫工作第一责任人，科室责任人对科室的安全保卫工作负责，科室安全员和员工对治安工作有积极参与管理和监督的权利与义务。

建立起清晰的组织架构后还应进一步制定各层级工作职责。院长是医院安全保卫工作第一责任人，对医院的安全保卫工作负全面责任。

分管院领导具体负责领导、管理医院安全保卫工作。其职责可以是：

（1）组织制定安全保卫工作规划、计划，并批准实施。

（2）保障安全保卫工作经费落实。

（3）组织查处医院违反安全保卫规定的行为和事件。

（4）负责保卫队伍建设，检查指导工作。

（5）完成院长委托的其他安全保卫工作事项。

（四）安全保卫部门工作职责

保卫部门是医院安全保卫工作的归口管理部门，其主要职责可以是：

（1）贯彻落实党和国家有关政策和法律法规、安全保卫管理条例、消防保卫规定以及上级主管部门的要求。

（2）制定医院消防安全保卫工作制度、规定、章程，以及规划医院消防安全保卫工作计划，落实医院安全生产决策和部署。

（3）组织开展医院安全保卫各项工作，落实防伤害、防火、防盗抢、防爆炸、防破坏、防诈骗及防窃密等治安防范措施。

（4）制止并处置发生在本单位的治安事件，调解、疏导单位内部纠纷，协助公安机关查处发生在医院内部的刑事案件和治安案件。

（5）预防和制止违法犯罪行为，维护医院内部稳定。

（6）组织协调医疗服务过程中的安全保卫工作。

（7）负责治安保卫重要部位及易燃、易爆、剧毒、放射性等危险物品安全管理。

（8）组织落实安全保卫措施，指导、督促安全保卫防范设施的建设和维护。

（9）开展治安情报信息、敌情、社情动向的调查研究工作，掌握内部治安动态和社情动向，及时处置、排除不安定因素，维护单位内部治安和政治稳定。

（10）及时向公安机关报告发生在医院内部各类案件，并保护好现场。

（11）组织检查消防安全责任制、岗位防火责任制落实情况，并提出奖惩建议。

（12）组织检查医院义务消防队建设、管理和应急预案执行情况。

（13）组织消防安全检查，及时研究处理涉及消防安全的重大问题。

（14）开展安全保卫、防火知识教育培训，总结推广治安、消防管理先进经验，对先进集体、个人提出奖励意见。

（15）完成院领导和上级主管部门交办的安全保卫工作事项。

（五）医院其他部门的安全保卫职责

医院各科室、部门，作为自己部门的第一责任人，应根据本单位的具体情况落实防火、防盗、防破坏、防泄密的措施，其主要职责可以是：

（1）各科室应成立以科主任为组长的治安保卫小组，负责本科室安全保卫工作。治安保卫工作应与业务工作同计划、同布置、同检查、同考核、同奖惩、同记录。

（2）经常开展社会主义法制和安全保卫工作的宣传教育，增强员工的法制观念和自觉维护本单位治安秩序的意识。

（3）科室录用的外来务工人员均应先到医院总务部保卫科按规定登记备案，并进行治安消防培训，经考核合格后方可上岗。

（4）科室的值班人员在完成业务工作的同时，必须时刻注意本单位的安全情况，如发现异常，应及时报告总务部保卫科。

（5）临床科室应对本科室住院病员进行住院期间防火、防盗及探视等制度的宣传。

(6) 科室保管、使用的贵重精密仪器、设备及毒麻药品、放射性元素，应落实专人、专柜保管，严格执行交接登记制度。

(7) 存放贵重精密仪器、设备、毒麻药品或放射性物质的房间应加固门窗，实行双人双锁管理；存放贵重物资集中的库房应增设安防设施。

(8) 科室内发生刑事、治安案件时，应立即向总务部保卫科或拨打110报警，并保护好案发现场。

(9) 及时调解、沟通本科室员工参与的医疗和民事纠纷，化解各类矛盾，维护本科室正常的就医秩序。

(10) 各科室主任应教育职工正确使用计算机，不得利用计算机网络下载、发布可能影响医院信息网络安全的文件以及影响医院声誉或危害国家安全的任何信息。

(11) 医院重点要害单位、涉密单位、重要岗位，一律不得录用有违法犯罪记录的人员。

(12) 认真贯彻落实《医院消防安全管理职责》，落实本部门（科室）防火工作。

（六）安保防卫制度

安全保卫防范制度，制度可以明确医院安全保卫防范工作应在院党委领导下，由总务部保卫科具体负责。医院在与各部门、科室签订《安全目标责任书》，确定各部门、科室领导为该部门、科室安全工作第一责任人，部门各级员工各自承担其职责范围内的相应安全责任。要充分认识安全保卫工作的重要性，把安全保卫防范工作摆到重要位置。经常对职工进行安全防范教育，广泛地开展群众性安保工作。

各科室、部门安全保卫的第一责任者，负责教育员工增强责任意识和安保意识。各科室医务人员值班期间要增强责任心，坚守岗位、忠于职守，要注意检查公共区域安全情况，一旦发现安全隐患问题及时解决处理，特殊情况及时向总务部保卫科或主管领导报告。

医院保安人员作为医院安全保卫工作的执行者，在整改安全保卫工作中更是充当排头兵、桥头堡作用，因此必须明确其岗位制度，并要求其以身作则，守护好医院安全保卫第一道关卡，身为安全保卫工作岗位人员，应遵守国家的法律法规、法令，严格遵守医院及保卫科的各项规章制度。坚持原则，严守机密，团结协作，共同做好医院安全保卫工作。认真落实岗位责任制，坚守指定的岗位，坚持“谁在岗，谁负责”的原则，未经批准，不得擅自离岗、串岗或换岗，在岗位上不做任何与工作无关的事情。严禁酒后上班和上班饮酒，吃饭时间不能超过三十分钟。

保安员上岗期间，必须按医院规定统一着装，着装佩戴要整洁，严禁制服、便服混穿；使用礼貌用语，遇到患者及来访者时必须做到让道、微笑、问好，必要时主动给予帮助。上岗期间保持良好的站姿、坐姿、抬头挺胸、不得弯腰驼背、袖手、叉腰和倚靠任何东西，或搭讪闲聊、手插裤袋等不雅动作。认真做好防火、防盗、防抢、防暴等工作，确保院内财物和人员的安全。熟悉医院消防安全、突发事件等应急处理流程，果断处理岗位发生的问题，发现可疑人员和异常情况要立即进行盘查和监控。遇火警或其他突发事件必须全力投入现场抢救保卫工作，严禁借故逃避。履行职责，当患者、家属、来访者、员工生命财产安全受到威胁时，要机智、灵活、妥善地采取措施，全力保护患者、家属、来访者、员工的生命财产安全。

如遇突发事件迅速到位（原则上接报后 2 分钟内到现场），及时处理，按程序上报。在医院发生医患纠纷时，积极上前劝阻患者家属辱骂殴打医务人员现象，防止伤医事件，不得推诿或不作为。在劝阻的同时注意保护自身安全，同时也不能殴打辱骂患者一方。

出入口安全保卫岗位应落实好安检工作，严禁将易燃、易爆、剧毒、管制刀具、枪支等违禁物品带入医院内；在上下班高峰期负责指挥车辆出入，严禁车辆在大门口乱停放和做生意人摆摊设点。医院物资（大件物品）被携带出院时，必须凭借监管部门/科室开具的《物品放行条件》，经保卫科核实与实物一致后才可放行。

严格执行交接班制度，认真做好交接班前的检查、填写当日值班情况记录，对值班时发生处理的事件要移交清楚，发现问题及时汇报。严格遵守医院和保卫科各项规章制度，不旷工、不迟到、不早退、不擅自替换班；严禁酗酒、赌博等；工作时遵守医院控烟规定，不看书报、玩手机、吃零食等；当值时间严禁打闹、私自离岗。对破坏医院形象和声誉的行为及时果断制止并立即上报。发生突发应急事件时主动负责控制维护主要通道出入口的秩序。服从领导工作分配和指挥，学习掌握岗位职责要求、业务技能和工作程序。

在落实好人员岗位职责后，执行是关键，日常工作中除固定重点区域设岗外，还应建立完善的治安巡查制度，医院安全巡查主要包括治安巡查以及消防安全巡查，在夜间巡查期间还可以检查各楼层灯光、门、窗、空调等是否按要求关闭。加强对医院重要部位（电梯、楼道、卫生间、办公室、库房、配电室）巡查力度，每天巡查不得少于 8 次。发生应急事件时负责控制大楼楼梯口或医院大门。

（七）安防监控管理

安防监控系统作为医院安全保卫工作的重要工具，也应建立起较为完善的使用管理制度。制度明确工作人员应严格按照监控系统操作使用手册的规定操作和使用，加强监控室岗位培训，提高工作人员的理论水平和业务素质，熟练掌握监控系统的性能和操作技术。监控室值班人员应严格按照操作规程使用，爱护和管理好监控室的各项装配和设施，不得随意拆装设备，确保监控系统正常运作。监控室值班人员不得擅自改动监控设备内部配置、连接方式、软件参数和密码，不得使用来历不明的软件、光盘及移动设备。任何人不得随意调整摄像机方位及角度，不得无故调试或关闭监控设备和监控系统，禁止私自安装影响监控系统正常运行和安全的程序及软件。建立监控设备系统的日常检查、检修和维修制度。监控设备系统发生故障时，监控室值班人员要做好记录，及时上报上级领导，通知相关维修人员排除故障，保证监控设备系统的安全运行。做好视频监控系统的日常维护工作，确保监控画面质量清晰，监控视频数据保存备查期限不少于 90 天。不得擅自删改、故意隐匿、毁弃留存期限内的监控视频图像原始信息记录。

安防监控室作为医院安防重要场所，其内容资料涉及人员以及安全保密信息，也应制定对应的保密准则。严禁无关人员进入监控室，随意使用室内监控设备和操作监控系统。监控室值班人员必须具有保密意识，监控的范围、监控设备的布防方案、用户入网口令及密码严禁外传。不得在监控室以外的场所议论有关监控视频的内容，发现个人隐私情况的，必须认真、恰当处理并严格保密。监控过程中获取的违法人员活动或重要事件的视频信息须备份存档，未经医院主管领导批准禁止查阅、复制、泄露或销毁。医院员工和外部人员需到监控室查看监控录像或调阅有关资料的，必须经总务部领导签字同意后方可进入监控室查看，禁止私自翻拍监控视频画面和备份监控数据。经批准需要拷贝监控数据、视频录像等资料时，由保卫科指定专人进行操作，并记录在册、建立档案。经医院主管领导同意，配合行政主管部门、国家安全机关、公检法等国家机关和政府部门，依法查询调用监控视频资料，所查内容不得泄露或擅自向外散布。

针对医院突发应急安全事件，应明确制定紧急事故处理制度，并要求全院职工熟悉并遵照执行。保护医院患者和全体员工的生命财产安全是每位员工的职责，如遇紧急突发安全事件必须立即报告并积极协助保卫部门和相关人员排除险情。当紧急意外情况发生时，全体员工必须服从现场最高职务领导指挥，通力合作，发扬见义勇为、奋勇献身的精神，全力保护医院财产及人员的生命安全，保证医院的正常经营。

三、实践及感悟

医院的安全保卫工作是保障人民群众的生命财产安全的重要手段。医院作为提供医疗服务的机构，在开展医疗工作时涉及许多高风险的操作，比如手术、药物使用等。如果医院在生产过程中不严格控制风险，不加强安全管理，就会增加医疗事故的风险，给患者的生命安全带来威胁，甚至可能导致患者的死亡。如果医院的安全管理不到位，导致医疗事故频发，不仅会破坏人民的信心，损害医院的声誉，还会引起大量的社会不满情绪，甚至引发社会不稳定。因此，加强医院安全生产，提高医疗质量和服务水平，对于维护社会稳定至关重要。

通常医院在建立好完善的安全保卫组织架构以及安全保卫制度后，安全生产保卫检查、巡查才是防止和减少生产安全事故的重要举措、立足之本。安全保卫检查要从细节做起，从小事抓起，每个单位经营方式不同，风险、隐患不同，如果安全保卫各项检查工作都能从小事、细节做到位，就能有效地开展安全生产，保一方平安。

在安全保卫工作实践中总结，安全检查通常可划分为：日常性检查、专业性检查、季节性检查、节假日前后的检查和不定期检查。

（1）日常性检查，即经常的、普遍的检查。可以根据医院实际情况针对全院一般每年进行 4 ～ 6 次；要求各部门科室每月至少进行一次；各专业技术班组每周、每班次都应进行检查；同时医院负责安全保卫岗位人员的日常检查应该有计划、针对重点部位周期性地进行。各级领导和各级安全生产管理人员应在各自业务范围内，经常深入现场进行安全检查，发现安全问题及时督促有关部门解决。

（2）专业性检查，是指医院针对特种作业、特种设备，特殊场所进行的检查，如电焊、气焊，起重设备、运输车辆、特种医疗设备、锅炉压力容器、辐射防护场所、易燃易爆场所等。

（3）季节性检查，是根据季节特点，医院为保障医疗秩序、安全生产的特殊要求所进行的检查。如春、秋季风大，要着重防火、防爆；夏季高温、多雨、多雷电，要着重防暑、降温、防汛、防雷击、防触电；冬季着重防寒、防冻；等等。

（4）节假日前后的检查包括节日前进行安全保卫工作（职工在重大节

假日期间，通常容易精力分散、麻痹大意）综合检查，节日后要进行遵章守纪的检查，等等。

（5）不定期安全保卫检查是指在重点项目实施前，建设中、交付后不定期进行的安全保卫检查，新装置、设备竣工及试运转时进行的安全保卫检查等。

医院安全保卫工作应始终贯彻“预防为主，防消结合”原则，在建立好完善的组织架构、规章制度后，应强化安全保卫检查，针对可能存在的安全保卫风险隐患提早干预、及时预防，从而做到避免或减少一般安全事故的发生，杜绝重大安全事故的发生，以及出现安全保卫问题时能够及时解决，从而保障人民群众生命财产安全。

第二节　医院房管基建工作管理

一、医院房管基建工作职责

（一）房管科工作职责

医院房管基建工作通常归属于房管科负责，在医院领导下，可根据自身实际情况划分职责，负责医院基建工程、住房租赁、房屋修缮、宿舍管理等日常管理及协调安排工作。日常主要工作（包括但不限于）归纳如下：

（1）基建工程，负责制定医院基建工程管理制度、规程，负责组织设计、施工、监理等相关单位，根据医院决策推进完成各项基建工程施工任务，全面负责医院基建工程安全、质量、进度。

（2）住房租赁，负责制定医院房屋租赁和物业外租管理制度、规程，牵头开展医院外租房屋项目考察、租赁、管理相关工作，负责医院自有物业出租及管理工作。

（3）宿舍管理，负责制定医院集体宿舍管理制度、章程，做好医院宿舍使用登记管理工作，定期组织人员对医院集体宿舍安全、住宿情况进行检查、督导。

（4）房屋修缮，负责组织安排医院房屋紧急抢修，日常修缮，绿植养护等工作，定期按照人员对医院环境、业务用房情况进行排查，及时消除安全隐患，整治院内环境。

医院房管基建工作职责按岗位划分主要由房管科科长、副科长、负责基建科员、负责住房科员等组成，因此为更好地落实医院房管基建管理工作，建议责任到人对应出台相应岗位职责，以便于工作落到实处。

（二）房管科岗位设置及其工作职责

1. 房管科科长职责

（1）基建工程。房管科科长是由医院指派院内基建工程项目的第一责任人，隶属医院总务部管理，负责院内所有基建工程的日常管理及安排协调工作。负责组织设计、施工、监理等相关单位，根据医院决策推进完成各项基建工程施工任务，全面负责医院基建工程安全、质量、进度。负责制定基建工程管理制度、规程，做好科室人员岗位设置及工作安排。负责基建工程全面协调工作，做好施工方与医院上级领导的沟通汇报工作。负责涉及医院基建工程的其他工作。

（2）住房租赁。负责制定医院房屋租赁和物业外租管理制度、规程。根据医院决策，牵头负责医院外租房屋项目考察、租赁、管理相关工作。根据医院决策，牵头负责办理医院物业外租事宜，并做好外租物业登记管理相关工作。

（3）房屋修缮。负责制定医院房屋修缮管理制度、规程。负责组织安排医院房屋紧急抢修，日常修缮，环境绿化维护工作。负责定期组织人员对医院环境、住房情况进行排查，及时排除安全隐患，整治院内环境。

（4）宿舍管理。负责制定医院集体宿舍管理制度、规程。负责集体宿舍人员住宿登记管理，定期组织人员对医院集体宿舍安全、住宿情况进行检查督导。

（5）医院及领导交办的其他工作。

2. 房管科副科长岗位职责

（1）协助房管科科长开展基建工程、住房租赁、房屋修缮、宿舍管理等日常管理工作。各项工作切实做到检查、整改、督促、落实。

（2）组织全科人员开展政治和业务学习工作，增强业务能力，提升服务质量水平；上传下达，遵规守纪，廉洁自律，模范带头，做出表率。

（3）协助完成科室业务管理制度、章程的制定及修订工作。

（4）组织定期对院内基建工程、零星修缮等施工现场安全生产巡查工作。

（5）组织定期对医院环境、住房情况进行排查，及时排除安全隐患，整治院内环境。

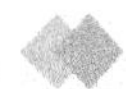

（6）定期对科室工作人员业务工作开展，资料信息归档等情况进行监督检查。

（7）联系对接其他职能科室，做好交叉业务的沟通协调工作。

（8）负责处理部门及分管院领导交办的其他工作。

3. 房管科基建科员岗位职责

（1）全面负责医院基建工程安全、质量、进度。

（2）负责协助房管科科长制定基建工程管理制度、规程。

（3）负责组织设计、施工、监理等相关单位，根据医院决策协助房管科科长推进完成各项基建工程施工任务。

（4）协助房管科科长负责对院内所有基建工程全流程，进行监督管理以及实施。

（5）负责基建工程施工过程中全面协调工作，做好施工方与医院各部门的沟通工作。

（6）负责组织人员开展日常零星修缮及应急抢修工程的实施。

（7）涉及医院基建工程的其他工作。

4. 房管科住房管理科员岗位职责

（1）全面了解掌握医院权属用房基本情况，使用情况，以及管理情况。

（2）负责协助房管科长制定医院房屋租赁和物业外租管理制度、规程。

（3）根据医院决策，负责协助房管科科长对医院外租房屋项目进行考察、租赁、管理相关工作。

（4）根据医院决策，负责协助房管科科长办理医院自有物业外租事宜，并做好外租物业登记管理相关工作。

（5）负责协助房管科科长对医院自有用房，集体宿舍进行管理，对房屋使用情况、集体宿舍人员住宿进行登记管理，定期组织人员对医院房屋、集体宿舍安全、使用情况进行检查督导。

二、医院房管基建工作

医院房管基建工作通常主要围绕基建工程和房屋管理两大部分展开，负责参与医院用房从规划建设到使用管理的全流程工作。该工作有着专业性强、涉及面广等特殊性，因此要求从事医院房管基建工作人员必须具备较高的专业技术水平以及较强的协调管理能力。

医院基建工程工作的开展主要依据《政府投资管理条例》（国务院令712号）、省发展和改革委员会关于政府投资省属非经营性项目建设管理办法、主管部门省卫生健康委基本建设管理办法，及医院基建工程项目管理办法等。医院基建工程项目通常是指以新增运营效益、扩大服务能力或者改善院区环境等为目的新建、改扩建、迁建、装修、修缮以及其他建设工程项目。

医院是基建项目主体，建设项目的规划、立项、申报、资金筹措等均应以医院为主体实施。常规基建项目通常由分管院领导组织后勤总务部房管基建科负责实施。特殊项目医院可根据基建项目的性质、用途、建设和运行管理特点等，另行组建项目管理机构，安排适当的职能部门牵头实施，为加建管理效力，原则上每个项目仅指定一个牵头部门。项目实施过程中，牵头部门向医院负责，其他配合职能部门向牵头部门负责。

医院作为工程项目中的建设主体，主要工作围绕着对项目前期立项招标、工程建设实施、项目竣工结算三个阶段的管理开展。

1. 项目前期立项招标阶段管理

基建项目决策应当严格执行医院“三重一大”制度，在总体发展规划和重大项目建设过程中，应采取专家论证、职工代表大会讨论等多种方式，广泛征求意见。同时，医院应严格执行上级主管部门重大经济事项审议决策制度，例如项目部分地区规定总投资在 1000 万元（含）以上的建设项目，纳入上级主管部门重大经济事项审议决策范围，在项目正式立项申报前，就应该严格按照上级主管部门重大经济事项审议决策程序进行审议，审议通过后方可实施。

根据上级主管部门管理办法，医院基建工程通常以项目金额、规模大小，依次划分为重大项目审议决策、符合性审查、申报备案、医院内部审议等程序申报。

医院基建工程项目招标采购，工作应依据《中华人民共和国招标投标法》《中华人民共和国招标投标法实施条例》《中华人民共和国政府采购法》等相关法律法规和医院规章制度开展，按照项目类型及金额大小，实行分类管理。

医院基建工程项目按类型通常分为：新、改、扩建设项目和装修修缮类建设项目。根据项目类型的不同其适用的招标采购方式也有所区分。新改扩建设项目适用于《中华人民共和国招标投标法》。根据《中华人民共和国招标投标法》规定，400 万元以上新改扩项目必须依法进行招投标，因此对于 400 万元以内新、改、扩建设项目，可由医院自行制定招标管理办法确定招标方式，实践中通常根据项目金额大小划分为院内自行论证采购和委托第三方代理机构进行公开招投标。在医院基建项目中也经常涉及装饰装修、修缮工程，装饰装修、修缮工程作为政府采购目录内项目，其采购方式应遵循《中华人民共和国政府采购法》执行。

医院基建工程的发起，主要有两种方式：一是自上而下，包括但不限于国家级省市以及部署建设任务，医院长期规划发展建设项目，医院年度计划重点项目；二是自下而上，包括但不限于使用功能调整改造项目、日常巡查修缮项目、突发应急建设项目、医院临时安排项目。

房管基建部门应根据项目的发起方式不同，做好前期决策立项记录，医院“自上而下”发起项目主席会议决定立项文件的存档；使用科室如因业务或使用需要，申请进行改造、装修、修缮等基建项目的，可制定《基建工程项目立项申请表》，由使用科室根据实际需求填报申请立项；同时根据医院实际情况对于投资金额较大的，应完善项目预算支出绩效目标、项目可行性研究报告等前期立项调研文件的编制；属于公共卫生事业相关突发应急项目的，按照国家、省市级和医院有关规定执行，并做好建设管理及资料归档工作。

2. 项目实施阶段管理

医院后勤总务房管基建部门负责组织协调参建各方，对基建项目全过程的安全、质量、进度、投资等实施管理。医院基建工程的管理按实施主体划分，可划分为工程设计管理、工程监理、基建工程施工管理。

基建工程设计管理，医院基建工程项目委托工程设计单位，必须根据基建工程项目专业特点、建设规模等遴选满足相应设计资质要求的设计单位。为提高工作效率，也可以按照项目预算金额大小，实行分类管理。金额规模较小、内容较为简单的零星工程，可无须委托工程设计服务，由合作施工单位根据管理部门及使用科室的需求出具简易设计方案确认后实施。对于专业性较强、规模较大的基建工程项目应当按照《中华人民共和国招标投标法》和医院规章制度要求公开遴选设计服务单位。

在完成设计服务单位的遴选后，基建房管部门负责按照工程设计合同约定，对中标设计服务单位进行全过程监督管理。使用部门参与方案设计，提出使用需求，制定项目设计任务书。设计单位在开展医院基建工程项目设计的过程中，应按《综合医院建筑设计规范》及国家其他技术规范、标准、规程的要求进行工程设计，工程设计文件未经审核确认，不得使用。

基建工程监理管理，医院基建工程项目委托基建工程监理，必须根据基建工程项目专业特点、建设规模等遴选满足相应资质要求的监理单位。为提高工作效率，也可以按照项目预算金额大小，实行分类管理。金额规模较小、内容较为简单的零星工程，可无须委托工程监理服务，由医院房管基建部门以及后勤其他部门对施工项目安全、质量、进度进行监督管理。对于专业性较强、规模较大的基建工程项目应当按照《中华人民共和国招标投标法》和医院规章制度要求公开遴选工程监理服务单位。

房管基建部门负责按照工程监理合同约定，对中标监理服务单位进行全过程监督管理。监理单位应严格按照《建设工程监理规范》《省建筑工程监理管理条例》及监理合同的相关要求开展建设工程监理活动，为指定基建项目进行全过程安全、质量、进度管理监督，监理单位在责任期内如果有重大失职，造成经济损失的，按合同及有关规定予以赔偿。同时，负责督促监理单位在项目实施完成后，汇总整理工程全套图纸、资料交项目管理部门审核存档。

基建工程施工管理，在基建工程项目开展过程中，最重要的应当是对承建（参建）施工单位的施工管理。对于施工管理可根据医院及项目情况制定针对性管理办法，主要可围绕以下七点：

（1）安全文明施工。房管基建部门直接负责院内基建工程项目安全生产工作，相关职能部门协助监督管理。管理部门认真落实监督管理责任，杜绝医院基建项目发生重大安全事故。要求在院内开展基建项目施工的所有单位，必须严格按照《医院文明施工管理规定》在院内开展各项施工作业。

（2）工程质量。基建房管部门应在基建工程开工前组织工程各参建单位（设计、施工、监理、使用部门等）进行设计交底、图纸会审及施工方案审查工作。施工单位应严格按照招投标文件、施工合同、设计图纸及相关法律法规的要求，实施基建项目建设。对于不满足施工质量要求的情况，严格落实整改，因此发生费用、工期延误等由施工单位自行承担，造成医院经济损失的按合同及相关法律法规约定予以赔偿。拟用于工程的原材料、构配件、设备，应满足国家标准规范要求。主要材料使用前报验其品牌质量证明资料，经监理单位审核及医院管理部门同意后方可使用。施工材料品牌变更，须经医院管理部门同意批准，涉及金额较大的报医院行政会议研究确定，变更材料的品牌、规格、档次等不应低于招投标文件及图纸的相关要求。

管理办法还明确施工单位必须建立健全的施工质量检验制度，严格执行工程报验程序。主要施工阶段完工后，医院管理部门组织有关单位进行阶段验收，阶段验收不合格的建设工程，施工单位不得进行下一道工序施工。

（3）工程进度。医院基建项目应根据医院总体工作部署安排，以及单个项目实际情况，制定合理、严格的项目建设工期目标，并要求管理部门严格执行。房管基建部门应按照与中标单位签订合同的约定工期，要求施工单位制订合理的施工进度计划，督促其在合同约定工期内完成合同约定基建项目建设内容。为保证项目有序开展，基建房管部门应会同相关管理部门及时做好施工场地“三通一平”工作，保障开工场地具备施工条件。施工过程中涉及影响工期因素，如水电、设备、仪器、信息等由房管基建部门负责配合协调相关管理部门。施工期间，严格督促各参建单位在确保施工安全和工程质量的原则下，对项目进度目标实施动态控制。

（4）投资控制。医院房管基建部门应根据项目建设规模和建设标准，严格控制各环节工程造价，提高经济效益。严格执行图纸会审制度，总务部房管科组织参建各方做好图纸审查工作，确保基建项目图纸清单不出现重大漏项、错项等问题，以免导致预算投资产生重大变更调整。基建项目完成图纸设计概（预）算编制后，交由审计部门进行造价审核，最终审核金额作为基建项目的招标控制价。基建项目管理部门应严格控制投资预算及变更，财政资金投资项目超预算必须报上级主管部门审批。

（5）变更审批。基建项目在设计过程中房管基建部门应组织相关管理部门与使用科室进行充分沟通、确认，方案确认后原则上不再进行调整，尽量减少施工中的设计变更与签证。为加强变更管理措施，还可在管理办法中明确，使用部门自行要求中途变更的投资增加部分费用列入科室绩效核算成本。

基建工程项目实施过程中，根据现场条件以及优化调整，通常会产生部分设计变更，根据医院和项目实际情况，可分为一般变更与较大及重大变更。一般变更由申请变更方提出，监理单位审核，管理部门对其必要性、经济性和施工的可操作性进行评估，确认变更后下发“工程设计变更联系单”交由施工单位执行。较大及重大变更应报行政会议研究确认后，下发“工程设计变更联系单”交由施工单位执行。

（6）工程验收。院内基建项目完工后，由房管基建部门负责组织各参建单位按照施工合同及施工设计图纸等对工程项目进行预验收，使工程项目具备竣工验收的条件。院内基建项目竣工验收通常由医院指定的项目负责人主持，项目管理部门组织院内各参建单位进行竣工验收。财政投资项目的竣工验收按相关规定执行。竣工验收中若发现存在问题，一般项目施工单位限时 7 天内整改完成。较为复杂的问题，双方约定整改期限，待整改完成后由施工单位重新提请复验，各参建单位确认后，签署竣工验收报告。

（7）竣工结算。基本建设项目竣工验收合格后，施工单位应当在 3 个月内编报竣工结算书，特殊情况确需延长的，中小型项目不得超过 2 个月，大型项目不应超过 6 个月。施工单位提交的结算资料须包括（但不限于）

以下内容：①结算书；②招标文件、投标文件、施工组织设计文件；③施工合同；④甲供材料设备清单；⑤工程竣工图纸；⑥图纸会审纪要；⑦变更签证资料；⑧竣工验收报告。

基建项目竣工结算应在完善所有竣工结算资料后，交由审计部门审核，最终以审计报告中的结算金额，作为基建项目竣工结算价款支付执行依据。

项目建设档案管理，基建工程作为医院重大经济活动之一，同时其实施内容对医院长远发展有着较大影响，因此基建房管部门还应做好基建工程项目的档案管理工作。应建立基本建设档案管理制度、配备专职或兼职的基本建设档案管理人员，严格按照《建设工程文件归档整理规范》及其他有关规定做好基本建设档案资料的收集、保管、整理和移交等工作。对于重大基建工程项目的重要文件，例如项目建议书、可行性研究报告、年度投资计划、初步设计文件、施工图、招标文件、项目开工申请报告、施工计划、施工及主要设备和材料采购合同、设计变更、竣工图等，都应当作为永久性档案归档。对已竣工项目的基建归档资料，由房管基建部门协调有关部门办理竣工验收手续，各种资料 1 年之内应及时归档。

三、实践及感悟

房管基建工作是医院发展建设的基石，尤其是基建工程影响着医院的整体就医环境以及长远发展规划，因此房管科最重要的工作之一为安全、高效、有序地推进医院各项基建工程。基建工程管理的关键在于抓住建设项目的安全、质量、进度。设计建设原则应遵循安全第一，创新实用、经济适用等原则。做好医院基建工程管理工作应关注以下三个重点：

（一）抓安全

安全是 1，其他任何工作都是后面的 0。在医院基建工程中这一点尤为突出。医院作为人员密集的公共场所，而且所面对的人群多为老弱病残需要社会关注关爱的群体，在这样的特殊环境下，一旦发生重大安全事故，不仅会带来重大的经济损失，而且还会带来巨大的社会负面影响。因此，在医院基建工程开展的过程中，一定要坚持强化安全管理，保证百分百的施工安全是一个必须的前提。

加强基建工程安全管理，可以重点从以下几个方面抓起：确认入场前围蔽安全，检查开工前水电安全，做好技术交底保证方案安全，施工期间严抓

消防及工艺安全，竣工验收后试车清场安全。把握住以上几个重要节点的安全外，还应在整个基建工程周期内要求监理单位、施工单位严格按照《建筑工程安全管理条例》开展日常监督管理和各项施工作业。

（二）保质量

工程质量是建筑工程项目的生命线，在保证安全的前提下，工程质量也是一个项目成败的关键，特别是医院基建工程，不同于普通的建筑工程，它有着专业性强、特色鲜明、高标准高要求等技术特点。首先是对使用材料的高要求，医疗建筑主材通常有环保耐磨、无缝、不产尘不积灰，易清洁耐腐蚀等要求。其次是设备的稳定性要求高，要求使用设备性能稳定、易维护保养，特别是洁净精密空调系统要求温湿度可靠可控，送排风管道质量达标，从而保证特殊医疗环境中所需要的温湿度，正负压来保证医疗质量的安全生产。因此，在医院基建工程开展过程中保证工程质量的关键，应从主材选择、工艺选用、独立系统预试验、完工试运行等方面去关注，在工程正式交付临床科室使用前，将问题细致排查处理，从而高质量交付科室开展各项医疗业务。

（三）促进度

基建工程项目的建设周期，是衡量一项工程管理优劣的关键指标。建设周期的长短，也直接关系到使用方的直接效益。特别是医院属于救死扶伤的公益性服务场所，基建工程的开展，通常是在医疗业务开展中同时进行的，或者是在临时暂停医疗业务的开展时来进行建设，因此项目的加强进度管理，科学合理地缩短建设周期尽早投入，不但使建设项目本身能够快速地产生收益，也可以最大限度地减少对医院医疗业务的开展造成的影响。在医院基建工程管理工作中，应坚持强化项目进度管理，保证基建工程在合理的建设周期内，如期安全完工交付临床使用，以保证医院利益最大化。在医疗基建工程开展过程中为保证工期按时完成，应做好以下三点：一是开工前合理规划制定项目工期；二是在整个施工项目过程中筛选出合理的并联工序，在需要的时候安排多线施工；三是在整个施工过程中制定有效的沟通协调机制，及时有效地处理施工过程中出现的不定因素，减少停工窝工情况的发生。

医院基建工程是一项复杂而系统的建筑工程，有着鲜明的特色和严格的要求，在特定的环境中开展各项建设任务，为满足临床发展需求和提高患者就医服务体验而展开。对材料质量、施工工艺和方法都有着严格的要求，需要在保证安全性的前提下，对建筑功能、空间布局、医疗规划进行科学合理的设计。同时，医院建筑需要结合其人流量大、使用频率高、大型设备多、功能分区严等特点，充分讨论研究开展好前期医疗工艺设计。在项目的实施过程中，还应结合医院实际情况采用先进的施工技术、合理的建设方案、科学的管理模式等来保证医院基建工程的安全有序开展。

参考文献：

[1] 重庆市卫生局关于印发《重庆市市级医疗卫生单位基本建设管理办法（修订）》的通知 [N]. 重庆市人民政府公报，2013.

[2] 潘冬军.《政府投资条例》施行后政府投资项目建设中存在问题及对策建议 [J]. 预算管理与会计，2019.

第八章　医院医疗设备耗材管理

第一节　医院医疗设备全生命周期管理

为规范和加强医疗机构的医疗设备全生命周期管理，确保设备从采购、使用到报废的各环节都能得到有效监管，促进医疗设备的合理配置和安全、高效利用，提升设备管理的科学化和精细化水平，保障医疗服务的质量和安全，特制定本管理办法。通过全面推行医疗设备全生命周期管理，确保设备在其生命周期内持续为医疗、教学、科研等工作提供优质服务。

一、医院医疗设备全生命周期管理工作职责

医院设备实行机构领导、管理部门和使用部门三级管理制度，主要职责：

（1）负责医疗设备的宏观管理，讨论与审议医疗设备的立项、使用与管理监督。

（2）负责重大项目的决策及审议表决。

（3）负责医疗设备技术论证工作。

（4）医疗设备的临时立项审批及临床使用管理。

（5）负责医疗设备预算审批、支付方式及结算。

（6）负责医疗设备的论证及招标采购。

（7）负责完善医疗设备管理工作制度、医疗设备立项及全生命周期管理。

（8）负责医疗设备的场所和能源保障。

（9）负责医疗设备的日常使用监督管理。

（10）负责协助科研设备立项及绩效管理。

（11）负责医疗设备的网络互通与支持。

（12）负责医疗设备事项的审计。

（13）负责医疗设备日常使用、维护及管理。

（14）负责医疗设备全生命周期监督管理。

二、医院医疗设备全生命周期管理工作

（一）医疗设备采购管理

1．管理机制

医院招标与采购工作实行“统一领导、分级管理、归口负责、责任到人”的管理体制。

2．设备管理部门工作职责

（1）负责采购项目立项申请及相关事宜的审核或审批（包括但不限于院内或政府部门的准入、立项等审批事宜）。

（2）负责大型医用设备配置审批及相关证件办理、设备安装、卫评、环评等。

（3）负责采购项目的预算申报，编制汇总年度招标与采购计划。

（4）负责对使用科室提交的用户需求进行审核、修改及完善。

（5）负责组织采购前期立项、可行性论证，必要时对重大或复杂项目进行现场考察等。

（6）负责参加采购项目的技术论证或谈判会议。

（7）负责政府采购项目采购计划申报和允许进口产品参与投标事宜的审批。

（8）负责委派专业人员参与评标工作，依据中标（成交）通知书签订采购合同（协议），对政府采购合同进行备案。

（9）负责整理提交采购项目技术参数，回复代理机构提出的与采购项目有关的技术问题，确认代理机构提出的修改建议，确保技术参数的完整性以及功能性能的符合性等。

（10）负责到货安装、调试、验收、固定资产出入库等工作，对形成固定资产的采购项目进行后续管理等。

（11）负责按签订的合同（协议）条款对采购业务提出资金支付申请。

（12）负责对合同（协议）执行过程中的变更事项提出申请和建议。

（13）负责对招标与采购项目相关资料做好归档与保存。

（14）负责协同物资采购管理科完成省政府采购智慧云平台、省网上中介服务超市的采购项目事宜。

（二）医疗设备立项审批管理

1）医疗设备立项审批包括年度计划立项和追加采购计划立项以及应急采购计划项目。

2）使用科室根据医院预算工作安排，按要求进行科学、合理计划，逐项明细申报，无预算计划的项目支出，一般情况不予安排；确需安排的项目，需按规定流程申请追加预算，按规定流程逐层申报，批复后方予安排预算。

3）单价或批量总价超过一定金额的医疗设备购置项目，需列入下一年度正常预算，原则上不列入年中追加预算，特殊情况除外。

4）单项或批量总价在一定金额以上项目需经过医学装备管理委员会审议，其中年度重大单项、追加重大项目需提交医院职工代表大会审议。

5）年度医疗设备项目立项审批。

（1）各科室、部门收到财务部下发的年度经费预算编报通知后，根据医疗业务发展、事业任务需求，科学合理编报各项医疗设备项目预算计划。

（2）根据单项或批量医疗设备填写对应《医疗设备购置申请表》。

（3）所有纳入预算的单项或批量总价超过一定金额的项目需填写《预算支出绩效目标申报表》、《财政专项资金设立申报表》（财政资金项目才填报）、《可行性研究报告》。

（4）纳入国家规定的甲、乙类大型医用设备配置许可目录内的需立项后取得上级部门配置许可方可执行。

（5）各科室、部门将相关立项资料按规定时间提交到设备采购员。

（6）设备采购员汇总各科室、部门申报的购置计划，按流程交医学装备管理委员会审议（超过一定金额的同时提交职工代表大会审议），审议结果报医院党委会审批。

6）年度内追加医疗设备项目立项审批。

（1）年度内追加医疗设备购置计划项目，原则上每半年讨论一次（应急项目除外）。

（2）各科室、部门根据临床业务的需求，确需临时追加申请购置医疗设备，按要求填写购置申请表，并按规定时间提交设备采购员。

（3）设备采购员汇总各科室、部门申报的购置计划，按流程交医学装备管理委员会审议、职工代表大会审议，审议结果报医院办公会和党委会审批。

7）应急医疗设备项目立项审批。使用科室根据单项或批量总价提交申请表，设备管理部门按申请表要求完成其他各部门意见审批流程。

8）科研经费购置医疗设备立项审批。使用科室根据科研项目需要填写《医疗设备（科研经费）购置申请表》，按流程审批。

9）审批备案。相关审批文件报财务部、物资采购管理科和监察室进行备案。

（三）医疗设备招标采购流程

医疗设备招标采购流程：①根据设备物资类项目、服务类项目等不同类目、采购预算金额的不同执行院内招标采购或委托代理机构进行政府采购。②应急采购项目按医院应急物资采购管理办法有关规定执行采购。③采购方式包括公开招标、邀请招标、竞争性谈判、单一来源采购、询价、应急采购，和政府采购监督管理部门认定的其他采购方式。④医疗设备安装验收管理。

为保障医疗设备的临床应用，所有医疗设备必须验收合格后方可投入临床使用。设备到货后：①根据合同设备交货时间约定，由设备采购员与使用科室及供应商共同确定合同设备的到货时间及地点。②由设备采购员通知设备组长及工程师负责联络合同设备经销商，并提供院方《医疗设备培训考核登记表》与《医疗设备安装验收表》给供应商。

1. 安装调试流程

（1）开箱检查：设备到货后，由设备科工程师、使用科室、供应商或设备厂家三方共同开箱，检查设备品牌型号、配置清单是否与采购合同、装箱单内容一致，清点主件、配件的数量与外观，仔细查看设备外观有无破损、变形、锈蚀、油漆脱落、表面严重划痕或受污染等。如发现出厂商标、型号、规格、配置、技术性能、质量要求等与招标文件、合同不符，设备疑似样机或维修机，出厂日期与到货日期间隔超过两年，工程师应联系供应商或设备厂家限期办理退换货手续（有医院认可的特殊说明除外）。

（2）供应商负责协调设备厂家对合同设备进行安装、调试，在试运行期间，若出现性能不稳定、技术指标有差异等异常情况时，不得随意拆机检修，必须待设备厂家进行处理，直至运行正常。若出现数量短缺、质量低劣、破损等问题，属国内产品的应及时要求厂商补货、退货或赔偿，属进口产品的需办理商检和索赔。

2. 医疗设备培训与考核流程

（1）厂家或厂家认可有培训资质的工程师对使用科室人员进行详细的使用操作及日常维护培训，培训内容包括但不限于设备操作使用流程、保养规范、维修维护指南、注意事项等。

（2）由厂家工程师对设备管理部门工程师进行设备维修维护保养培训，培训内容除包括设备的基本工作原理、操作、软硬件维护培训、日常保养外，还需对各个具体电路介绍分析及常见故障处理、设备质量控制管理维护等进行培训。

（3）培训结束后安排考核，考核合格后方可使用医疗设备。

（4）经培训合格后，由使用科室、设备管理部门、供应商等在《医疗设备培训考核登记表》中进行逐项填写并签字确认备案。

（5）厂商负责提供操作规程或简易操作卡两份，一份随设备交使用科室张贴或保存，一份纳入档案。

3. 设备验收流程

（1）合同设备经培训合格后，由使用科室负责人在《医疗设备安装验收表》签字确认备案。

（2）使用科室负责人及科室资产管理员或其他人员等 2 人及以上在合同设备采购发票上签字确认。

（3）供应商将合同设备采购发票、使用说明书、维修手册、产品合格证或报关单等有关资料以及签字确认后的《医疗设备安装验收表》《医疗设备培训考核登记表》统一交予设备采购员。

4. 出入库管理流程

（1）医疗设备采购员收到供应商提交的设备验收资料后，应及时向资产管理员移交医疗设备档案。

（2）固定资产管理员及时办理医疗设备入库。

5. 报账管理流程

（1）资产入库单经固定资产管理员和仓库管理员签字确认，资产出库单经使用科室签字确认。

（2）固定资产使用登记表需使用科室负责人和设备管理负责人在相应栏目签字确认。

（3）资产管理员将相关资料提交财务部资产管理员进行审核及付款流程。

（四）医疗设备固定资产管理

1）设备科配置资产管理员负责医疗设备固定资产的管理工作。

2）设备管理部门负责对医疗设备等的计划采购、验收、卡片及编号管理、调配、维修、明细账核算、清查盘点、库房管理、资料档案管理进行调试、变价、报损、报废等有关报批手续并组织实施。

3）设备科负责向省卫健委及省财政厅上报资产报废、报损等处置材料。

4）固定资产的增加和领用。

（1）购置固定资产严格组织验收，并完善建立各项手续。

（2）直接安装交付使用的固定资产，由申请购置单位和设备管理部门共同组织验收。

（3）领用已办理入库的固定资产，由设备科资产管理员填写《资产出库单》一式三份，并填制《固定资产使用登记表》一式三份，经管理部门领导批准后，一联交领用单位，一联交财务部，一联由资产管理员留存。

（4）接收捐赠的固定资产，应由捐赠单位（个人）或接收单位合理作价。加工自制的固定资产，比照同类型产品价格作价，无法比照的，也可按实际加工自制成本入账。由设备管理部门办理固定资产交接，分别交财务部、使用单位、管理单位登账建卡。

（5）借用、代管的固定资产由管理部门和使用单位另行登记，与本单位资产严格划分，避免混淆，并参照同类固定资产管理方法管理。

5）固定资产维修。

（1）固定资产维修分为自修、第三方维修、保修三种形式。经确定保修的固定资产由设备管理部门按签订合同条款履行；自修、第三方维修，由使用单位向医学工程部提出申请，维修费用大于一定金额的由设备管理部门维修人员根据固定资产故障情况填写《固定资产维修审批表》批准后实施，并作为维修费报账的附件。

（2）固定资产维修费履行报批手续，坚持党委领导下的分工联签审批制度。

（五）固定资产清查核对

（1）设备科每年统一组织财务部和使用科室共同进行一次及以上固定

资产清查核对工作。

（2）清查方式可采取一次性或者分期分批轮流清查。

（3）设备管理部门应深入各使用科室逐一盘点核对，发现余缺应及时做出记录，查明原因并提出处理方案，办理报批手续。

（4）固定资产盘盈（亏）无论金额大小，一律报财务部负责人、分管院领导、院长批准后交财务部、设备科、使用部门调整账表，保证账、账表、账物三相符。

（六）医疗设备档案管理

1）设备管理部门配置医疗设备档案室，配备防盗、防火、防有害生物的必要措施。

2）设备管理部门设置医疗设备档案管理员负责管理医疗设备档案的收集、整理、保管等工作。

3）医疗设备在验收合格后及时建立档案盒，并建立电子档案，实行动态管理。

4）医疗设备档案应包含以下内容：立项审批表、论证审批表、经济合同或协议、安装验收报告、培训考核登记表、可行性研究报告（如有）、目标绩效申报表（如有）、中标通知书（如有）、论证文件（如有）、投标文件（如有）、产品合格证明、固定资产使用登记表、计量合格证书（如有）、技术图纸（如有）、维修手册（如有）、保修卡、报废流程记录、其他资料。

5）医疗设备在管理、使用、维修和改进工作中形成的文件材料应及时交由档案管理进行归档，不得随意乱放，以免丢失。

6）医疗设备管理员应接受医院档案管理员的业务指导、监督和检查，严格遵守保密规定和保密纪律，并做好保密安全的宣传工作。

7）设备科应做好医疗设备档案的信息化管理工作并设置查阅权限。

8）医疗设备档案保存期限不得少于医疗设备规定使用年限终止后5年。

9）医疗设备档案借（查）阅工作。

（1）医疗设备档案原则上不外借，确因工作需要调用（如上级检查），必须办理借阅登记手续。

（2）借阅人员（经办人）在《医疗设备档案借阅登记表》借出时间上签字，并经档案管理员签字确认。

（3）借阅人员必须在限定的时间将资料归还，并在《医疗设备档案借阅登记表》归还时间上签字，并经档案管理员签字确认。

（4）医疗设备档案管理员及时将归还的档案进行归档。

（5）医院工作人员因工作需要查阅医疗设备档案的，须经档案管理员同意方可查阅。

（6）借（查）阅人员必须遵守保密规定，负责维护档案的完整与安全，妥善保存好借阅的资料，不得损坏和遗失，否则责任自负。

（七）固定资产处置管理制度

1. 处置范围

（1）固定资产的报废和报损。

（2）固定资产的调拨、捐赠、转让、置换。

2. 报废和报损处置标准

（1）已超过使用年限并且性能严重下降。

（2）属于淘汰机型，难以购置零部件。

（3）无法修复或修理费用过高无修理价值。

（4）经修理后计量检定或检测仍不合格。

（5）经修理后继续使用将难以保证稳定性和医疗安全，存在安全隐患。

（6）因技术更新已不能满足使用要求。

（7）污染环境，不能安全运转或可能危及人身安全和人体健康，又无法维修或无改造价值。

（8）专用耗材无法供应。

（9）已被国家明令禁止使用或强制报废。

（10）其他需要报废的医疗设备。

（11）固定资产尚未达到折旧年限，原则上不允许提前报废。

3. 报废和报损处置流程

1）申请。固定资产使用科室（部门）提出报废、报损申请，在 OA 上填写《固定资产报废申请表》，必须说明资产状况及报废、报损原因。

2）评估。

（1）设备管理部门资产管理员组织设备维修工程师、财务部资产管理员、使用科室资产管理员等进行技术鉴定，内容包括核对设备使用年限，设备配置、功能及耗损情况等并评估设备的维修价值。

（2）大型医疗设备等技术复杂、维修难度高的医疗设备，必要时可邀请第三方机构进行技术鉴定评估并出具技术鉴定报告。

（3）国家或行业对资产报废有技术要求的，应当由具备相应资质的专业机构进行技术鉴定，出具技术鉴定报告。

（4）审批。根据固定资产单台资产账目原值的不同，经申请部门、设备管理部门技术人员、设备管理部门负责人、财务部负责人、分管院领导、院长审批，并由设备管理部门按国有资产处置管理规定上报省卫生健康委审批；其中单台资产账面原值500万元（含）以上的资产，按规定由省卫生健康委初审后报省财政厅审批。

（5）处置。①回收：医疗设备由具有国家承认专业资质的公司进行回收；带有生化物质或者放射性物质的医疗设备，应由专业机构如职业防治院等进行有害物质销毁后再进行处置。②收入：处置费用在扣除相关税金、评估费等费用后由财务部按照政府非税收入管理规定，通过省级非税收入管理系统上缴省财政，实行“收支两条线”管理。③备案：固定资产的处置获批复同意处置后，资产管理员在一个月内将批复文件、处置情况和结果报送省卫生健康委备案，同时通过广东省行政事业单位资产管理系统信息完成网上备案工作。④销账：备案工作完成后，设备管理部门进行实物账的销账处理，财务部进行会计账簿的销账处理。

4. 调拨、捐赠、转让、置换

（1）使用部门的内部调拨由调出单位提出申请，在OA上填写《固定资产内部调拨申请表》，说明调拨原因。

（2）经调拨单位同意，由设备管理部门进行审批并修改资产系统里的使用科室。

（3）固定资产的捐赠、转让、置换，需报设备管理部门负责、财务负责人、分管院领导批准。其中单台资产账面原值50万元（含）以上固定资产处置还需院长审批，并由设备管理部门按国有资产处置管理规定上报上级部门批准。

（4）固定资产的有偿转让和置换，应当经具备相应资质的资产评估机构进行评估，应当通过省卫生公共资源交易平台等，以公开招标等方式进行处置。

5. 其他

以医院固定资产管理有关规定执行。

三、实践及感悟

（一）目前现状

习近平总书记在党的二十大报告中明确提出，高质量发展是全面建设社会主义现代化国家的首要任务。2021 年 6 月国务院办公厅印发《关于推动公立医院高质量发展的意见》指出，健全以经济管理为重点的科学化、规范化、精细化运营管理体系，引导医院回归功能定位，提高效率、节约费用。加强全面预算管理，完善内部控制制度，提高资源配置和使用效率。坚持和强化公益性导向，健全绩效评价机制，不断提高医疗质量、运行效率、可持续发展能力和患者满意度。

（二）实践举措

1. 全面信息化的医疗设备全生命周期管理

使用全生命周期管理系统对设备的各类信息有效监管，及时预警，避免人员因素造成的管理漏洞。准确掌握医疗设备分类、金额、数量等基本情况，维保合同到期情况，计量及放射设备检测情况，质量控制情况，急救与生命支持类设备的完好率，实时运行情况，等等。

2. 建立完善的制度

（1）权力职责分散。医疗设备采购执行立项、采购、支付职能三分立制度，由设备科负责立项及中标后安装验收，物资采购科负责论证及招标采购，财务部负责支付，全程由审计监督。避免权力集中影响招标采购工作。

（2）不断更新制度。成立独立的招标办，并拟定医院《招标采购管理规定》，根据实际情况不断完善修订，形成完善的招标采购管理制度。

（3）三级管理体系。建立医学装备委员会、专家库、科室核心组三级决策体系，临床科室成立三人以上核心小组对医疗设备立项申请进行集体决策，医院成立的高级职称的专家库，随机抽取专家进行技术论证及评审，医院医学装备委员会负责审核决策立项工作，从实际出发，以科学的方式决策医疗设备购置立项。

（4）充分的市场调研。由物资采购科、设备科利用信息化网络系统对项目进行充分的市场价格、配置进行调研，获取同类产品全国最低价格，以此作为论证或采购依据，争取医院最大利益。同时，要求厂商或者总代参与

论证，充分竞争，使得中间利润降低，挤掉中间环节，最大限度避免腐败。

（5）基于智慧平台的信息化管理。充分利用医院智慧化建设成果，搭建医疗设备管理平台，运用大数据分析，进行绩效数据统计及分析，促进合理规划决策，杜绝资源浪费。

（三）感悟

合理配置资源是医院降本增效的重要方法。首先，应当根据医疗服务需求和医院发展规划，对医疗设备的投入类型、数量、规格等进行需求评估，明确布局，提升医疗水平。其次，应当对医疗设备的技术性能、质量、稳定性等进行评估，确保符合医疗服务需求和安全要求。最后，应当对医疗设备的采购、运营、维护等成本进行评估，综合考虑设备的投资效益和经济性。

第二节　医院医用耗材管理

为规范和加强医疗机构医用耗材的管理，确保耗材在采购、储存、分发和使用等各环节的安全和高效，保障医疗质量和患者安全，优化资源配置，减少浪费，提升医用耗材管理的科学化和精细化水平，更好地为医疗、教学、科研等工作提供支持，特制定本管理办法，实施统一的医用耗材管理规范。

一、医用耗材管理职责

（一）机构组成

（1）医用耗材管理委员会。
（2）医用耗材专家库。
（3）医务部。
（4）科教部。
（5）护理部。
（6）财务部。
（7）审计科。
（8）物资采购管理科。
（9）设备科。

（二）职责分工

（1）负责管理专家库，组织遴选、准入，审批等及院党委授权职责，办公室设在耗材管理部门。

（2）负责遴选、价格谈判、安全使用等技术评定。

（3）负责对医疗新增耗材、临购耗材证明附件进行鉴定，负责医保制度执行，负责合理使用、耗材占比管理等。

（4）负责对新增科研实验类等进行技术评定、审批等。

（5）负责对护理类新增耗材进行质量评价等。

（6）负责医用耗材预算、结算、收费管理。

（7）负责医用耗材全流程监督管理。

（8）负责医用耗材公告、组织议价、谈判及审批。

（9）负责医用耗材目录管理、日常采购、配送、审批及协助遴选、准入的组织实施，医用耗材临购、降价谈判。

二、医院医用耗材管理工作

（一）医用耗材管理委员会

1．组织机构

主任委员：院长。

副主任委员：分管院领导、总会计师。

成员：医务部、护理部、财务部、设备科、审计科、物资采购管理科、医疗科、院感科、医保科、物价员、临床科室负责人、护理专家等。

办公室：设在设备科，由设备科负责人担任办公室主任，医用耗材采购员担任秘书。

2．职责

（1）组织贯彻执行国家与地方的有关法律法规、政策和制度。

（2）负责管理指导专家库。

（3）负责制定、审议有关医用耗材的管理制度。

（4）负责设计、优化医用耗材采购流程。

（5）负责组织遴选工作，审议制定采购目录。

（6）负责对专家遴选的新增耗材准入审议工作。

(7) 负责审议更换/更新耗材工作。

(8) 负责审批政府集采耗材申报及开展落实工作。

(9) 负责年度预算审议。

(10) 负责医用耗材采购总结算审议。

(11) 负责医用耗材使用、安全监督，负责不良事件相关工作。

(12) 指导和监督医用耗材日常管理工作，处置医用耗材采购过程中的重大问题等。

3. 工作制度

(1) 医用耗材管理委员会成员必须承诺公平、公开、守法、合规管理医用耗材，坚持“科学论证、民主决策”。

(2) 医用耗材管理委员会任期 2 年，对医院党委负责。

(3) 医用耗材管理委员会委员任期内离岗则由其相应人员递补。

(4) 医用耗材管理委员会原则上每年召开会议不少于 2 次。

(5) 医用耗材管理委员会每次会议人数不得少于总人数的 2/3，会议形成决议需到会人数的 2/3 赞成。

(二) 医用耗材专家库

1. 组织架构

医院副高及以上专业技术职称人员原则上进入专家库（高级职称不足 20 人的专家组可根据实际情况增加中级职称人员，按专业、学历或职称年限递补），部分技术或管理交叉专业人员可同时入不同专家组。专家库分为 8 个专家组，具体如下：①内科学专家组。②介入学专家组。③外科学专家组。④骨医学科专家组。⑤检验实验病理专家组。⑥医技专家组。⑦护理专家组。⑧管理专家组。⑨设立专家库秘书，即设备科耗材管理员。

2. 职责

(1) 负责新增医用耗材遴选准入的技术评定。

(2) 负责医用耗材价格及供应商的技术评定。

(3) 负责医用耗材安全使用等的技术评定。

(4) 负责医用耗材其他技术评定工作。

3. 工作制度

(1) 医用耗材专家库专家必须承诺公平、公开、守法、合规开展技术评定工作。

(2) 专家库专家对医院医用耗材管理委员会负责，每 2 年调整一次。

（3）进行医用耗材遴选等技术评定时由医学工程部专职人员负责抽取相应专家，议价及供应商选择采购程序时由物资采购管理科专职人员负责抽取相应专家，监察室负责监督。

（4）进行使用、安全、不良反应事件技术评定时，由医学工程部负责抽取相应专家。

（5）按照随机抽取的原则，从专家库中抽取评审专家人数为单数，且临床专家原则上不得少于当次评审专家的1/3。

（6）原则上从抽取专家到开始医用耗材遴选之间的时间间隔不应超过24小时。

（三）日常管理部门工作

（1）医用耗材及体外诊断试剂日常管理部门设在医学工程部，受医用耗材管理委员会领导，负责医用耗材相关流程的执行与管理。

（2）原则上应设立采购、质管、仓管、档案管理、会计等岗位。

（3）具体岗位配备的有关人员应经过相关职业资格，并定期组织业务和法律法规方面的培训，建立培训档案。

（4）参与医用耗材管理的采购、仓管、会计等不相容岗位工作时要确保岗位分离。

（5）采购、仓管等敏感岗位实行轮换机制，原则上3～5年为轮换周期。

（6）负责审核、保存产品及厂家、供应商资质材料，管理资质材料有效期。

（7）负责管理医用耗材采购目录。

（8）协助完成新增/更换耗材、医用耗材临时采购审批流程。

（9）协助医用耗材管理委员会组织召开工作会议。

（10）协助组织医用耗材遴选、准入、谈判议价工作。

（11）协助完成采购价格调整、采购数据统计等工作。

（12）执行医用耗材管理委员会的其他授权工作。

（四）医用耗材遴选

进入医院的医用耗材及体外诊断试剂需遵守遴选制度，以设备为主的专机专用耗材（设备年均折旧金额＞年耗材采购金额）遴选与设备论证采购一起进行。

1. 遴选原则

（1）遴选工作严格根据有关部门规定要求实行。

（2）按照质量优先、安全优先、价格合理、使用方便、临床首选的原则，结合医院实际情况合理选择，确定医用耗材采购目录。

（3）遴选工作由医用耗材专家库专家完成。

（4）参加遴选的专家实行利益关系回避制度，存在利益关系的专家原则上不得参与相关品种的评审，申请人不能作为专家。

（5）依据品种质量技术和价格信息等进行综合评价，在质量保证的前提下优先选择性价比高的品种，进口品种和国产品种均按照一品二规的原则，鼓励优先选用国产品种。

（6）每年的遴选工作安排原则上不超过 2 次，特殊情况除外。

（7）投票表决赞成票超过单次评审的 2/3 人数视为通过。

（8）原有开展项目中耗材产品升级更新、国产低价替代、停产替代、价格调整、设备附带耗材不进行遴选。

2. 遴选制度与流程

（1）由医院医用耗材管理委员会组织，设备科协助具体实施遴选工作。

（2）医用耗材遴选会议召开前，设备科应提前准备好供专家遴选的耗材资料。

（3）若使用信息化平台遴选，信息科应准备信息化设备和保存遴选数据。

（4）设备科应将遴选过程图片、流程、原始资料等做好记录保存。

（5）遴选会议应按专家库技术专业分组进行。

（6）由设备科和监督人员，在医用耗材专家库中随机抽取专家。

（7）设备科对该次需要进行遴选的耗材情况作简要介绍，提出申请的临床负责人进行现场说明并回答专家提问，包含申请理由、收费标准、预期效益等。

（8）评审专家对待遴选的耗材目录进行实名投票。

（9）设备科在监察室监督下对投票结果进行统计。

（10）遴选结果需提交医用耗材委员会进行准入审核。

（五）医用耗材准入

医用耗材及体外诊断试剂经过遴选流程后采取准入制度，以设备为主的专机专用耗材（设备年均折旧金额 > 年耗材采购金额）准入与设备论证采购一起进行。

1. 准入原则

（1）准入工作严格根据省主管部门规定要求实行。

（2）按照质量优先、安全优先、价格合理、使用方便、临床首选的原则，结合医院实际情况合理选择、确定医用耗材采购目录。

（3）医用耗材准入由医用耗材管理委员会完成。

（4）参加准入会议的委员实行利益关系回避制度，存在利益关系的原则上不得参与相关品种的评审。

（5）依据品种质量技术和价格信息等进行综合评价，在质量保证的前提下优先选择性价比高的品种，进口品种和国产品种均按照一品二规的原则，鼓励优先选用国产品种。

（6）每年的准入工作安排原则上与遴选工作同步。

（7）对遴选结果投票表决达到单次评审的 2/3 人数视为通过。

（8）原有开展项目中耗材产品升级更新、国产低价替代、停产替代、价格调整、设备附带耗材直接进入准入流程。

2. 准入制度与流程

（1）由医院医用耗材管理委员会组织，设备科协助具体实施准入工作。

（2）由设备科汇总遴选目录及情况说明提交医用耗材管理委员会。

（3）若信息化平台成熟则使用信息化方式，管理部门应将准入过程图片、流程、结果等做好记录保存。

（4）设备科对该次需要准入的耗材情况作简要介绍，必要时可邀请临床负责人或申请人进行说明。

（5）委员对新增的耗材目录进行实名投票。

（6）设备科在监察室监督下对投票结果进行统计。

（7）准入结果需进行公示，接受社会和公众监督，公示时间不少于 5 个工作日。

（8）公示无异议后，新增耗材品规进入谈判及供应商选择流程。

（六）医用耗材价格谈判及供应商选择

经过遴选与准入流程的耗材目录或新增耗材，由物资采购科或第三方机构组织评审专家对耗材试剂进行技术论证及价格谈判。

1. 价格谈判及供应商选择原则

（1）价格谈判及供应商选择工作严格根据有关规定要求实行，做到“公开、公平、合理、合规”。

（2）按照质量优先、价格合理、服务到位、配送及时的原则，结合医院实际情况合理选择，确定医用耗材价格及供应商。

（3）供应商原则上要求授权等级为3级以内的代理商，不接受超过3次的授权代理。

（4）针对不同的医用耗材品种，原则上管理类专家和临床类专家按照一定的比例进行抽取。

（5）参加谈判的专家实行利益关系回避制度，存在利益关系的专家原则上不得参与相关品种的评审与议价。

（6）依据品种质量技术、价格信息和配送服务等进行综合评价，在质量保证的前提下优先选择性价比高的产品及供应商。

（7）价格谈判与供应商选择应根据遴选与准入结果及时实施。

2. 谈判制度与流程

（1）经准入后的医用耗材目录由原申请科室备注需求。

（2）医用耗材准入后，物资采购管理科根据设备科提交的申请资料整理审核后在网站上发布公告，接受供应商报名。

（3）管理部门审核产品、厂家及供应商的相关资质材料。

（4）供应商需提供至少3张市内高水平医院或三甲医院同类产品的发票做参考，若无法提供发票或发票少于3张，原则上不予受理或按比例降价，特殊产品除外；属市内首家使用的可提供省内或国内三甲医院同类发票，属国内首家使用的需提供承诺函与证明材料。

（5）公告截止日期后单品种不足3家报名的，公告第二次，若第二次还不足3家，则采取单一来源或竞价谈判。

（6）谈判采取投票制度，按得票数量排名选择。

（7）谈判结果经审批通过后，评选结果由物资采购科在网站公示3天，公示期结束后如无异议交由医学工程部实施。

（8）已进入医院采购目录的耗材在合同期内原则上不允许调价，由于特殊原因需要调整价格时，属于降价的由设备科直接在目录修改执行，属于提价的需提交医用耗材管理委员会，在批准后由物资采购管理科重新组织谈判议价及供应商选择。

（七）医用耗材目录管理

（1）医用耗材的管理实行采购目录方式。

（2）纳入医院医用耗材目录管理的产品必须是经过遴选、准入和谈判议价等流程批准入院的产品。

（3）对于同一功能品种的医用耗材，采购目录遴选原则上遵循“一个品种不超过两个品牌”的原则，特殊品种需经过医用耗材管理委员会同意。

（4）医院医用耗材采购目录同一品种超过要求品牌数量时，按照“引进一个、清退一个”的原则进行管理维护，特殊情况需要增加品种数量的，须由医院医用耗材管理委员会批准。

（5）新增医用耗材按照法规制度或医用耗材管理委员会安排进行目录维护。

（6）在有政府统一集中采购目录及限价时按照主管部门要求时限维护医院医用耗材采购目录。

（7）在没有政府统一集中采购目录及限价时，原则上两年进行一次医用耗材采购目录清理维护，对于连续两年以上没有购买记录的品种由设备科全院公告清理，公告7日内无反馈意见的剔除出医院医用耗材采购目录，临床提交明确理由要求保留的予以保留。

（八）医用耗材日常采购管理

1. 日常采购管理原则

（1）政府统一集中采购目录及限价的医用耗材品种，严格根据省主管部门及文件要求执行，通过指定的医用耗材集中采购平台进行采购。

（2）政府无统一集中采购目录及限价的医用耗材品种，严格根据省主管部门及要求，按照规定方式进行日常采购，如实行平台线上交易等。

（3）由于平台技术或厂商情况、产品问题等确实无法按规定进行线上交易的情况，需由线上采购员上报医院，同时书面上报上级主管部门备案。

（4）由于平台技术或厂商情况、产品问题等确实无法按规定进行线上交易的情况，需由线上采购员上报医院，同时书面上报上级主管部门备案。

（5）因开展新技术、临床急（抢）救需使用而在省、市级集中采购中标（或成交）品种中无替代的品种，可进行备案采购。备案采购实行限额管理，备案采购金额不超过本年度医用耗材总采购金额的20%。医用耗材管理委员会要将备案采购方式作为重点管理内容。

(6) 医用耗材及试剂采购实行统一管理，由设备科统一负责采购医用耗材及体外诊断试剂，其他部门或个人不得自行采购，科研实验耗材试剂采购由科教部实行统一管理。

(7) 不得采购未依法注册或者备案、无合格证明、过期、失效或者按照国家规定在技术上已淘汰的医用耗材，新产品的临床试验或者试用按照相关规定执行。

(8) 合理安排各类医用耗材品种的采购频次，对使用量较大的低值医用耗材、通用类的高值医用耗材和体外诊断试剂，采取一月多次的频次进行采购，对于零库存管理的高值医用耗材根据临床科室的使用需求确定采购频次。

(9) 通过省第三方药品交易平台或经省批准设立的市级医用耗材集中采购平台进行采购需按要求签订《医用耗材电子购销合同》，通过备案采购方式进行采购的供需双方需签订采购合同。

(10) 从具有资质的医用耗材生产经营企业采购医用耗材，严格查验供方资质包括《医疗器械生产企业许可证》或《医疗器械经营企业许可证》和《营业执照》等，产品资质包括《医疗器械注册证》及其附件《医疗器械注册登记表》、备案凭证、产品质量检验报告、进口产品授权书以及销售人员授权及身份证明文件等。

(11) 临时采购的耗材严格按临时采购制度执行。

(12) 重大公共事件绿色通道采购参考国家相关法规执行，必要时由院党委授权进行。

2. 日常采购制度及流程

(1) 医院日常采购采用信息化系统精细化管理，管理部门会同财务部做好耗材采购预算及结算工作。

(2) 申请：使用科室需在医院医用耗材采购管理系统进行申请，不得进行线下自行采购。

(3) 采购：管理部门采购员根据科室申请进行汇总，实行省平台线上交易，按要求发起线上采购，确实无法线上采购的需向平台或主管部门备案。

(4) 到货验收：配送商根据医院需求送货至指定位置，由指定的医院专岗专人或者委托具备相应资质的第三方机构组织验收。现场查验医用耗材的外包装、产品合格证、检验报告、生产批次及有效期、数量等，对有特殊储运要求的医用耗材进行核实其储运条件是否符合产品说明书和标签标示的要求并做好记录。

（5）入库：医用耗材验收合格后，进入医院仓库管理，高值耗材或特殊耗材可采取预入库管理方式，即采用高值医用耗材寄存在手术室、导管室等二级库，使用后与供应商结算管理模式，但需系统记录产品信息及验收。

（6）出库：所有医用耗材原则上需从医院医用耗材仓库或预入仓库中出库，遵循先进先出原则并由相应科室签领。

（7）发票：所有医用耗材经使用科室与管理系统对账确认后，科室负责人与经办人均须在发票背面或每日/月消耗清单上签字，将发票交予管理部门制作结算凭据，属动态库存的由经办人核对出入库记录后签名，发票开具及医院接收不得超过收货日60天。

（8）结算：结算由财务部实施，要严格按照交易双方签订的采购合同结算支付货款，属于政府集采的严格按照规定要求结算。

（九）医用耗材仓库管理及配送

（1）在用耗材原则上必须纳入管理，医用耗材仓库设立一级仓库、二级仓库，一级仓库由设备科负责，二级仓库由各使用科室或场地科室专人负责。

（2）医用耗材入库前由仓管员对耗材资质材料、外观、有效期、数量进行核对并验收，对有特殊储运要求的医用耗材还应当核实供应商的储运条件是否符合产品说明书和标签标示的要求。验收合格的产品方可入库，不得私自验收未经医用耗材管理委员会准入审核的医用耗材。

（3）医用耗材仓库应实行分区或分类管理，有效期管理产品应当按有效期顺序码放，对库房的基础设施及相关设备进行定期检查和维护，并定期检查记录。

（4）验收人员须熟练掌握医用耗材验收标准，在规定的验收区内按验收程序进行操作。

（5）医用耗材采购、评价、验收等过程中形成的报告、合同、评价记录等文件应进行建档和妥善保存，植入性医用耗材的查验记录应永久保存。

（6）医用耗材要按照国家卫生健康部门分类编码的要求，实行条形码或二维码管理，高值耗材进行唯一性标识，纳入信息化管理系统，并妥善保存第三类医用耗材购入时的包装标识、标签、说明书、合格证明等原始资料，确保信息具有可追溯性。

（7）仓管员应按照医用耗材的贮存条件、有效期限等要求对贮存的医用耗材进行定期检查并记录，对温度、湿度有控制要求的产品，应当符合其说明书或标签标示的要求，并配置必要的温、湿度计进行记录。

（8）原则上要设置符合医用耗材储存标准要求的场所作为库房，并具备相应的储存条件和设施，能防火、防潮、防虫等。

（9）对因特殊原因不能及时到货的医用耗材，采购员应及时告知医用耗材仓库管理员和使用部门，并积极联系供货商组织货源。

（10）院内配送由医院委托的具备相应资质的第三方机构组织实施。

（十）医用耗材档案及供应商管理

（1）供应商必须资质齐全，管理部门负责医用耗材供方资质审核及评价，从具有资质的医用耗材生产经营企业购进医用耗材，索取并严格查验供方资质（包括《医疗器械生产企业许可证》或《医疗器械经营企业许可证》《营业执照》等）、产品资质（包括《医疗器械注册证》及其附件《医疗器械注册登记表》、备案凭证、产品质量检验报告、进口产品授权书等）以及销售人员身份证明文件等，属药字号或消字号的按国家相应法规制度办理。通过集中采购方式已查验合资质的医用耗材，可以不用审核其供方资质，但需保留其产品资质。供应商拒不提供或更新资质材料时，管理部门有权暂停采购其产品或延迟付款。

（2）医用耗材档案及查验资料应保存至少 5 年，植入性耗材档案及查验资料管理部门应当永久保存。

（3）供应商需按相关要求与医院签订供货协议及《医疗卫生机构医疗器械廉洁购销合同》，并遵守相关法规制度。

（4）医院医用耗材实行信息化管理，凡进入医院的产品，供应商应配合医院完善信息化资质管理及采用信息化手段配送服务，拒不配合的供应商医院可暂停采购其产品。

（5）原则上供应商必须在省医用耗材采购交易平台有备案。

（6）原则上与医院签订协议的厂商 2 年内不得更换配送商，若确需在 2 年内更换配送商的需提前 3 个月书面提出申请；特殊情况下原配送商（如公司注销、涉及违法违规等）无法配送的经审批后可以更换。

（7）更换配送商拒绝同时降价的，填写更换供应商申请表批准后按有关流程挂网公告重新议价及选择供应商处理。

（8）供应商有义务配合医院做好医用耗材合理使用、安全规范等。

（9）凡违反国家法规和医院制度的，将列入医院采购供应黑名单，情节严重的，向上级主管部门或行政、司法机关举报。

（10）医院对供应商管理实行红黑名单制度，对遵纪守法、积极配合医院耗材管理的厂商纳入红名单，对存在营私舞弊、拒不配合医院工作的厂商纳入黑名单，进入红黑名单的厂商医院将在供应商选择、回款等方面给予区别对待。

（十一）医用耗材新增/更换审批管理

（1）新增医用耗材，需申请科室5人以上技术小组讨论附注会议纪要，填写《新增医用耗材申请表》并签名后提交管理部门。

（2）新增医用耗材应为医院医用耗材目录中没有纳入的新产品、新技术或引入人才等情况，需有相应的新项目、新技术审批书等材料，同时，单价超过一定金额的耗材同时需提交可行性报告及绩效目标书。

（3）更换医用耗材应注明其名称、属于品种（国家分类或医院现有分类）、推荐品规及价格、申请理由及使用科室耗材管理小组意见等，同时填写按“一品两规”欲退出同类产品名称、编码等信息，非本科室独家使用的产品需经其他使用科室同时签名确认。

（4）新增医用耗材需由管理部门对耗材的产品类型、是否中标、是否曾经临时采购、是否证件齐全、价格是否高过医院类似产品、是否符合医院耗材管理规定及院内同类产品既往使用情况等签署意见。

（5）新增医用耗材审批由管理部门汇总后交医用耗材管理委员会组织遴选或准入。

（6）同一品种的医用耗材由国产低价格替代进口高价格时，若为单一科室使用经申请审批后交物资采购科论证议价，若为全院共用则提交医用耗材委员会准入。

（7）原则上同一个临床科室在一年内提交新增耗材申请不得超过3个，新开科室或院区等情况除外。

（8）更换医用耗材，需符合低价更换、停产更换、处罚产品更换等条件，填写更换医用耗材申请表并附相关证明材料。

（十二）医用耗材临时采购管理

（1）所有采用非医院医用耗材采购目录中的耗材必须进行临购申请并填写申请表。

（2）医用耗材使用前必须按流程审批，否则产生费用由科室承担，紧急情况下先使用的需预先征得医务部门的同意。

（3）常规和辅助性类耗材不在临购范围。

（4）申请必须在抢救特殊患者、新技术临床试验及开展、外请专家指定或特殊定做耗材四种类型中选择，除此外不受理。

（5）临购适合类型需附相应证明材料，由医务部审核并签署意见。

（6）抢救特殊患者需有抢救病历记录，新技术临床试验及开展需附新技术、新项目、新专科开发与运用审批表已同意复印件，外请专家指定需附专家会诊意见单及专家信息与签名，特殊定做耗材需有情况说明。

（7）临购耗材仅限一个患者单次使用，新技术临床试验及开展类的仅限一批使用，同一耗材临购次数不得超过 5 次。

（8）耗材价格制定参考广州市高水平三甲医院价格，同时不能高于医用耗材采购平台指导价：提供三家医院以上者取最低价，提供三家医院者取最低者下调 5%，提供两家医院者取低者下调 10%，提供一家医院者下调 15%，无外院参考发票和价格超过 5 万元者原则上不作为临购受理。

（9）临购申请需附产品及厂商资质材料，资料不全不受理。

（10）临购特殊或价格超过一定金额的医用耗材需提前报医院办公会同意，由物资采购管理科组织进行价格谈判，曾临购并经过谈判议价的执行原议价价格。

（11）重大突发事件或新增执业范围等特殊情况的集中采购需经医院办公会批准。

（十三）医用耗材使用及安全管理

（1）医用耗材管理委员会负责全院医用耗材使用的监督管理工作，日常由医务部门与医用耗材管理部门实施。

（2）医务部与设备科及使用科室，应当配备医用耗材质量管理人员，承担本单位使用医疗器械的质量管理责任。

（3）对植入和介入类医用耗材应当建立使用记录，植入性医用耗材使用记录永久保存，相关资料应当纳入信息化管理系统，确保信息可追溯。

（4）一次性使用的医用耗材不得重复使用，对使用过的耗材应当按照国家有关规定销毁并记录。

（5）医用耗材质量管理部门应将使用情况定期公布，在医院医用耗材信息公示栏每月发布主要耗材价格、使用总量、各科室使用明细、耗占比等内容。

（6）医务部会同信息科、设备科对主要耗材使用、辅助耗材使用及同学科医护人员使用耗材情况进行定期统计、监督与分析。

（7）医院成立医疗器械不良反应监测小组，负责医用耗材的不良反应与安全使用监测，同时按照其职责与制度处理不良反应事件，具体按医院《药品不良反应/医疗器械不良事件监测管理制度》执行。

（8）使用科室应做好医用耗材安全使用，不得使用有效期外产品，发现质量问题的应留存并及时上报管理部门，同时填写相应的表格，并积极配合调查，按照法规制度妥善处理不良事件。

（9）管理部门每半年向医用耗材委员会提交一次医用耗材使用报告，针对使用金额排名前十的临床科室使用耗材情况进行分析管理，针对销售金额排名前五十的单品种耗材的经销商进行约谈。

（10）医用耗材使用中出现重大安全问题时应上报医院办公会。

（11）其他安全使用遵照《医院医疗器械临床安全使用管理规定》执行。

（十四）医用耗材管理奖惩管理

（1）医用耗材管理接受医院纪委、监察监督。

（2）凡遵守国家有关法规制度，严格把控医用耗材采购规范的部门，严格合理安全使用及严控耗材使用占比的科室与个人，或者举报医用耗材采购与使用违规的个人，由医务部与监察室核实后报医院给予奖励。

（3）凡违反国家与医院相关法规的行为，由医院监察部门查处，并责令改正，视情节轻重予以全院通报批评或经济处罚；情节特别严重的，给予行政纪律处分；触犯相关法律法规的，移送司法部门处理。

（4）对违反规定的供应商，将列入医院采购供应黑名单，情节严重的，向上级主管部门或向行政、司法机关举报。

（5）对自行采购医用耗材的科室与个人，将视情节轻重给予责任人处分，直至调岗开除。

（6）使用不符合强制性标准或者不符合经注册或备案的产品技术要求的医用耗材，使用无合格证明文件、过期、失效、淘汰的医用耗材，给予责任人严肃处罚。

（7）未按照产品说明书和标签标示要求贮存医用耗材的，未查验供货者的资质或者未进货查验情况的，未按规定建立和保存植入和介入类医疗器

械使用记录的，给予责任人严肃处罚。

（8）未按规定执行医用耗材安全使用与质量管理的，或者发现质量问题与不良反应未及时上报的，给予责任人严肃处罚。

（9）其他由医院管理委员会或纪委监察审议认定违反医用耗材管理规定的行为或流程，给予责任人严肃处罚。

（十五）医用耗材集中带量采购管理

（1）由政府部门组织的医用耗材集中带量采购需按规定要求积极配合按期完成采购协议等工作。

（2）医用耗材集中带量采购任务由医保部门协调，设备科负责具体执行，财务部门负责按规定即时结算，使用部门需保证及时完成约定量。

（3）设备科组织相关临床科室进行预采购量等工作上报，预采购目录预采购量优先选择医院目录在用耗材品种，如在用耗材品种没有中标或无法选择则由设备科组织相关临床科室进行品牌品种投票遴选上报。

（4）原则上要求同一类型医用耗材遴选不超过两个品牌使用。

（5）原则上集中带量采购方案需上报医院医用耗材委员会审批，时间紧迫时可由管理部门负责人及分管院领导签批后补报医用耗材委员会。

（6）根据政府集采要求，集采任务一旦开始执行，非中选及不在医院目录的产品一律停用。

（7）为保证完成约定采购量，设备科每季度通报使用情况，如使用量不能按要求完成则应停用已完成量的品种，优先选择使用未完成量的品种。

（8）其他集采工作严格按照政府规定执行。

三、实践及感悟

（一）背景

疫情以来，大量的医院接连出现亏损、负债情况。受疫情影响，尤其民营医院欠薪、破产、倒闭现象不断发生。在 2021 年底，国家医疗保障局推出了《DRG/DIP 支付方式改革三年行动计划》，广东省在 2022 年起开始全面实施，这项举措进一步改变了医院的诊疗习惯和运营思维。

（二）实践举措

1. 优化耗材管理系统

（1）逐步将所有医用耗材纳入 SPD 统一精细化管理，全面提升 SPD 系统数据监控能力，提高成本管控精确度与效率。

（2）增加临床负责人本科室相关耗材使用数据及报表查询功能，以便各科及时发现问题及时调整。

（3）推进库存及效期管理，设置合理的采购数量及频次，避免囤货，减少资源浪费。

（4）增加数据分析和决策支持模块，如各科按类别的医用耗材成本比例、不同术式或适应证下耗材使用比例、按医生的耗材使用情况等。

2. 严控采购成本

（1）密切关注集采政策及平台限价动态，及时与供应商沟通降价，对于屡不配合的供应商必要时采取替换等措施。

（2）严控新耗材准入，尤其辅助非必需类及已有同类的产品。充分对新增更换、临购耗材的必要性、可行性及绩效进行审核评估，如确需则做好市场调研工作，通过谈判论证、招标采购等方式争取高性价比产品。

（3）组织临床专家梳理辅助类或者非必要耗材目录，合理设置各科目录类耗材使用上限，采取相应措施，控制使用频次。

3. 增强医护人员节约意识

（1）加强医护人员对规范使用耗材的培训及考核，避免滥用及浪费。

（2）通过大会宣讲等方式，增强一线工作者的节约意识，鼓励科室从临床实践出发进行耗材使用合理化分析，明确辅助类或者非必要耗材适应证，进而科学控量。

（3）加强医保政策学习，深入了解病种结构，积极开展医保收费自查，对于亏损项目及时寻求解决方案。

4. 建立成本分析和预警机制

（1）定期对耗占比较高科室进行耗材使用分析，监测成本变化趋势，及时提醒并给出相应控制建议。

（2）定期对非必需类耗材使用量较高的科室进行成本分析并提醒预警。

（3）定期对医保亏损较大的科室进行耗材成本分析并建议合理调整使用结构。

（三）感悟

首先，新冠疫情影响导致的床位使用率下降、疫情防控人力物力成本增加。其次，医保 DRG/DIP 结算全面实行，导致本地医保执行扩大到异地医保并且药品耗材变为全成本核算。因此，医院需要积极应对 DRG/DIP 支付方式改革，加强内部管理和效率提升，以适应新的医疗保险支付体系。再次，分级医疗制度执行导致严重依赖异地患者的大型医院收入锐减。最后，国际大环境，比如技术封控、贸易战、全球经济衰退等宏观因素带来的影响难以估量。总之，在现阶段，医院急需相关耗材成本控制措施缓解当前亏损、负债情况，积极控制成本。

严控耗材成本是实现医院“降本增效”重要的手段。制定严格的管理制度，加强医保培训，加大数据收集，建立使用评价体系与监控体系。采取精细化管理模式，减少库存或者实行零库存，提高运行效率，减少人力资源，杜绝浪费。

第三节　医疗设备使用运营管理

为规范和加强医疗机构的医疗设备使用与运营管理，确保设备在使用过程中的安全、高效和可持续性，提升设备利用率和服务水平，降低运营成本，保障医疗服务质量和患者安全，特制定本管理办法。通过科学的管理方法和制度，全面规范医疗设备的使用、维护、保养和运营，充分发挥设备效能，更好地为医疗、教学、科研等工作提供有力支持。

一、医疗设备使用运营管理职责

（1）成立医疗设备质量与安全管理小组，由分管院领导担任组长，设备科主任任副组长，质量控制员担任秘书，其他人员任组员。

（2）负责全院的医疗设备分类、分户电子账目，实行信息化管理。

（3）负责监督使用部门不得使用无合格证明、过期、失效、淘汰的医疗设备。

（4）负责制订与其规模、功能相匹配的生命支持医疗设备和相关重要医疗设备故障紧急替代流程，配备必要的替代设备设施。

（5）负责质量控制、计量、放射诊疗与辐射安全证件、工程及安全、中心气站等管理工作。

（6）负责医疗设备绩效考核及目标责任考核工作。

（7）负责医疗设备的日常维护、维修、管理工作。

（8）负责所辖范围内医疗设备巡查及安全监督。

（9）负责所辖范围内维修费用议价谈判。

（10）负责医疗设备的报废处置等技术鉴定工作。

二、医院设备使用运营管理工作

（一）医疗设备使用管理工作

（1）使用部门不得使用无合格证明、过期、失效、淘汰的医疗设备。

（2）使用部门指定专人负责本科室的医疗设备日常管理工作，做好医疗设备的登记、定期核对、日常使用维护保养等工作，并做好记录。

（3）使用科室操作人员经过培训并掌握医疗设备的操作和日常保养方法，经考核合格后方可上岗操作，同时严格按照诊疗规范、操作指南、医疗设备使用说明书等进行使用，遵守医疗设备适用范围、禁忌证及注意事项，注意主要风险和关键性能指标。

（4）设备科制订与其规模、功能相匹配的生命支持医疗设备和相关重要医疗设备故障紧急替代流程，配备必要的替代设备设施。

（5）使用部门应对急救的医疗设备实行专管专用，保证临床急救工作正常开展。

（6）使用部门发现使用的医疗设备存在安全隐患的应立即停止使用，同时报告医学工程部进行检修，经检修仍不能达到使用安全标准的医疗设备不得继续使用。

（二）医疗设备质量与安全管理工作

1. 生命支持类、急救类

（1）制定管理台账，掌握分布情况。

（2）做好日常维护及定期检测，确保完好状态。

（3）出现故障后进行修复，须经检测合格后方能继续投入临床使用。

（4）制订紧急替代方案，确保临床使用正常运作。

（5）做好相关记录存档。

2. 计量器具设备

（1）制定管理台账，实现电子化管理。

（2）制订定期强检和校准计划并落实。

（3）检测报告电子版存档。

3. 特种设备

（1）制定管理台账，实现电子化管理。

（2）做好日常维护，相关记录存档。

（3）制订定期检测计划并落实。

（4）检测报告电子版存档。

4. 射线装置

（1）制定管理台账，实现电子化管理。

（2）做好日常维护及巡检工作，相关记录存档。

（3）定期进行机房防护及设备性能检测。

（4）检测报告电子版存档。

5. 不良事件管理

（1）使用部门在临床使用医疗设备出现不良反应事件时，当事人立即口头报告主管医护人员或值班人员，及时采取措施，将损害降至最低。

（2）当事人根据不良事件的严重程度及相应的时限要求（一级事件不超过6小时，其余不超过24小时），填写《可疑医疗器械不良事件报告表》。

（3）设备科接到报告后应及时组织对不良事件的调查和核实工作，积极指导制定整改措施。

（4）设备科应定期进行不良事件统计、分析，并提出报告。

（三）医疗设备维护维修管理工作

设备科对重点医疗设备进行检测和预防性维护。设备科开展医疗设备性能检测和安全监测，验证医疗设备性能的适当性和使用的安全性。设备科监测医疗设备的运行状态，对医疗设备的维护与维修全部过程进行跟踪记录，每年对全院医疗设备整体维护情况进行分析评价。三级维护保养管理和维护管理具体如下。

1. 三级维护保养管理

（1）一级维护保养：即日常保养，每日进行并由使用科室负责执行。①按照设备说明书进行表面清洁、管道耗材消毒，检查是否正常运作，零配件是否完整等。②保证设备正常工作所需的环境条件，包括场所、通风、温湿度等。③对不常用的设备，应妥善存放并至少每周进行开机，以便及时发现问题，及时报告处理。④急救类、生命支持类设备必须每天进行检查。⑤保证完好，并做好医疗设备使用记录登记。

（2）二级维护保养：每月进行并由设备科负责执行。①对急救类、生命支持类和其他贵重医疗设备进行巡检保养。②进行内部清洁、除尘，检查是否有异常情况（如声音、温度、指示灯、电压指示、数据显示等）。③根据设备的不同情况，按厂家操作手册或保养标准由工程师定期进行。④工程师将保养情况记录在《医疗设备使用管理登记本》。

（3）三级维护保养：每季度进行并由厂家工程师或设备科工程师负责执行。①在保修期内的设备，按照生产厂家例行保养标准，由设备科督促厂家售后服务单位定期进行全面保养，包括但不限于其主体部分或主要组件，调整精度或参数，更换易损部件等，由厂家培训合格的工程师完成。②在保修期外的设备，由厂家或第三方服务单位提供维护保养报价单，按流程审批后执行。③完成保养后需要工程师签名和（或）售后服务单位盖章的工单记录（含实施时间、内容、更换备件等），资料由医学工程部工程师进行归档，同时将保养情况记录在《医疗设备使用管理登记本》。

2. 维修管理

（1）购买厂家或第三方保修服务的医疗设备维修解决方法。①使用科室在使用设备的过程中，发现故障导致无法继续工作时应按操作规程进行简单的故障排除，如故障依旧应立即联系设备科维修人员。②设备科维修人员第一时间到达现场进行故障现象分析及排除故障，如未能解决应及时联系厂家或第三方服务机构，通过远程指导排除故障，如故障依旧应和厂家或第三方维修工程师确认到达现场时间，并同时告知使用科室。③厂家或第三方服务工程师排除设备故障并使用正常后，设备科组织使用科室进行验收，并在相应的维修单上进行签字确认并存档备案。

（2）未购买保修服务的医疗设备维修解决方法。①使用科室在使用设备的过程中，发现故障导致无法继续工作时应按操作规程进行简单的故障排除，如故障依旧应立即联系设备科维修人员。②一般情况下，设备科维修人员可先通过电话指导使用人员自行排除由于操作或设置不当导致的故障，同时了解故障情况，准备维修资料及维修工具、材料。③紧急情况下，设备科维修人员应及时到达现场，帮助或协同使用人员排除故障。④一般的设备尽可能在使用现场进行维修，必要的才通知科室送设备科维修室。⑤一时无法修复的医疗设备，应采用以下维修方式：a. 设备科组织设备故障会诊，

共同解决故障。b. 维修中由于故障特别复杂或零配件采购困难，维修周期较长时，维修人员应及时通知设备使用科室，并向医学工程部主任汇报，以便及时采取应急措施进行院内设备调配。c. 维修中遇到难以判断或一时无法解决的问题，确需厂家或第三方服务商提供配件或支持方可解决故障的，由厂家或第三方服务商提供维修报价，由维修人员向设备科主任汇报，按照维修审批流程报设备科主任及分管院领导审批后执行。d. 设备故障修复使用正常后，设备科应组织使用科室进行验收，同时填写《医疗设备维修登记表》，由设备科维修人员存档备案。

（3）医疗设备维修配件应办理入库与出库手续，作为维修费用报账的附件。

（4）对返修率高的医疗设备，维修人员应及时向医学工程部主任报告，分析原因并提出解决方案。

（5）设备科维修人员应经常与所管设备的使用人员进行操作和保养工作交流，积极听取设备使用人员对所用设备的反映，了解设备的使用现状。

（6）设备科工程师与厂商维修工程人员进行联系和交流，尽最大可能了解所管设备的常见及特殊故障的判断及维修方法。

（四）大型医用设备管理

1. 大型医用设备目录

根据《国家卫生健康委关于发布大型医用设备配置许可管理目录（2023）的通知》（国卫财务发〔2023〕7号）中的甲、乙类大型医用设备，分类如下：

（1）甲类（国家卫生健康委员会负责配置管理）。①重离子质子放射治疗系统。②高端放射治疗类设备包括磁共振引导放射治疗系统、X射线立体定向放射外科治疗系统（含Cyberknife）。③首次配置的单台（套）价格在5000万元人民币及以上的大型医疗器械。

（2）乙类（省卫生健康委员会负责配置管理）。①正电子发射型磁共振成像系统（英文简称PET/MR）。②X线正电子发射断层扫描仪（英文简称PET/CT）。③腹腔镜内窥镜手术系统。④常规放射治疗类设备（包括医用直线加速器、螺旋断层放射治疗系统、伽马射线立体定向放射治疗系统）。⑤首次配置的单台（套）价格在3000万～5000万元人民币的大型医疗器械。

2. 甲类大型医用设备配置许可流程

（1）配置许可申请。设备科根据医院大型医用设备配置规划及资金预算安排，向国家卫生健康委员会政务大厅提交纸质和电子版申请材料，纸质申请与电子版申请材料应当一致。电子版申请材料通过大型医用设备配置与使用监督管理信息系统提交，受理时间为每年4—5月、9—10月（以政务大厅通知为准）。

（2）许可证申领。甲类大型医用设备安装验收后，设备科及时进行配置许可证正本、副本申领，并归档保存，复印件交由使用科室。

（3）配置许可证管理。①取得甲类大型医用设备配置许可后2年内尚未完成配置相应的大型医用设备或基础设施建设周期长、安装复杂的设备，设备科应及时向国家卫生健康委员会提出延期申请报批。②医院落实“一机一证，亮证使用”，设备科在甲类大型医用设备使用场所的显著位置悬挂配置许可证正本、副本的复印件。③《甲类大型医用设备配置许可证》载明信息如发生变化，设备科在信息变化之日起10个工作日内向国家卫生健康委员会政务大厅申请变更。④《甲类大型医用设备配置许可证》遗失、损坏的，设备科及时向国家卫生健康委员会政务大厅申请补办。⑤《甲类大型医用设备配置许可证》失效的，设备科应当在失效之日起5个工作日内向国家卫生健康委员会交回许可证原件并予以注销。

3. 乙类大型医用设备配置许可流程

（1）配置许可证申请。①设备科根据医院大型医用设备配置规划及资金预算安排，根据《广东省卫生健康委关于乙类大型医用设备配置许可与监督管理办法》有关规定，通过广东省大型医用设备配置与使用监督管理系统进行网上申报，受理时间为每年3月、6月、9月和12月，以政务大厅通知为准。②省卫生健康委员会进行形式审查、专家评审、许可并颁发《乙类大型医用设备配置许可证》，未经许可不得擅自配置大型医用设备。

（2）配置许可证申领。乙类大型医用设备安装验收后，设备科及时进行办理配置许可证正本、副本申领，并归档保存，复印件交由使用科室。

（3）配置许可证管理。①取得乙类大型医用设备配置许可后2年内尚未完成配置相应乙类大型医用设备，其原配置许可自动失效。对基础设施建设周期长、安装复杂的设备，设备科应及时向省卫生健康委员会提出延期申请并经同意。②医院落实“一机一证，亮证使用”，设备科在乙类大型医用设备使用场所的显著位置悬挂配置许可证正本、副本的复印件。③《乙类大型医用设备配置许可证》载明信息如发生变化，设备科在信息变化之日起10个工作日内向政务大厅申请变更。④《乙类大型医用设备配置许可

证》遗失、损坏的，设备科及时向省卫生健康委员会政务大厅申请补办。⑤《乙类大型医用设备配置许可证》失效的，设备科应当在失效之日起5个工作日向省卫生健康委员会交回许可证原件并予以注销。属于设备报废导致许可证失效的，需提交第三方鉴定机构出具的设备报废处理情况证明。

4. 大型医用设备档案管理

（1）档案资料归档。大型医疗设备配置许可证原件；配置许可事项申请资料及审批批复文件；其他资料。

（2）档案资料借阅。①档案实行借阅登记，由借阅人和经办人双方签字确认。②借阅人应妥善保管借阅的资料，不得损坏和遗失。③借阅人必须在限定的时间归还资料，同时签字确认归还情况。

（五）放射性同位素与射线装置使用管理

1. 持证上岗

用于X射线影像诊断、介入放射学、放射治疗和核医学等医疗设备，实行持证上岗。

2. 辐射环境安全与放射诊疗管理委员会

（1）组织机构。

主任委员：分管院领导。

副主任委员：医务部、总务部、设备科负责人。

委员：医疗科、放射科、影像科、介入血管科、放疗科、核医学科、体检科、麻醉科、口腔科负责人等。

办公室：设在医务部/设备科，主任由医务部/设备科负责人担任，秘书由医务部质量管理人员及设备科辐射安全员担任；各放射诊疗科室设置联络员负责联络放射诊疗相关业务。

（2）职责。①负责组织执行国家关于辐射环境安全与放射诊疗管理的法律法规。②负责领导医院辐射环境安全和放射诊疗防护管理工作。③负责组织研究制定和修订医院辐射环境安全和放射诊疗防护管理相关制度。④负责研究制定医院辐射环境安全和放射诊疗防护方案。⑤负责医院辐射环境安全和放射诊疗防护事故应急处理总协调，与上级行政主管部门、生态环境、公安、卫生等相关部门的联络、报告应急处理工作。⑥负责定期组织专家对放射工作场所和放射诊疗设备进行安全检查、评估和通报，督导有关放射诊疗科室的安全防护工作。⑦负责辐射环境安全和放射诊疗防护基础设施建设达标，并定期督导放射性医疗废物及退役放射源的处理。⑧负责对放射工作人员的资格进行审核，定期公布获得或取消放射工作人员资格名单。⑨负责放射工作人员的管理，定期组织专家对放射工作人员个人剂量和健康情况进行分析、评估和通报。

3. 放射源

放射源适用于国家生态环境部最新发布的放射源分类方法，按照放射源对人体健康和环境的潜在危害程度，从高到低将放射源分为Ⅰ、Ⅱ、Ⅲ、Ⅳ、Ⅴ类，Ⅴ类源的下限活度值为该种核素的豁免活度。

4. 非密封源分类

（1）适用于放射源分类原则。

（2）非密封源工作场所按放射性核素日等效最大操作量分为甲、乙、丙三级，具体分级标准见《电离辐射防护与辐射源安全标准》（GB 18871—2002）。

（3）甲级非密封源工作场所的安全管理参照Ⅰ类放射源。

（4）乙级和丙级非密封源工作场所的安全管理参照Ⅱ、Ⅲ类放射源。

5. 射线装置

适用于国家生态环境部和国家卫生健康委最新发布的射线装置分类，根据射线装置对人体健康和环境的潜在危害程度，从高到低将射线装置分为Ⅰ类、Ⅱ类、Ⅲ类。

6. 放射诊疗许可管理

（1）放射诊疗工作，是指使用放射性同位素、射线装置进行医学诊断、治疗和健康检查的活动。开展放射诊疗工作应具备以下基本条件：①具有经核准登记的医学影像科诊疗科目。②具有符合国家相关标准和规定的放射诊疗场所和配套措施。③具有质量控制与安全防护专（兼）职管理人员和管理制度，并配备必要的防护用品和监测仪器。④产生放射性废气、废液、固体废物的，具有确保放射性废气、废物、固体废物达标排放的处理能力或者可行的处理方案。⑤具有放射事件应急处理预案。

（2）职业病危害预评价。①放射诊疗建设项目应严格执行“三同时”制度：指新建、改建、扩建的基本建设项目、技术改建项目和引进的建设项目，其放射防护设施必须符合国家规定的标准，必须与主体工程同时设计、同时施工、同时投入生产和使用，放射防护设施的投资应纳入建设项目预算。②在建设项目可行性论证阶段，设备科委托具有相应资质的放射卫生技术服务机构进行职业病危害预评价，如实描述评价项目的建设现状；职业病危害分类为危害严重类的放射诊疗建设项目和涉及敏感公众人员的职业病危害分类为危害一般类放射诊疗建设项目。③危害严重类的放射诊疗建设项目

职业病危害放射防护预评价，应将防护设施设计纳入评价预期效果评价。④在可行性论证阶段完成建设项目职业病危害预评价报告后，由承担评价报告编制工作的放射卫生技术服务机构组织专家评审并出具书面评审意见。⑤建设项目职业病危害预评价报告经省卫生健康委员会审核同意并批复后方可开工建设，按照预评价及防护设施设计进行施工，不得随意改变，如辐射源项、防护布局等发生重大改变的，应重新进行评价。

（3）职业病危害控制效果评价。①放射诊疗建设项目竣工验收前，由承担评价报告编制工作的放射卫生技术服务机构组织对放射防护设施的运行情况及放射工作场所进行监测，同时组织专家对职业病危害控制效果评价报告进行评审。②控制效果评价报告的评审可以和职业病放射防护设施竣工验收同时进行，亦可在职业病放射防护设施竣工验收前进行。

（4）职业病放射防护竣工验收。①与放射诊疗建设项目有关的各项放射防护措施，包括为预防、控制或消除职业性放射性疾病，保障放射诊疗患者、公众和工作人员免受额外射线照射的工程、设备、装置等各项防护措施。②职业病危害评价报告书和有关项目设计文件中提出的可能产生职业病危害应采取的职业病防护措施。③职业病防治有关法律法规、规章规定的职业病危害建设项目。④职业病危害控制效果评价报告通过专家评审后，设备科按流程向省卫生健康委员会申请职业病放射防护设施竣工验收。⑤省卫生健康委员会组织竣工验收会，经验收组现场资料审查和现场检查及审核，出具验收结论。

（5）放射诊疗许可证办理流程。①申请：放射诊疗建设项目验收合格后，设备科及时进行放射诊疗许可申请。②变更：放射诊疗项目、场所或诊疗设备进行变更的，设备科按规定进行申请办理变更。③校验：《放射诊疗许可证》检验周期内由设备科进行申请校验。

（6）设备科应组织每年不少于2次的放射防护设施措施督导检查并做好记录和通报。

（7）设备科定期组织对放射诊疗工作场所防护检测、设备性能检测，检测结果存入放射卫生档案。对使用中的放射诊疗设备应按国家有关标准要求进行稳定性检测，超期未进行状态检测的或检测不合格的设备应当立即通知使用部门停止使用；对暂停使用的放射诊疗设备应做好登记工作，暂停使用超过一年的应当申请注销；暂停使用超过3个月的放射诊疗设备，重新启用前应当进行状态检测，合格后方可使用。

（8）设备科每年向放射诊疗许可证的上级卫生行政部门和监督机构报告上一年度放射诊疗工作情况。

7. 辐射安全许可管理

（1）适用于生态环境部最新发布的《建设项目环境影响评价分类管理名录》中核技术利用建设项目和核技术利用项目退役的建设项目。

（2）环境影响备案。①适用于按照《建设项目环境影响评价分类管理名录》规定应当填报环境影响登记表的建设项目。②建设项目环境影响登记表备案采用网上备案方式，应当编制环境影响报告书或者报告表的建设项目，不得擅自降低环境影响评价等级，填报环境影响登记表并办理备案手续。③建设项目建成并投入生产运营前，设备科应登录网上备案系统，在网上备案系统注册真实信息，在线填报并提交建设项目环境影响登记表，同时就填报内容的真实、准确、完整做出承诺，并在登记表中的相应栏目由法定代表人或者主要负责人签署姓名。④备案工作完成后，设备科应及时打印填报的建设项目环境影响登记表备案回执，做好存档工作。⑤建设项目环境影响登记表备案完成后，如发生法定代表人或者主要负责人在建设项目完成前发生变更的，设备科应当重新办理备案手续。

（3）环境影响评价。①适用于按照《建设项目环境影响评价分类管理名录》中规定应当编制环境影响报告书或报告表的建设项目。②建设项目开工建设前，设备科委托具备资质的技术单位开展环境影响评价，编制建设项目环境影响报告书或环境影响报告表并按流程提交省生态环境厅审批。③建设项目环境影响评价文件未经省生态环境厅依法审查或者审查后未予以批准的，建设项目不得开工建设；需要配套建设的环境保护措施，必须与主体工程同时设计、同时施工、同时投产使用。④建设项目环境影响评价文件经省生态环境厅审查批准后，其性质、规模、地点、采用的生产工艺或者防治污染、防止生态破坏的措施发生重大变动的，设备科应重新向省生态环境厅呈报建设项目环境影响评价文件进行审批。⑤建设项目环境影响评价文件自批准之日起满 5 年，建设项目开工建设的，设备科应当按流程向省生态环境厅重新申报审批。

（4）辐射安全许可证办理流程。建设项目环境影响报告书或报告表或登记表备案等经省生态环境厅批复后，设备科依程序及时向全国核技术利用辐射安全申报系统进行辐射安全许可证申领。

（5）竣工验收。①建设项目竣工后，设备科按照规定的标准和程序，对配套建设的环境保护措施进行验收，验收过程中，应当如实查验、监测、记载建设项目环境保护设施的建设和调试情况，不得弄虚作假；如涉及分期建设或者分期使用的应当分期验收，同时并编制验收报告。②除按照国家规定需要保密的情形外，设备科依法在医院内外网向社会公开验收报告。③建

设项目配套建设的环境保护设施经验收合格，方可投入使用，同时按照国务院环境保护主管部门的规定开展环境影响评价。

（6）变更。医院名称、地址和法定代表人进行变更的，设备科应在变更登记之日起20日内，向省生态环境厅办理许可证变更手续，并提供许可证变更申请报告。

（7）延续。辐射安全许可证有效期为5年。

设备科应在辐射安全许可证有效期届满30日内向省生态环境厅提出延续申请注销。

（8）注销。部分终止或者全部终止生产、销售、使用放射性同位素与射线装置活动的，设备科应及时向省生态环境厅提出部分变更或者注销许可证申请。

（9）辐射事故应急处理。①根据辐射事故的性质、严重程度、可控性和影响范围等因素，从重到轻将辐射事故分为特别重大辐射事故、重大辐射事故、较大辐射事故和一般辐射事故四个等级。②制订辐射事故应急预案，包括以下内容：a. 应急机构和职责分工。b. 应急人员的组织、培训以及应急救助的装备、资金、物资准备。c. 辐射事故分级与应急响应措施。d. 辐射事故调查、报告和处理程序。

8. 放射性同位素与射线装置台账管理

（1）放射性同位素台账应包括放射性同位素的核素名称、出厂时间和活度、标号、编码、来源和去向。

（2）射线装置台账应包括射线装置的名称、型号、射线种类、类别、用途、来源和去向。

9. 年度评估报告

设备科每年1月31日前向辐射安全许可证原发证机关报送放射性同位素与射线装置安全和防护状况年度评估报告。

10. 射线装置操作、维护和检测制度

（1）射线装置实行专人负责，操作人员应培训考核合格后才能上岗。

（2）操作人员应严格遵守操作规程及注意事项，保障安全使用设备。

（3）操作人员应做好射线装置的使用记录登记工作。

（4）射线装置机房应保持干燥整洁，禁止存放无关物品。

（5）射线装置应定期进行全面检查，使其处于良好状态，确保其安全、正常运行。

（6）操作人员在使用过程中发现故障时应立即进行排障工作，并及时联系设备科进行检修，维修结束后应进行验收，验收合格后方可继续使用。

（7）设备科定期组织射线装置的机房防护监测和性能检测，合格后方可继续使用。

11．档案管理

（1）归档。最新的放射性同位素与射线装置台账。

（2）放射诊疗档案。①《放射诊疗许可证》正本、副本原件及复印件。②放射防护管理制度文件管理档案，包括放射防护设施维护登记制度、放射防护用品使用登记管理制度、放射危害警示及告知制度、放射危害宣传教育培训制度、放射诊疗职业病危害防治责任制度、放射诊疗质量保证方案、辐射事故应急处理预案、工作场所和放射设备的监测方案、建设项目“三同时”管理制度、职业健康监护及档案管理规定等相关制度。③放射诊疗建设项目卫生审查档案，包括卫生审查预评价、控制效果评价报告书（表）以及审查验收有关批复文件。④放射诊疗建设项目卫生审查档案，包括卫生审查预评价、控制效果评价报告书（表）以及审查验收有关批复文件。⑤放射诊疗场所设备检测档案，包括设备名称、型号、所在场所、许可情况、性能及防护检测（检测时间、检测机构、检测结果）。⑥放射工作人员档案，包括放射工作人员清单、放射工作人员证、培训证明、个人剂量监测报告等。⑦放射防护用品配备、发放、维护与更换等记录。

（3）辐射安全档案。①《辐射安全许可证》正、副本原件及复印件。②建设项目环境影响评价资料及审批文件。③辐射安全与防护年度评估报告。④辐射安全与防护年度监测报告。

（4）借阅。①档案实行借阅登记，由借阅人和经办人双方签字确认。②借阅人应妥善保管借阅的资料，不得损坏和遗失。③借阅人必须在限定的时间归还资料，同时签字确认归还情况。

（六）计量器具设备管理

列入《目录》且监管方式为“型式批准”和“型式批准、强制检定”的计量器具应办理型式批准或者进口计量器具型式批准；其他计量器具不再办理型式批准或者进口计量器具型式批准；列入《目录》且监管方式为“强制检定”和“型式批准、强制检定”的工作计量器具，使用中应接受强制检定，其他工作计量器具不再实行强制检定，医院可自行选择非强制检定或者校准的方式，保证量值准确。

1．强制检定方式

根据强制检定的工作计量器具的结构特点和使用状况，强制检定采取以下两种方式：

（1）只做首次强制检定。按实施方式分为：只做首次强制检定，失准报废；只做首次强制检定，限期使用，到期轮换。

（2）进行周期检定。

2. 计量器具设备目录（表8－1）

表8－1　计量器具设备目录

序号	类别	设备范围	检定方式及周期
1	强检类设备	监护仪、心电图仪、脑电图仪其他类［如血压计、血压表、体温计、听力计、焦度计、验光仪、验光镜片组、角膜曲率计、眼压计、医用活度计、糖量计、乳汁计、放射治疗用电离室剂量计、流量计（口径范围DN300及以下）］	玻璃体温计只做型式批准和首次强制检定，失准报废；其他体温计一年一检； 水银血压计、压力表每半年一检； 医用活度计两年一检，其他设备为一年一检
2	检定类设备	医用超声源类 医用激光源类 其他类（如医用磁共振系统、分光光度计、酶标仪、酸度计等）	非强制类、定期检定； 一年一检
3	校准类设备	抢救急救类（如除颤仪、呼吸机、血液灌流机等） 手术类（如高频电刀、麻醉机、麻醉泵） 治疗类（如注射泵、输液泵、药物推注泵、血液透析机、婴儿培养箱、婴儿辐射保暖台等） 其他类（如体重秤、生物安全柜、灭菌器、疫苗储存箱、医用冰箱、药物保存箱、肺功能仪、脉搏血氧仪、血细胞分析仪、生化分析仪、水浴箱、培养箱、生物显微镜、离心机、温湿度计、红外体温计等）	非强制类、定期校准； 一年一检

3. 计量器具设备验收、入库和领用

（1）计量器具设备管理员对新购入的计量器具进行初步验收，合格后经计量检定机构进行检定。

（2）计量器具设备检定合格后，由计量器具设备管理员交予资产管理员办理入库手续。

（3）资产管理员对计量器具办理出库手续，通知使用科室进行领用。

4. 计量器具设备检定管理

（1）检定计划与审批。计量器具设备管理员依据检定记录，对全院的计量器具编制《计量器具周期检定计划表》，临时新增的计量器具可独立做计划。

（2）检定实施。①计量器具管理员与有检定资质的计量检定机构联系，确定检定的时间和安排。②依据确定的检定时间，计量器具管理员通知计量器具的使用科室做好计量器具的检定准备。③各科室配合检定人员依据计划安排进行检定。

（3）计量器具设备台账管理。①计量器具管理员负责向检定机构收集《检定报告》和《检定合格证》，并统筹将《检定合格证》贴于经检定的相应计量器具上。②计量器具管理员负责建立计量器具设备台账（电子版），包括使用科室、设备名称、规格型号、购置时间、检定周期、检定日期、有效期、检定结论、设备状态（在用、报废）、备注等。③计量器具管理员负责计量器具检定证书归档工作，并同步录入《计量器具管理台账》进行更新。

5. 计量器具设备使用与处置管理

（1）设备科应做好计量器具的日常使用维护管理工作，保证计量器具的准确性与完好率。

（2）纳入固定资产管理的计量器具的处置按照医院固定资产管理规定执行。

（七）医院特种设备使用管理

（1）医院特种设备是指对人身和财产安全有较大危险的设备，包括压力容器、氧舱、气瓶、压力管道、安全附件等。

（2）医院应当使用取得许可生产并经检验合格的特种设备，禁止使用国家明令淘汰和已经报废的特种设备。

（3）特种设备在投入使用前或者投入使用后30日内，由设备科向负责特种设备安全监督管理的部门办理使用登记，取得使用登记证书。

（4）设备科应在特种设备的显著位置粘贴特种设备登记标记。

（5）设备科工作人员必须持证上岗，严格按照特种设备操作规程，不得违章作业。

（6）设备科应对特种设备及其安全附件、安全保护装置制订周期检定计划，并进行定期维护保养、检验和检修，并做好记录。

（7）设备科按照安全技术规范的要求，在检验合格有效期届满前1个月内向特种设备检验机构提出定期检验要求，未经定期检验或者检验不合格的特种设备不得继续使用。

（8）特种设备进行改造、修理，按照规定需要变更使用登记的，设备科应当按流程办理变更登记，方可继续使用。

（9）特种设备存在严重事故隐患，无改造、修理价值，或者安全技术规范规定的其他报废条件的，设备科采取必要措施消除该特种设备的使用功能，并办理登记证书注销手续。

（10）设备科建立特种设备安全技术档案，包括以下内容：①全院特种设备台账。②特种设备的设计文件、产品质量合格证明、安装及使用维护保养说明、监督检验证明等相关技术资料和文件。③特种设备的定期检验和定期自行检查记录。④特种设备的日常使用状况记录。⑤特种设备及其附属仪器仪表的维护保养记录。⑥特种设备的运行故障和事故记录。

（11）特种设备目录（摘录）（表8-2）。

表8-2　特种设备目录（摘录）

序号	种类	类别	品种	名称
1	压力容器	固定式压力容器	第一类压力容器	真空杀菌器
2			第一类压力容器	氧气罐
3			第一类压力容器	空气罐
4			第二类压力容器	低温液体储槽
5		气瓶	无缝气瓶	O_2 气瓶
6				CO_2 气瓶
7				N_2 气瓶
8				NO 气瓶
9				混合气气瓶

续上表

序号	种类	类别	品种	名称
10	安全附件	—	安全阀	安全阀
11		—	—	压力表

（八）医疗设备使用绩效管理

1. 考核目的

（1）保证医疗设备的科学、合理和有效使用，确保有较好的投资效益。

（2）促进医疗设备管理人员认真履行岗位职责，不断提高管理水平。

（3）提高医疗设备的完好率和使用率，保证良好的投资效益。

（4）促进医疗设备的专管共用或统管公用，实现资源共享。

（5）维护经费立项和设备论证的严肃性，进一步强化责任心。

2. 考核机构

由绩效办牵头，设备科负责数据统计，财务部、医务部、科教部、信息科等协同。

3. 医疗设备使用效益考核内容

（1）是否专人负责管理。

（2）设备是否完好。

（3）设备功能是否全部开展。

（4）设备使用登记本是否记录完整。

（5）是否定期进行维护保养并记录完整。

（6）故障是否有记录并能迅速维修。

（7）固定资产卡片是否完整粘贴。

（8）年单机收入情况。

（9）年单机折旧情况。

（10）年单机维修成本情况。

（11）年收支比情况。

（12）年度绩效目标达标情况。

（13）设备开机效率是通过有效开机时以及设备额定开机时之比得出的。

（14）有效机时数是指在教学、科研、社会服务中开机使用的机时数，

包括必要的开机准备时间、正式使用时间、必需的后处理时间。以使用记录为准。

(15) 额定开机时数参考各科室申报购置设备可行性论证报告中的年开机时间。

(16) 科研类设备的科研成果登记情况，如发表论文数、发明及授予的专利数。

(17) 使用该仪器设备获得独立操作资格人员以及指导下能完成部分测试的人员数。

4. 考核方法（结合每年的固定资产盘点）

(1) 建立全院医疗设备绩效考核网络，各科室负责人为第一责任人，明确1～2名人员为兼职医疗设备管理员。

(2) 科室自评：由各科室根据考核内容进行自评，填写《××年医疗设备绩效考核自评表》并由科室负责人签字后按规定时间报送设备科。

(3) 设备科在科室自评的基础上，通过审核计算相关材料数据并进行现场核对，做出考核结论。

(4) 设备科对各科室数据材料进行汇总后，报送医院医疗设备委员会，结合往年的考核结果，进行审核评论。

(5) 设备科对年度绩效考核结果报医院办公会进行通报。

5. 考核时间及组织

(1) 考核时间：每年2～3月对上两个年度的临床以及医技科室建设经费使用立项项目和科研设备立项分别进行项目结束验收考核和项目运行一年后的考核。

(2) 考核组织：由设备科组织，考核小组由设备科会同有关部门和专家组成，各科室对考核范围内的设备进行自评，时间由科室自行掌握，但必须在医院考核前完成。

6. 奖惩措施

对于考核成绩好的项目及设备使用部门给予表彰奖励，在设备购置、经费预算等方面给予倾斜；考核成绩差的应提出通报批评，情节严重的根据情况予以处理。

（九）医疗设备使用调配管理

1. 调配设备范畴

(1) 全院急救类、生命支持类设备包括呼吸机、监护仪、除颤仪、心电图机、心肺复苏机、洗胃机、输液泵、注射泵等及调配库存设备。

（2）重大疫情救治基地储备设备。

（3）疫情应急采购及储备设备。

（4）发热门诊采购设备。

（5）共享共用设备。

2. 调配管理

（1）设备科成立调配中心，利用软件管理系统，并指定专人负责调配管理。

（2）设备科通过设备定位及状态监测系统详细记录调配设备的位置、完好率等信息。

（3）急救类、生命支持类设备出现故障无法使用的情况，使用科室应第一时间报告设备科进行修复待用，无法及时修复的设备，应通过院内科室沟通协调临时调配，并做好调配设备的登记。

（4）专科专用设备、疫情特殊设备、发热门诊设备等归属到各相应科室。

（5）正常情况下，使用科室根据业务需求情况并通过调配中心系统进行申请，经医务部、设备科、分管院领导审批后执行。

（6）应急状态下，经医院研究决定，由医务部负责调配设备的调度，设备科配合。

（7）设备科负责汇总调配设备折旧报表，并进行绩效成本核算。

3. 成本核算

（1）专科专用设备按100%核算，计入相应科室。

（2）疫情特殊设备折旧费不纳入科室绩效核算范围。

（3）共享设备按医院和科室各承担50%的折旧成本的原则进行成本核算。

（4）调配设备经审批出库后开始计提成本，折旧额以天为单位，根据科室实际使用天数，乘以日折旧额得到应计折旧总额，按应计折旧总额的50%计提纳入使用科室核算成本。

（5）调配设备维修费用统一计入调配中心。

三、实践及感悟

（一）背景情况

这些年医院飞速发展，门诊量、住院率都在升高，同时开展新项目、新技术也在增加，如何将有限的资金投入医疗设备发展规划上，如何更细致地分析绩效情况，提供决策参考，是个紧迫的问题。另外，前期经过审计发现一些设备闲置率高、决策不合理，还有一些设备重复购置，共享度不高，没有合理利用资源，这些都需要加强绩效管理。

（二）实践举措

1．加强医疗设备精细化使用管理

（1）完善医疗设备全生命周期管理，对设备的各类信息有效监管，及时预警，提升设备运行效益。

（2）建立设备实时状况监测系统，精确管理设备运行状态与定位，精确计算开机运行时间，有效提高使用效率。

（3）基于状态系统加强设备三级调配机制与设备共享平台建设，减少不必要的设备购置，合理优化资源利用。

（4）持续推进医疗设备绩效评价工作，每月对设备使用情况进行监控、分析和反馈整改，提升设备使用效率和安全性。

2．加强设备运维管理

（1）加强设备预防性维护保养，减少设备故障率。

（2）鼓励工程师积极自修，设备发生故障要求工程师第一时间到场检测维修，减少第三方维修费用。

（3）严格单次维修及配件费用谈判与审批流程，通过现场鉴定以及多方询价，降低维修成本。

（三）感悟

随着医疗设备在医院诊疗活动中比重加大，种类数量增多，以及国家卫生、药监、医保等部门新的法规政策的执行，对于医疗设备监管要求越来越高，凸显出一些亟须解决的问题，比如合理化立项、配置许可、允许进口目录、政府采购流程、放射诊疗许可、辐射安全许可、质量控制、不良事件、计量/剂量检测、规范操作、安全培训、维修维护、资产处置等，要求对医疗设备进行精细化管理，有计划、有流程、有数据、有记录。而做到这些不是简单地增加人手，而是全面提升管理能力，借助信息化手段进行全方位管理。

医院制定相应的绩效指标与绩效考核方法，可以考核其稳定性、安全性等指标，收集其运行数据，包括使用率、故障率、维修时间、维修费用等数据，尤其是其经济收益指标、绩效目标完成情况及学科发展贡献和社会效益等。

第九章　互联网医院管理

第一节　互联网医院建设

一、平台建设

互联网医院以实体医院作为支撑，通过实现在线问诊、智能问药、药品快递到家、随访及慢病管理等功能，在互联网上对患者进行远程诊治[1]。近年来，互联网医院以共享为发展理念，以人工智能为利器，建设七大“互联网＋医疗”创新服务，打通优质医疗资源与基层的连接通道，做到城乡共享、服务共享、基层共享。在广东省卫生健康委的正确领导下，互联网医院做到依法依规，规范严谨，有规范的建设标准、有疾病诊疗指南、有严格的考核办法、有科学的管理制度、有清晰的接诊流程，让群众享受到更加公平、高效、优质、便捷的医疗健康服务，让群众共享健康中国。互联网医院可以基于“互联网＋”为平台，更好地满足多元化、多层次就医需求，通过建设主要的七大“互联网＋医疗”创新服务，将优质医疗资源主动送到百姓家门口，在小地方解决群众的大问题。

（一）在线医生平台

为实现慢性病患者社区防治，基于互联网的社区慢性病防控体系，建设“健康小屋”，提供免费检测血压、血糖、心电等便民惠民服务。以“健康小屋”为基础，逐步建立线上接诊点，搭建三个在线医生平台，让全国各地患者可通过互联网医院服务平台直接看诊、咨询。

（二）人工智能医生平台

互联网医院将人工智能与医疗深度融合，在全国首次应用人工智能医生平台，为广大患者在慢性病及常见病的治疗上提供专业咨询互联网医疗就诊服务。人工智能医生（人工智能医生）通过文字或者语音交互患者的基本信息、病史、体征等，向患者提供咨询服务。医院以人工智能医生为抓手，将相当于主治医师的人工智能医生引入到贫困乡村，在全省贫困村中逐步铺开，让人工智能医生成为村医手机里随时随地可以问诊的智能助手。

（三）大健康管理平台

互联网瞄准健康进行全流程管理的方向，建设大健康管理产业共享平台，建立慢病管理中心，对健康的潜在风险及早发现与干预，提高健康生活质量。健康管理平台在未来将开放给各家医疗机构业务系统接入，对用户健康档案的数据进行统一管理，信息共享。通过监测用户和体检数据，发现异常项后自动修正监测方案，同时告知医患双方新的监测方案。

（四）移动处方流转平台

互联网医院上线处方流转平台服务，自费患者在医院看病，处方流转到平台，患者可在院外药店购买或配送到家，少去排队拿药之苦。患者的处方是流转到平台上，平台链接的药店数量庞大，处方流转平台多家药店可供患者选择。

（五）在线远程培训平台

互联网医院利用互联网医学培训平台，应用桌面对桌面的网络医疗信息系统，实现省、县、镇医生共同手术、共同查房、共同读片、共同分析诊断，加强对基层医护人员的业务知识培训。

（六）远程诊断平台

互联网医院可在接诊点配置远程心电、远程影像、血压计等医疗设备，利用互联网、物联网工具建立远程影像、远程心电、在线听诊等平台，通过接诊点检查诊断设备，由基层医疗机构技师采集患者数据，传送到三级医院诊断中心，经专家分析诊疗后将诊断结果、分析报告发送至基层医疗机构，做到“基层检查，上级诊断”，降低了医疗风险，提高了诊疗效益，实现了医院资源共享。

（七）药品字典库制定平台

互联网医院搭建药品字典库制定平台，由村医及基层医生上传对慢性病、常见病的1000种供应药品清单，完成平台药库药品字典的维护工作，完善患者定药流程。

二、信息功能与技术规范

（一）信息功能与技术规范的总体要求

互联网医院信息系统建设应兼顾本地与区域化、局部功能与整体互联互通、前端应用与后端监控等原则，系统架构需整合考虑院内外一体化、区域协同进行规划设计，应与医院信息系统（包括LIS、HIS、PACS、RIS、EMR等）、医保系统、药品物流系统、第三方支付系统、院前急救医疗信息系统及其他系统进行对接，整合各方服务能力，为面向居民的互联网医疗服务提供支撑。应根据各级医院不同专科服务的实际情况，面向患者、医师、医院管理者提供针对性的服务功能。业务应用围绕患者的就医流程，提供便捷的预约服务、在线支付服务；围绕患者的复诊、用药、居家护理等需求提供在线诊疗、医技与药事和线下预约等服务。患者端应用宜采用多种入口，如公众号、小程序、App等，构建医院线上互联网服务入口；医护端应用应包括移动端、PC端等入口，支撑医护人员移动化办公的同时，也支持和医院线下工作站进行充分融合，丰富医护应用场景；管理端应用应对互联网医院的人员权限、业务质控管理、流程规范管理、资源分配以及数据分析等内容进行有效管控。

安全保障体系应综合考虑系统可接受的风险程度，建立实现安全目标的安全模型和信息安全保护体系，达到风险、安全与投资的最佳平衡，应对接广东省医疗服务与执业监管平台，满足广东省互联网诊疗服务监管要求，应遵循国家标准和行业标准规范体系，遵循成熟、可靠、稳定的技术路线，主动规避建设过程中的风险。运营服务体系应保障互联网医院的持续稳定运营，在运营过程中各相关部门有效衔接，并对运营结果进行分析和监管。应用各种保护手段和措施，有效保护后台数据，防止应用过程中出现数据泄露、数据篡改、数据丢失等安全事件。

（二）信息功能与技术规范的平台功能

1. 诊疗服务

1）预约服务。

（1）身份识别：支持多种证件的患者身份认证（如居民身份证、电子健康码、户口簿、社保卡等）。应严格执行对复诊条件的判断，仅对患者既往在实体医疗机构确诊的常见病/慢性病进行在线复诊，需要对接医院 HIS、EMR 等系统进行自动判断，具体要点包括：①患者所提供复诊判断依据中指向的患者与就诊的患者必须为同一人。②在实体医疗机构线下就诊过，且为相同疾病诊断的患者作为复诊患者，具体时间范围应按照国家政策要求并根据实体医疗机构规定执行[2]。③遇低龄儿童（<6 岁）应有系统提示，支持医师对陪伴患儿的监护人和相关专业医师的身份加以辨识。

用于判断复诊的依据必须以电子化的方式留存，并明确与患者当次就诊的关联方式，以备查验。用于复诊判断的数据来源可包括：患者自行提供的历史病历（相关图文信息）、本实体医疗机构已有的电子病历、通过广州市、区级区域卫生信息平台或医联体信息系统调取的患者电子健康档案。

（2）出诊排班：支持医院批量或医师个人按照规定时间范围内进行排班设置，排班后支持医师针对不同类别患者开展复诊服务，支持在规定时间段内取消排班。

（3）号源管理及展示：应在互联网医院信息系统患者端的显著位置展示在线复诊的服务范围，提供预约挂号号源查询功能，支持查询医院可挂号科室、科室医师、医师号源（含多院区号源）；对医院内网预约平台和互联网预约平台的号源进行实时同步。

（4）预约挂号：系统应支持通过复诊预判的患者进行在线挂号；在线挂号支付前，支持患者填写就诊诉求、既往史、上传历史诊断病历资料；在线预约挂号操作后，应向患者发送通知或提醒，防止误操作；在线预约挂号应以患者完成诊疗服务费支付为成功标志，并根据患者实名信息、所挂号资源信息生成挂号单；支持患者查询历史挂号记录。

2）诊疗服务。

（1）医师接诊：当患者完成挂号支付后或患者回复新消息后，医师端系统应支持通过多种途径（包括 App 消息提醒、短信等）提醒医师及时接诊；支持医师在接诊前预览患者历史病历，评估患者病情是否适合接受在线复诊，并做出在线接诊或中止复诊操作；支持医师查询不同状态下的问诊队

列，例如待接诊、接诊中、已完成等。

（2）患者问诊：支持在约定时间到达前、医师回复新消息时通过消息推送、短信等方式提醒患者进行线上就诊或回复。

（3）医患交流：患者端及医师端均支持通过图文、语音或者视频等在线交流的方式来了解就诊患者病情信息，图文、语音、视频交互记录应全程留痕、可追溯，记录保存时间应遵照国家有关规定。

（4）资料查询：系统应支持患者在线查询本人检查检验结果和资料、诊断治疗方案、处方和医嘱等病历资料；支持医师查阅患者既往就诊电子病历、检验检查记录、电子健康档案资料等[3]。

（5）在线处方：系统应支持医师针对患者既往明确诊断、用药等情况，在保障用药安全的前提下，在线开具处方且开方时系统应支持通过接口等方式实现查询医院药房、合作第三方药品供应商的药品库存信息，应在医师在线诊断、提交处方时执行医师与药师电子签名，加盖可靠时间戳，生成电子处方笺，电子处方应设置有效时限。

（6）病历书写：系统应支持医师在线书写电子病历，电子病历基本内容应包括主诉、现病史、既往史、诊断、治疗意见等必要信息。

（7）结束问诊：当医师完成诊疗并填写完成线上电子病历，系统应支持医师本人主动触发或系统自动结束诊疗的功能；若在诊疗过程中发现患者不适宜接受在线诊疗服务时，应中止复诊并如实记录中止原因及建议方案。

（8）扩展功能：①预问诊，系统支持专科在后台设定结构化或非结构化预先问诊问题，患者挂号之后提醒患者填写就诊诉求、既往史等信息，预问诊信息支持医师端查看。②医患交流限制，系统支持限制最长问诊时长或患者问诊条数等个性化功能，以便高效管理问诊过程。

3）药事服务。

（1）药师审方：医师电子签名完成后，将处方提交至互联网医院指定的药师进行在线审方，系统应引导药师遵守《处方管理办法》的有关规定进行审方。

（2）审方确认：系统应支持药师进行处方审核，审核处方时验证处方无篡改后，必须执行电子签名，加盖可靠时间戳。

（3）订单支付：系统应对已审核的处方生成在线的支付订单并推送至患者端，提醒患者对药品清单、取药方式及配送地址进行确认，以确保药品订单正常配送，处方订单经患者确认并支付。

（4）药品供应（含处方流转）：系统应对接药品服务方（自有药房或第三方药品供应商），将支付完成的处方信息推送至药品服务方，进行药品后续服务，系统应提供一种或多种取药方式供患者选择，包括但不限于院内取药、配送到家（医院配送、药店配送）、药店取药等；系统应与物流信息联通，患者端可查看药品配送进度情况；在完成配送后，应将配送签收信息反馈至互联网医院，形成针对药品服务的闭环。

（5）合理用药：处方订单确认之后，系统应提醒患者确认处方信息和合理用药的注意事项。

4）医技服务。

（1）医技预约：系统应支持医师在线开具检查检验申请，支持检查检验预约，线上预约资源与线下资源统一管理。

（2）服务指引：系统应支持将检验检查基本信息、注意事项推送给患者端，并生成就诊指引单。

5）护理服务。

（1）护理预约。

门诊患者：微信注册后进行线上预约，符合上门护理要求的生成护士上门护理订单。

出院后患者：由护士发起订单，病情评估后选择建议的服务项目，生成护士上门护理订单。

（2）护理安排：根据患者线上预约后签订服务协议、知情同意书及病历，安排护士上门护理。

（3）护理执行：接单护士做好上门服务及工具设备耗材准备，然后上门签到确认护理人员身份，对患者进行健康评估，执行护理任务，并记录护理文书。

（4）护理目录管理：维护可开展护理项目，如生活自理能力训练、留置/更换鼻饲管护理、血糖监测、皮下注射、普通伤口护理、压疮伤口换药、母婴护以及关节松动训练等共 15 项护理服务项目。

（5）护理人员管理：护理部考核合格的护士，上传护士资格证、联系方式、身份证等信息。

（6）一键报警：护士如遇困难按“一键报警”，平台会收到信息。

2. 基础服务

1）消息推送。

（1）推送内容设置。支持通知、自定义消息、多媒体等多种消息形式。

（2）推送规则设置。根据具体推送内容，设置推送规则。包括点对点推送，定向广播推送，标签推送，分群推送等。

（3）推送方式选择。使用短信、移动智能终端应用、显示屏等多重方式。

（4）信息推送监控。推送效果查询，包括推送量、抵达量、点击量等数据，并支持通过图表展示。

2）信息公开及查询。

系统支持提供各诊疗环节消息提醒、告知。

3）支付服务。

（1）支付管理：互联网医院应建设统一支付平台或将现有的在线支付平台融合至互联网医院的支付场景中，能够覆盖患者在互联网医院全流程中的所有支付环节，根据患者在互联网医院就诊过程中产生的不同类型账单，进行分别支付和统一对账管理。

（2）在线付款：患者在互联网医院就医过程中所产生的医疗费用账单通过支付宝、微信、银联、数字人民币、银行卡等在线支付渠道进行实时付款，账单由互联网医院信息系统汇总生成并推送到患者端，患者根据账单金额选择可用的支付渠道进行在线付款。账单支付时长由医院根据自身业务特性设定阈值。

（3）退费处理：诊查费退费，在患者因故无法上线接受在线医疗服务或院方医疗资源安排计划变更无法为患者提供在线医疗服务时，系统应支持在线复诊服务费用的退费操作；药品退费，患者完成电子处方支付后，在转交药品物流之前，经医院方沟通协调许可后，可以在线进行退费申请操作；在进入物流环节后，非药品质量原因不得办理退费，如患者必须退费，则需要与医院、药品供应商及物流多方综合协调后进入特殊退费流程，协商情况需进行记录；系统应支持患者查询退费进度，并通过推送消息或手机短信的方式对患者进行提醒。

4）医保服务（扩展）。

互联网医院应与医保对接，为患者开通政策范围内允许的医保支付项目，结合医保规则对处方中自费、自付、共付的费用进行划分。

5）在线客服。

系统支持在线业务咨询功能，支持业务服务人员与患者即时消息互推，支持快速回复模板设置、智能回复、转接服务等功能。

3．业务监管

1）各类人员信息管理。

（1）患者身份信息管理。账户信息管理：系统应支持统一管理注册患者的信息，包括后台查询患者注册录入信息、认证信息等，支持与院内His、App等信息互联互通数据的校验。

（2）就诊黑名单/白名单管理。账户信息管理：支持按分组、名单类型维护特殊人员，可用于需要个性化进行就诊人员管理的业务场景，比如专病云诊室、专病随访等。支持各类提示语的定制化。

（3）医护身份信息管理。①账号注册与开通：系统应支持医护自主注册开通或管理后台批量创建账户。医护可自主注册登录提交或管理后台批量同步身份信息和执业资质。医护可通过账号密码、手机验证码、扫描二维码等方式完成登录。②账户审核与管理：系统应提供医护人员账户的后台审核管理功能，医护人员的个人信息、账户注册资料审核、账户权限设置、处方权信息、账户接诊服务开通与关闭等功能由医院管理部门统一管理。③电子签名管理：互联网医院接诊业务应支持医务人员使用电子签名，数字证书应由可信正规的电子认证机构发布。所有在线处方、诊断等文书必须有医护人员的电子签名，保证诊疗服务中信息传递的安全性、真实性、可靠性与完整性。④特殊业务人员信息维护：支持护理上门、线上 MDT 团队、义诊等特殊团队信息的人员信息维护。⑤高级管理维护：支持与医院医务管理等系统的互联互通，自动实现个人职称、专长、权限、登录信息的同步。

（4）审方药师身份信息管理。①账号注册与开通：系统应支持药师自主注册开通或管理后台批量创建账户。药师可自主注册登录提交或管理后台批量同步身份信息和执业资质。药师可通过账号密码、手机验证码、扫描二维码等方式完成登录。②账户审核与管理：系统应提供药师账户的后台审核管理功能，药师的个人信息、账户注册资料审核、账户权限设置、账户审方服务开通与关闭等功能由医院管理部门统一管理。③电子签名管理：互联网医院接诊业务应支持药师审方时使用电子签名，数字证书应由可信正规的电子认证机构发布。对开具处方后的处方审核管理提供电子签名，保证诊疗服务中信息传递的安全性、真实性、可靠性与完整性。④高级：支持西药、中草药等不同类型审方药师的智能排班与审方规则设定。

（5）管理员身份信息管理。管理员权限管理：应支持设置分配各职能部门使用互联网医院管理后台的管理员，并根据职能部门的不同维护相应的权限范围。

（6）培训管理。支持针对医生、护士、药师、客服等相关人员的培训管理，包括培训资源管理、培训计划管理，在线课程预约、培训质量统计分析等。

2）各类字典及目录管理。

（1）基础信息管理。①科室管理：应支持对互联网医院的科室进行管理，包括但不限于科室创建、科室信息修改与维护、科室状态禁用、科室信息同步等。互联网医院开展的诊疗服务不应超出线下实体医疗机构的诊疗服

务范围。②职称字典管理：应支持对互联网医院中医护以及药师的职称进行设置与管理，根据职称设置医师接诊、护理上门等服务的收费标准。③业务字典管理：应支持对互联网医院开展的业务类型进行管理，包括但不限于业务类型创建与修改、业务权限配置、业务状态配置等。④病种管理：应支持互联网医院的病种新增与编辑管理，包括但不限于病种关键字、关联诊断编码、诊断名称、关联科室等，用于慢性病续方业务。⑤非药品目录管理：应支持患者编码、医嘱以及医嘱类型编码、收费项目编码等非药品信息数据进行统一管理。⑥各类消息模板维护：支持各类推送给患者的消息模板维护。⑦各类业务模板维护：支持预问诊、健康宣教、知识库、健康随访等维护。

（2）药品目录管理。①药品字典管理：应支持互联网医院中药品各类字典的维护与管理，包括药品类型、药品频次、药品用法、药品剂型、药品单位等。②药品目录管理：应根据药品字典对互联网医院中的药品目录进行管理，对药品进行新增、编辑等操作，以供医师开立电子处方使用。

（3）医技项目管理。医技项目基本管理：对于互联网医院中开具的检验检查项目，应支持对各项目进行管理，包括新建、修改、删除、维护检验检查注意事项模板等功能，以供医师开具检验检查。

3）医疗质量监控及管理。

（1）系统支持业务流程闭环管理，可追溯医师开立的电子处方、就诊医患交流全流程查看等监管中心。

（2）病历质控：系统应引导医师遵循《医疗机构病历管理规定》和《电子病历应用管理规范（试行）》的规定为患者建立电子病历，支持及时提醒医生不规范书写行为。

（3）处方点评：合理用药统计分析。对临床医生的不合理用药行为进行回顾性指标分析，具有合理用药的历史回顾分析功能。

（4）订单中心：追溯患者订单的支付状态、订单详情、日志详情（医患交流、医药交流、查看音视频/电话、处方/检验/检查数据）等。

（5）处方中心：对开立的电子处方进行监管，包括处方状态查看、流转及配送进展、审核药师查看、处方内容详情查看等。

（6）入院中心：支持查看开立的入院通知单信息，包括通知单类型、入院科室、入院床号等。

（7）就诊中心：支持查看就诊医患信息、医患交流过程。

（8）病历中心：对患者每次就诊的病历进行管理，包括病历详情，病历归档等。

（9）复诊预约中心：支持查看互联网医院为患者开立的复诊预约信息。

（10）扩展功能：①异常业务中心，对于超时不接诊订单、拒接订单、患者主动取消、专家主动取消、患者申诉订单等异常订单进行统一管理，支持管理部门进行进一步挖掘分析并采取措施推动业务改进。②智能监控，通过智能化规则自动分析每例订单的结局（是否满足患者诉求）及潜在需求、不合规事项（不文明用语、不合理建议、没有实质性回复等）。

4）服务评价管理。

（1）评价管理：支持患者在各类型就诊结束后对本次就诊进行满意度评价。包括查看评价、处理评价、评价审核、是否展示在前端等。

（2）申诉处理：支持管理患者申诉的订单，包括申诉详情查看、申诉审核处理等。管理部门应对患者评价数据进行定期数据统计、数据分析、数据评估和结果反馈，以达到对互联网诊疗全程的监控管理和质量控制。

（3）意见反馈：支持管理患者反馈的各类问题，管理部门应对患者反馈数据进行定期数据统计、数据分析、数据评估和结果反馈，以达到对互联网诊疗全程的监控管理和质量控制。

5）数据统计分析。

（1）总数据统计：应支持总体数据统计，包括但不限于总接诊数、总医务人员数、总患者建档数等指标进行总体数据统计与分析。

（2）近期数据统计：应支持近30天数据统计，包括但不限于新增接诊数量、新增医务人员数量、新增患者建档数量等指标进行近期数据统计与分析。

（3）实时数据统计：应支持实时数据统计，包括但不限于在线医生数量，本日新增医生数量、本日新增患者建档数量等指标进行实时数据统计与分析。

（4）医师接诊记录数据：应支持根据所属科室、接诊医师统计接诊次数，包括但不限于总出诊次数、本月接诊次数等。

（三）信息功能与技术规范的系统建设质量要求

（1）互联网信息系统的建设应符合《网络安全法》，《国家健康医疗大数据标准、安全和服务管理办法（试行）》，《互联网医院基本标准》等法律法规要求，配备信息专业技术人员、信息系统管理人员[4]。

（2）互联网信息系统与实体医疗机构的HIS、PACS/RIS、LIS系统实现数据交换与共享，实现线上线下一体化。

（3）用于互联网医院运行的服务器不少于2套，且需划分数据库存储

服务器与应用系统服务器。存放服务器的机房应当具备双路供电或紧急发电设施。

(4) 存储医疗数据的服务器不得存放在境外，信息系统不得托管在或租赁于境外的服务器。

(5) 拥有至少 2 套开展互联网业务的音视频通信系统（含必要的软件系统和硬件设备），且业务使用的网络带宽不低于 10 Mbps，且至少由两家宽带网络供应商提供服务。

(6) 医疗机构应当保证互联网诊疗活动全程留痕、可追溯，并向省级监管平台开放数据接口，必须满足《广东省互联网医疗服务监管平台数据采集接口规范》要求。

(7) 医疗机构开展互联网诊疗过程中所产生的电子病历信息，应当与依托的实体医疗机构电子病历格式一致、系统共享，由依托的实体医疗机构开展线上线下一体化质控。互联网诊疗病历记录按照门诊电子病历的有关规定进行管理，保存时间不得少于 15 年。诊疗中的图文对话、音视频资料等过程记录保存时间不得少于 3 年[5]。

（四）信息功能与技术规范的信息安全

(1) 医疗机构用于互联网诊疗平台应当实施第三级及以上信息安全等级保护，并将等保测评结果上传至省级监管平台。

(2) 医疗机构应建立网络安全、数据安全、个人信息保护、隐私保护等制度，并与相关合作方签订协议，明确各方权责关系[6]。

(3) 医疗机构发生患者个人信息、医疗数据泄露等网络安全事件时，应当及时向相关主管部门报告，并采取有效应对措施。

(4) 有信息安全管理制度，保证信息互联网诊疗平台运行稳定、安全，具有防灾备份系统，实行网络运行监控，有防病毒、防入侵措施、应急处理预案，并每年至少组织一次应急行动演练。

三、电子病历、音视频考核评定标准

（一）互联网医院电子病历质量评定标准（表9－1）

表9－1　互联网医院电子病历质量评定标准

标准分：100分

患者姓名：　　　流水号/门诊ID号：

科室：　　　接诊医生：　　　实得分：

考核评定部分					
项目	评定内容	标准分值	扣分标准	扣分	扣分分析
一般项目	病历封面填写齐全：包含姓名、性别、年龄、住址、联系方式、药物过敏史等	20	药物过敏史缺一项扣10分；其他缺一项扣2分		
主诉	主要症状＋时间	10	缺一项扣5分，描述有缺陷扣2分/处		
病史（中医辨证依据）	1. 发现病史重点突出（包括与本次发病有关的过去史、个人史、家族史或其他有意义的病史）。育龄女性有无询问妊娠、哺乳或末次月经。 2. 应有病情变化及药物治疗的记录。 3. 咨询患者，不开处方，简单记录病情	20	1. 重点不突出，不能反映疾病的主要症状扣5分。 2. 漏填与疾病有关病史等扣5分/项。 3. 病情记录与视频内容不符合，视程度扣20分		
辅检摘要	抄录对诊断、鉴别诊断、诊疗相关的重要化验及影像学检查结果，注明医院名称、检查日期	10	无抄录诊断、鉴别诊断扣3分。 无抄录化验、检验结果扣3分。 无注明医院名称、检查日期扣4分		

续上表

考核评定部分					
项目	评定内容	标准分值	扣分标准	扣分	扣分分析
诊断	有诊断或初步诊断。在线不能确诊者，应请上级医师或专科或转实体医院就诊	10	1. 缺诊断扣10分。 2. 未按要求请转诊、转科或转线下就诊扣5分		
处理	1. 处理及时、正确。 2. 治疗及处理意见均有记录。 3. 提醒必要辅助检查或预约检查。 4. 预约住院。 5. 健康指导或健康处方	10	1. 无治疗意见扣3分。 2. 未记录使用的药品名称及使用方法扣2分/项。 3. 未做与疾病有关的检查扣2分/项。 4. 缺健康指导或健康处方扣2分		
建议	1. 慢性病患者要有与专科相关的血压、血糖等记录(具体值)。 2. 对超越线上就诊范围的停诊患者，告知病情及停诊原因，给出明确意见。 3. 文字简练，医疗术语正确。 4. 法定传染病应注明疫情报告时间	20	1. 缺与专科相关的记录，扣1分/项。 2. 无告知情况及建议者扣5分。 3. 医疗术语不专业，扣1分/处。 4. 传染病漏报扣10分		
评价奖励部分					
项目	奖励内容	分值	奖分原因	奖分	备注
病情叙述	引导患者描述与病情相关的内容清晰、完整，有诊断价值	5	描述内容充实、完整得5分。 有描述但内容不充分、不完整得2分		

续上表

考核评定部分					
项目	评定内容	标准分值	扣分标准	扣分	扣分分析
上传资料	包括文字、图片、音频、视频、病历、出院小结、病情诊断书、实验室及医技检查结果、处方（患者上传或接诊医师截图）	15	提醒患者上传完整资料得10分。 上传资料与诊断、用药部分相符得5分		
病历无缺项	病历及病历封面所有项目齐全	5	1. 项目齐全得5分。 2. 缺项超过3项不予给分。 3. 缺1项扣2分		

说明：总分为100分，根据所得分划分病历等级；（1）考核评定＋评价奖励部分＞100分按100分计算；（2）≥90分为甲级病案；（3）75～89.9分为乙级病案；（4）＜75分为丙级病案。

检查人：

年　　月　　日

（二）互联网医院音视频质量评定标准（表9－2）

表9－2　互联网医院音视频质量评定标准

标准分：100分

患者姓名：　　　　流水号/门诊ID号：

科室：　　　　接诊医生：　　　　实得分：

项目	评定内容	标准分值	扣分标准	扣分	扣分分析
职业形象	微笑上岗，衣服整洁，穿工作服，戴工作牌，坐姿端正，视频中出现全部面部，问诊中无小动作出现	30	未穿工作服，扣10分。 双方任一方未开视频，或医生面部未出现在视频前扣10分。 在视频前小动作，出现一次扣2分。 视频前吃食物或进行与问诊无关的事情，扣10分		

续上表

项目	评定内容	标准分值	扣分标准	扣分	扣分分析
服务态度	热情接待患者，耐心仔细询问患者病情及病史。态度和蔼、言语亲和，无引起争议的言语	30	视频中态度冷淡、不耐心、不仔细询问，按程度扣5～10分。 言语不恰当，引起争议或纠纷，扣20分		
医患沟通	对患者病情分析清晰，能较好地帮助患者了解疾病发生、发展过程。 详细询问病史，不漏项。 指导患者用药及交代用药后的副作用，并详细交代日常用药及保健注意事项。如无法与患者交流需与相关的工作人员联系（客服、工程师等）	30	未详细了解患者病情，漏问项目，每项扣5分。 未仔细问诊就开药，扣15分。 未交代病情，无用药指导说明或未交代注意事项，扣10分。 因问诊不详细及解释不当造成不良后果的，扣20分。 无法交流，未联系工作人员的扣5分		
服务评价	非常满意10分。满意9分。基本满意8分。未评分8分。不满意（查找原因）	10	不满意分析视频：为网络原因或软件等客观原因导致，按非常满意计算；如确属医生服务原因导致，则此项扣5分。如有投诉到平台或院长处，查明原因，如情况属实，扣10分		

说明：总分为100分，根据所得分划分音视频按优、良、一般、差；（1）≥90为优音视频；（2）75～89分为良音视频；（3）60～74分为一般音视频；（4）<60分为差视频。

检查人：

年　　月　　日

第二节　远程诊断管理

远程诊断技术主要依靠信息通信技术与医学设备的结合，通过传输、存储和解释医学图像、数据，医疗机构之间利用远程医疗信息系统平台，采用离线或在线交互方式，对患者及其病史、检查等进行分析，完成病情诊断，确定进一步诊疗方案的医疗行为，实现医疗资源的共享和医生与患者的远程交流。这项技术可以帮助偏远地区或条件有限的医疗机构，提高医疗水平和服务质量。远程诊断管理主要包括远程会诊、远程心电诊断、远程影像诊断、远程超声会诊、远程病理诊断、远程重症监护、远程手术示教、远程医学教育和远程双向转诊平台工作。

一、远程诊断管理职责

（一）远程会诊管理职责

（1）会诊预约：会诊申请单的填写、会诊申请提交与修改、专家库信息查询、电子资料组织与传送、会诊申请的查询等。

（2）会诊管理：会诊流程管理、病历资料管理、会诊报告浏览、随访管理、会诊服务评价等。

（3）会诊服务：病历资料浏览、音视频交互病情讨论、病历资料白板书写交互、会诊报告编写发布与修改、会诊报告模板管理等。

（二）远程心电管理职责

（1）申请与预约：接受患者的预约登记和检查登记，以及对患者检查信息的登记，申请单扫描和简单查询统计，并分发患者的检查报告。具备为患者分配预约时间、查询指定时间段内的预约、登记患者列表、纸质申请单的扫描和拍摄、与 HIS 无缝对接等功能。

（2）分析诊断：专业心电医生根据心电设备采集的数据进行专业分析诊断。具备心电检查数据到达即时提醒、心电图分析、报告编写和打印、病历管理等功能。

（3）报告浏览与分析：给临床医生提供浏览心电图报告及心电波形的工具。可将医生端浏览工作站嵌入门诊医生工作站、住院医生工作站和电子

病历系统中去，支持医生端浏览工作站，可进行在线波形分析、处理、测量。

（三）远程超声和远程影像管理职责

（1）申请：具备申请单填写、申请的提交与修改、诊断机构查询、申请的查询等功能。

（2）资料传送与接收：具备不同资料的传送与接收功能。

（3）图像浏览、增强与分析：能够对原始图像进行浏览、对比度增强、边缘增强、病理特征提取、病理特征量化分析，能够进行计算机辅助诊断、基于图像特征的图像检索等[7]。

（4）质控与统计：影像质量统计、技师评片、集体评片、报告书写质量统计、技师的影像总体质量统计、诊断报告诊断质量统计等。

（5）诊断报告发布、浏览与查询：医师在系统平台上发布报告，供患者和相关医疗机构浏览和查询。

（6）病例学习：为医师提供一个学习提高的平台，特别是一些进修医师与实习生，可以对其关心的报告进行查询浏览并进行对比学习与借阅。

（四）远程病理诊断管理职责

（1）具备申请与预约、服务评价等过程管理功能。

（2）病理切片数字化扫描功能，病理切片转换成数字切片。

（3）具备虚拟数字切片的放大、缩小、标记等后处理功能。

（4）具备病理图文报告的书写、发布、保存以及记录查询等功能。

（5）具备患者信息上传、报告下载等功能。

（6）具备相关数据统计功能。

（五）远程重症监护管理职责

（1）具备申请与预约、资料传送与接收、浏览与分析、质控与统计、报告发布及浏览、服务评价等过程管理功能。

（2）实时采集传输生命体征参数功能，邀请方、受邀方、患者之间进行持续动态监护、诊断建议、治疗建议等医疗活动。

（3）24 h 不间断的连续动态观察，向受邀方提供患者实时持续的监护数据，并对异常情况提供预警和警报作用。

（4）具备生命体征参数的存储、管理等常规功能，包括数据记录、管理、查询、统计功能；患者床边视频会议功能，便于专家与申请医生和患者远程互动式交流。

（5）专家远程实时控制视频云台，对患者多角度观察和画面快速切换。

（六）远程手术示教管理职责

（1）具备申请与预约、服务评价等过程管理功能。

（2）具备一个手术室可以支持多个远程教室同时观看手术过程的功能。

（3）具备医学专家可以在远程医疗信息系统内任意点连接同一个手术室或连接多个手术室，进行手术指导和讨论的功能。

（4）具备对手术影像和场景视频进行全程的实时记录功能。

（5）具备对手术过程静态拍照和动态录像的功能。

（6）具备对手术高质量音视频存储、回放和管理等功能。

（7）具备手术实况音视频信息实时直播、刻录的功能。

（8）具备手术室和医学专家实时交互的音视频通话的功能。

（9）具备术野图像监看高清电视或 LED 电视，术野摄像机远程微控功能。

（10）具备术野摄像机和手术室内其他摄像机远程云平台控制功能。

（七）远程医学教育管理职责

（1）教师管理：具备教师注册、信息查询及修改等功能。

（2）学员管理：具备学员注册、信息查询及修改等功能。

（3）课程管理：具备课程视频查询、视频点播、实时培训等功能。

（4）课件管理：具备视频管理、课件管理、视频共享及课件同步等功能。

（5）过程管理：具备课程学习计划制作、课程培训记录、学习进度查询等功能。

（6）学分管理：具备申请学分、学分证打印等功能。

（八）远程双向转诊管理职责

（1）转诊申请：响应全科诊疗、其他服务组件或系统模块的转诊请求，向定点转诊机构提出转诊申请。具备转诊申请单填写、转诊申请的提交与修改、接诊机构查询、转诊申请的查询等功能。

（2）转诊管理：分为送转管理和接诊管理，支持邀请方进行取消送转、打印转诊单、重新转出操作，支持受邀方进行接诊或拒绝接诊操作。具备转诊过程管理、病历资料管理、转诊过程提醒、转诊记录查询等功能[8]。

（3）患者信息反馈：患者的出院信息都可从受邀方的 HIS 中自动获取；根据转诊记录信息自动转回邀请方，或根据患者地址信息转回该患者被管辖的社区医疗卫生机构。

（4）随访功能：包括随访记录和随访计划、随访记录查询和随访提醒等。

二、远程诊断管理工作

（1）远程会诊平台包括医生端、专家端和管理端，系统通过音视频交互、影像实时互操作、综合病历在线讨论等方式，使上级医院的医生为基层患者提供诊疗服务。

（2）远程心电诊断平台通过连接院内、院区之间以及联体医院之间动态心电监测设备，由远程医疗中心专家为基层医疗机构患者提供心电监测与诊断服务。

（3）远程影像诊断平台以互联网＋影像方式，实现医生桌面和移动智能终端基础影像调阅、高级影像应用处理功能，并实现各医疗机构之间影像会诊、教学、协同服务。

（4）远程超声会诊通过远程超声诊断平台专家可为基层医疗机构检查时提供实时的、高清的、可语音交流的、可控制的远程网络视频服务，实现远程培训、指导、监控等服务。

（5）远程病理诊断平台通过将基层医疗机构光学显微镜下的病理切片图像转换成数字图像上传平台，专家可实时地对病理切片进行全方位浏览并做出准确诊断。

（6）远程重症监护平台由邀请方向受邀方提出申请并提供重症患者临床资料，包括实时在线的监护信息、放射影像资料、B 超影像资料以及视频资料等，由受邀方出具诊断意见及治疗指导意见。

（7）远程手术示教平台通过远程会诊技术和视频技术的应用，对临床诊断或者手术现场的手术示范画面影像进行全程实时记录和远程传输，使之用于远程手术教学。

（8）远程医学教育平台通过远程医疗信息系统，使授课专家通过实时音视频和课件等方式为基层医生提供业务培训、教学以及技术支持。

（9）远程双向转诊平台由医务人员根据患者病情治疗的需要在各级医疗机构之间实现转院的过程。邀请方不具备患者病情治疗所需的技术和设备时，可以通过远程医疗信息系统向受邀方提出转院申请；受邀方根据患者病情的治疗进展，认为无须在受邀方继续治疗，可以将患者转到基层医疗机构继续治疗。

三、实践及感悟

广东省第二人民医院（以下简称“省二医”）互联网医院是以三甲医院实体医疗机构为主体设置的、以第二冠名的互联网医院，主要依托临床科室开展线上诊疗、远程医疗、线上线下一体化可及的业务，具有运营高效性、服务公益性、功能统一性等特点。

（一）特点

1. 运营的高效性

省二医互联网医院在运营管理上具有资源共享、协同高效、服务便捷等优势。一是管理运营的高效性。互联网医院建立在实体医院现有资源上，具有系统化的专业学科和规范的管理部门，能够充分发挥医疗资源的使用效率，为患者提供实在高效的医疗服务。二是分级诊疗的高效性。目前省二医作为牵头单位，与阳山县人民医院、云浮市云安区人民医院、广东省水电医院等医院共同建立互联网医院联合体，在远程影像、远程心电图、远程会诊等方面实现数据的互联互通互认，让异地问诊的患者在本地医院就可完成诊疗、药事、检查检验等诊疗服务，这种通过集团化协同方式让资源在体系内良性流动，一定程度上有效解决异地患者就医困难。三是服务的高效性。互联网医院通过第三方快递将药品、卫材、病历、票据等邮寄到患者手中，网约护士还可以满足区域内行动不便患者上门护理的需求，可大幅度减轻医院的接诊压力，提高运营效率[9]。

2．服务的公益性

相对于营利性互联网医院平台，公立医院具有公益性属性，省二医互联网医院以服务人民群众健康为出发点，社会公众对自建型互联网医院的认可度更高。自2014年运营以来，主要以解决群众看病难、看病贵等问题为出发点，重点突出社会效益，提供便捷、廉价的互联网诊疗及远程医疗服务，目前该院互联网医院服务已覆盖新疆、西藏、四川、山西、贵州、云南、陕西、湖南等以及广东省内2277个省定贫困村，广东省2300家养老院，省女子监狱，省戒毒所、看守所和230家医联体单位。2021年互联网平台线上访问量达3000多万人次，远程会诊20183人次，远程心电55238人次，远程影像检查人数8549人次，检查部位13456个[10]。

3．功能的统一性

由实体医院主导的自建型互联网医院，具有线上线下的医疗服务功能统一性、服务主体单一性的特点。互联网医院能够为患者提供线上延伸到线下的"一站式"服务，完成线上线下就诊闭环。通过音频、视频、图文传输等技术，可以满足患者在线咨询、分诊、在线诊疗、多学科远程会诊、配药到家、健康宣教，患者不用去实体医院，就能获得实体医院同质化医疗健康服务，通过互联网在线门诊可实现预约专家、预约检查、预约住院、健康管理、医保在线统筹报销等功能，将诊疗服务从诊中提前至院前，保持诊疗连贯性，诊疗服务亦可延伸至院后，线上线下无缝连接，提高患者获取医疗服务便捷性、可及性、安全性、经济性。

（二）目标

省二医互联网医院的本质是以互联网等信息技术为载体，以患者为中心，将先进的信息通信技术和物联网设备与传统医疗服务深度融合而形成的一种全新的健康服务生态，它的核心价值是服务医患，它的首要目标是解决群众的健康需求。总的来说，可以分为四点：一是促进传统医疗向个性化健康管理转变；二是突破时空的限制，实现远程医疗服务，上下级医院进行联动，优化医疗资源配置；三是发挥信息技术作用，提升群众诊疗服务获得感；四是服务的公益性以及功能的统一性可有效促进医患关系的和谐。

（三）模式

1. 建设模式

从2012年9月开始，省二医先后经历了健康小屋（互联网+慢病管理）、广东省网络医院、智慧医院、全场景智能医院四个发展阶段。（图9-1）

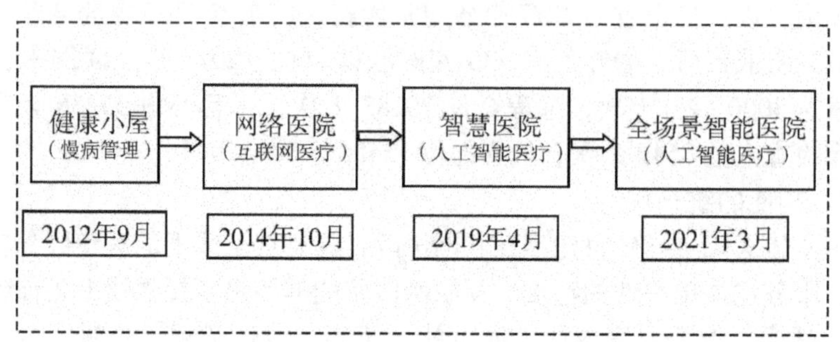

图9-1 AIoT医联体前期发展的四个阶段

（1）2012年"健康小屋"建设与运营（互联网+慢病管理）。"健康小屋"是集多种生命体征采集器于一体的健康监测点，通过在社区、企事业单位的100个智能化健康小屋，为社区居民、企业事业员工提供血压、血糖、心电等生命体征监测、慢病管理、专家培训等医疗服务，构建基于互联网的社区慢性病防控体系。社区居民可以使用可穿戴设备等进行血压、血氧、心电等一系列生命体征数据采集并上传到医院，实现医疗信息数据的互联互通，同时组织专职的健康管理团队，为居民提供体检健康管理服务，目前已覆盖居民80万，提供了120万人次的服务。"健康小屋"作为一个纽带，促进了三甲医院与基层医疗机构的交流，强化三甲医院互联网对口支援基层医疗机构。

（2）2014年10月广东省网络医院建设与运营。在总结健康小屋建设运营的经验上，建设全国第一家互联网医院，即广东省网络医院，2014年10月25日开出中国第一张带有数字签名的互联网医疗处方。广东省网络医院由省二医提供互联网诊疗技术与管理支撑，由第三方提供互联网信息平台以及负责运营，以在省内的药店、社区卫生中心、企业、学校等机构部署接诊点为主（共在广东省21个地级市部署接诊点20000多家），同时设置移动端App，探索实践"互联网+大众医疗"的模式，使辐射区内居民就近或足不出户就可享受到三级医院优质专家资源，实现体征检查、看诊、缴费、取药等“一条龙”远程医疗服务，诊疗免费，药品费用由第三方收取，在2016年创新性打通了互联网医疗的医保支付，但因当时政策原因在短期探索后停止了该项服务。2019年4月省二医牵头建成了由多个基层医疗机构组成的“省、县、镇、村”联动的AIoT医联体，执业医师有700名，为群众提供了1700万余次的健康咨询、网络问诊服务，开出处方1560多万张。

（3）2019年4月智慧医院建设与运营。省二医智慧医院为需求端提供了Web（健康小屋）、App、微信小程序三个入口，为供给端提供了Web、App两个应用入口，陆续推出了预约挂号、线上缴费、预住院办理、检查预约、体检预约、报告查询、门诊病历查询、住院病历查询、心理咨询、预约分诊、远程会诊、在线实时问诊、离线咨询、专科延续护理、检后管理、慢性病预测、电子处方、药品到家、MDT、双向转诊、远程示教、医保脱卡支付、健康档案、健康监测、健康记录、健康指导、中医体质辨识等30多项互联网医疗健康服务。同时在互联网医院信息平台中通过为医务人员提供临床辅助诊断、超范围诊断提醒、异常值提醒、合理用药与实时审方、数字签名、音视频后台存储、患者360视图查看、专科转诊、多学科会诊等功能，保证互联网医疗健康服务的质量与安全。2019年推出了“叮呗医生”App系统功能，具备AI医生服务功能（AI中医、AI西医、AI皮肤），为慢性病、常见病复诊患者提供线上就诊、科普到家、健康管理等服务。

（4）2021年全场景智能医院的建设与运营。省二医基于信息集成平台、数据中心搭建了以电子病历为核心的应用体系，建设了电子病历系统、HIS系统、PACS系统、LIS系统、无线心电系统、移动护理系统、手术麻醉管理系统、临床路径、血液透析、合理用药、数字签名、财务管理、科研管理、专病数据库等65套系统，涵盖了医疗、运营、管理、科研等各个方面，并在全国率先开展了互联网医院建设和“5G＋医疗健康”应用探索。

2. 管理及运行模式

互联网医疗服务面对的用户群体有本院医护人员、医联体内机构医护人员、基层医师、个人端（customer，以下简称C端）普通用户和运维人员。不仅对C端普通用户提供互联网医疗服务，也提供线下医疗服务，实现线上线下一体化建设。对医联体提供远程心电、远程影像、远程示教、远程会诊、远程培训等互联网服务，不仅提高了医疗服务质量，也提高了医联体医护人员的医疗技术水平。针对基层医师，提供线上线下培训服务，持续提高基层医务人员的业务知识和技能水平。

省二医设有互联网医院专职部门，负责互联网医院整体的运营、管理。

互联网医院有专职医师，提供日常在线诊疗服务，并负责互联网医院的运营与管理。互联网医院参照职能部门标准待遇，设置了工作量、工作质量挂钩的考核办法，考核占科室内二次分配方案的40%。

在开展互联网诊疗方面，除专职医师外，还包括其他临床科室专科医生，按照自愿原则提供在线诊疗服务。医疗质量由质控科统一管理，定期抽查线上病历、视频，处方由医院药学部进行实时审核。互联网医院的诊疗平台由信息科负责组织开发、维护，由专职工程师为互联网医院信息平台提供运维服务。

3. 服务模式

省二医互联网医院建设初期，提供了在线诊疗、电子处方、药品到家等基础服务。经过多年的探索，破解了医院信息孤岛，打通 HIS、LIS、PACS 等院内院外系统的互联互通，实现远程会诊，远程心电、远程影像、远程病理、在线问诊、慢性病复诊续方、药品到家、挂号、缴费、报告查询、病历查询、检查预约、护士到家、脑卒中筛查、健康宣教、AI 医生等信息系统线上线下一体化服务。此外，作为一所公益性大型综合医院，互联网医院的建设肩负深化推进医改进程的使命，省二医也在探索“小病在社区、康复回社区、大病到医院”的医疗服务新模式，拓宽“互联网 + 医疗健康”的服务场景。

（1）**互联网医院 + 一体化医疗服务体系**。依托互联网医院，由三甲医院牵头，联合二级医院、康复医院、护理院以及社区卫生服务中心，可纵向整合医疗资源，以对口帮扶、技术支持为纽带，打造“五位一体”（省县一体、信息一体、培训一体、诊断一体、服务一体）深度融合的医疗卫生服务共同体，实现信息共享、管理共享、技术共享、医疗资源共享以及分级诊疗的效果。如在省二医阳山县医疗集团中，省二医以远程医疗为主导，为 17 个乡镇卫生院、210 个村卫生站配置可穿戴设备，乡镇卫生院不需要引进放射医生及心电医生，检查可直接由当地医疗机构的技师操作，远程传输影像，由省二医专家阅片诊断，一定程度缓解了老、少、边、穷地区看病难、看病贵、医疗资源匮乏等问题。

（2）**互联网医院 + 专科联盟**。通过互联网医院的专科联动互通，让患者在家门口能享受到大医院高水平专科学科的治疗。在远程辅助诊疗过程中，基层医院医生得到了三甲医院的远程辅导，其诊疗水平也能一步步提高，更好地担起“守门人”的重任。例如，省二医与德庆县人民医院搭建网络心电诊断联盟，一是可定期开展以心血管病高危筛查项目为基础的远程心电技术培训课程；二是可促进医联体单位间心电学科的学术交流，并建立

心血管领域的专家库，进行远程会诊及疑难杂症病例讨论等，提高临床诊治水平。

（3）**互联网医院＋医养护融合**。互联网医院的推广有效实现了医疗资源与养老服务的有机结合，通过将互联网医院网络接诊点入驻养老机构，依托远程会诊、远程心电、远程影像等方式，可让老年人足不出户，就能享受在线医疗、智能看护、疾病、药品、健康饮食、健康运动数据库等“一站式”健康医疗服务，缓解就医忧虑。同时，互联网医院的护理工作，更可为老年人提供多学科会诊服务，2019 年省二医推出了全国首个“互联网＋护理 MDT”（多学科诊疗模式），患者出院后，可在线预约专科护士，护士现场服务时可同时连线医疗、药学、护理、营养等多学科专家，进行多学科联合在线会诊，快速会诊疑难问题，可实现整体护理、慢病管理、健康管理与居家护理的深度融合，让优质护理服务走进社区。2019—2021 年服务患者超 600 例，患者、护士满意度均为 100%。

（4）**互联网医院＋AI 医生**。省二医研发推出的 AI 医生“叮呗医生”App 系统功能，实现远程专家问诊、新冠体征上报、新冠智能筛查、AI 医生、智能生命体征监测、慢病管理、AI 健康画像、家医服务、基层转诊和电子处方等功能。其中，AI 西医汇集整理了 11.8 万多条医学词条，3674 种疾病，5375 种临床表现，4495 个化验指标，1773 个检查标志物，180 万条医疗经验，456 份单病种临床指南，3 亿份三甲医院医疗病历等，形成了以医疗健康大数据与人工智能应用相结合的人工智能医生平台，对 330 多种常见病、多发病进行智能诊断帮助[11]。AI 中医系统汇集整理近 35 万条专业中医百科词条，智能学习 2000 多种中医古籍、4 万余例名家医案、30 多万首古今名方，智慧辅助 1000 种疾病、9000 种证候、20000 种症状的辨证开方用药，形成了主要针对基层医生（尤其是村医）的智慧中医系统。AI 皮肤系统收集整理超过 60 万张确诊皮肤病历图片数据用于机器学习与训练，实现支持 40 多种常见皮肤病及皮肤肿瘤的辅助诊断，支持 40 多种常见皮肤病辅助诊断，准确率大于 86%，其中的 34 种常见病的准确识别率达到了 95%，平均拍照识别时间小于 1 秒。

（5）**互联网医院＋家庭医生签约服务指导中心**。以互联网医院载体，“互联网＋智慧家庭服务系统”的公共卫生信息平台的推广应用变得更为便捷。2022 年 4 月，省二医挂牌“广东省互联网＋家庭医生签约服务指导中心”，进一步完善家庭医生签约服务的规范拟订、系统优化、履约宣传、考核评价、总结推广、科普宣教、专家队伍建设等，为基层医务人员推出更优、更全、更便利、更智慧的远程医疗工作平台，以更优质的技术和服务推动家庭医生签约服务高质量发展，全方位保障城乡居民全周期医疗健康和养老助老服务。

4. 运营效果

（1）**助力推动优质医疗资源下沉共享**。上级三甲医院作为联合体牵头单位，每年向联合体成员单位派出高年资的专业技术和管理人员，开展专科共建、临床带教、业务指导、教学查房和会诊等，规模随着联合体成员单位的逐年扩大而大幅增加；然而，受医院本身人才资源的限制，外派人员总体来说也非常有限，远不能满足联合体单位的需求，也仅能够部分学科专业下沉到县（区）龙头医院。自建型互联网医院的应用，可使全院所有高年资医生、有资质的护士均能够灵活参与联合体内成员单位诊疗活动的全过程中，并能够深入镇、村等最基层的医疗点上，可有效突破人力成本、地域、学科专业等局限，实现全部学科专业的线上就诊协同、检查协同、远程教学等，这极大地改善了基层医疗服务能力，提升了基层医疗服务质量，获得了专家好评与服务对象认可。

（2）**助力分级诊疗体系的建立健全**。通过建立区域远程诊断分中心，包括远程放射诊断中心、远程超声诊断中心、远程心电诊断中心、远程检验诊断中心、远程病理诊断中心等，三甲医院可通过远程诊断及指导，构建社区医院、乡镇卫生院和村卫生站智慧诊疗模式。这种以互联网物联网方式连接起来的智慧化诊疗模式，破解了诊疗的时间和空间阻隔，将省级优质医疗资源通过网络下沉到基层，建立了医生桌面对桌面的远程医疗系统和分级转诊体系，缩短了基层急诊患者诊疗与转诊时间，由原来的“村镇诊断、转诊县级医院、上转省级医院、急诊分诊、科室治疗”的五个环节，缩短为“村镇人工智能（远程）诊断、省级医院科室治疗”两个环节。这对救治急危重症心血管疾病患者起到了重要作用，为山区群众就医提供了极大的便利。

（3）**助力疫情防控远程诊疗**。在新冠疫情防控期间，互联网医院发挥了积极作用，解决了一部分居民看病就医困难的问题。2020 年初，为各类人群提供 COVID－19 智能筛查、症状及体温日常监测、互联网＋专科服务、心理门诊、在线直播、咨询、问诊、药品配送、疫情防控知识百科、培训等线上服务，减轻线下医疗服务压力，有效缓解了医疗资源的挤兑现象、降低院内交叉感染率。2020 年 1 月疫情防控期间，在线服务覆盖广东、湖北、浙江及周边多个省份、中资机构在东南亚工作人员及广东境外华人华侨。2020 年 2 月 29 日起，作为荆州对口帮扶医院，省二医互联网医院组建了首支支援荆州网上医疗队，在新冠疫情防控期间服务荆州百姓看病就医。此

外，为安全、有序复工复产提供了有力保障，体温监测上报超过84.5万人次，线上咨询3324万人次，在疫情防控第二战场发挥了重要作用。

（4）**提供以健康为中心的优质闭环服务**。受新冠疫情的影响和诊疗习惯的改变，互联网诊疗规模持续增长，也助力构建了以健康为中心的全程互联网医疗服务体系，为患者群众提供了灵活多样的诊疗模式，改善了患者就医体验。患者通过互联网医院随时随地与医师在线咨询，实现线上预约挂号、电子处方查看、医保支付、药品配送等服务，体验足不出户线上诊疗全过程，让患者在医院内外都能享受个性化的医疗服务，这也将会是互联网医院可持续发展的基本内涵。

第三节　远程会诊管理

一、远程会诊管理职责

随着科技的不断发展，远程会诊制度作为一种新型医疗模式正逐渐走进人们的视野。远程会诊是指通过网络和通信技术，由专家对患者的病情进行远程诊断和治疗建议，从而解决地域限制和人力资源不足的问题。远程会诊制度的实施需要明确各方的职责，以确保良好地运行和优质的医疗服务。

（一）患者的职责

作为远程会诊的当事人之一，患者在制度中负有一定的职责。首先，患者应配合医生提供准确、完整的病史和病情资料，以便医生进行准确的诊断和治疗建议。其次，患者要遵守医生的治疗方案和建议，并按时服药、定期复诊等。同时，患者应妥善保管个人的远程会诊账号和相关信息，避免泄露个人隐私。

（二）医生的职责

医生作为远程会诊的主要参与者之一，在制度中承担着重要的职责。首先，医生应具备专业知识和技能，具备对患者进行准确诊断和治疗建议的能力。其次，医生应及时查看患者提供的病历资料，解答患者的疑问，给予具体的治疗建议，保证患者得到及时的医疗服务。此外，医生还应遵守职业道德，保护患者的隐私和医疗信息安全。

（三）医疗机构的职责

医疗机构作为远程会诊制度的组织者和提供者，也有一系列的职责。首先，医疗机构应建立完善的远程会诊管理机制，并确保技术设备的正常运行。其次，医疗机构应招募具备相关专业知识和技能的医生团队，为患者提供高质量的远程会诊服务。同时，医疗机构还应制定有效的医患沟通机制，保障患者和医生之间的信息流通和互动。此外，医疗机构还需加强对医生的培训和管理，提高他们的远程医疗水平。

（四）政府的职责

政府作为推动远程会诊制度发展的主导力量，也有相应的职责。首先，政府应建立和完善相关法律法规，制定远程会诊的管理规范和标准，促进制度的顺利实施。其次，政府要加强对远程会诊技术和设备的监管，确保医疗机构和医生的远程会诊操作符合规范和标准。同时，政府还应加大对医疗机构的扶持和培训力度，提高其远程会诊服务的质量和覆盖面。

二、远程会诊管理工作

为规范医院远程医疗会诊工作流程，最大限度地满足患者的医疗需求，根据《医疗机构管理条例》《医疗机构管理条例实施细则》《卫生部办公厅关于加强远程医疗会诊管理的通知》等规定[12]，规范远程会诊管理工作。远程会诊是指利用现代信息技术，通过远程会诊系统，在不同区域的医疗机构之间实现医疗信息的远程采集、传输、处理、存储和查询，对异地患者实施咨询、会诊、监护、查房、协助诊断，以及指导检查、治疗、手术及其他医疗活动[2]。

（一）远程单学科会诊管理工作

（1）患者病情涉及其他科室、本科室不能独立完成诊疗时，可请他科会诊。由合作医疗机构、医联体单位的申请会诊医师根据病情提出远程会诊申请，征得主管单位同意后方可发起会诊。

（2）合作医疗机构、医联体单位的远程申请会诊医师详细填写《电子会诊申请单》，会诊申请单应按病历书写规范填写，包含邀请会诊专科病史、病历摘要、各种检查报告单、影像资料、照片、各类电生理描记图和病理图文资料等辅助检查、诊疗经过、查体等，并写明会诊目的。主管单位审核会诊申请单后签名。

（3）远程申请会诊医师将《电子会诊申请单》通过叮呗医生平台转给互联网医疗中心接诊医生。由互联网医疗中心接诊医生进行初步审核，与相关科室确定会诊专家及会诊时间，会诊的病历资料至少在会诊前转发给会诊专家。

（4）会诊应由主任医师、副主任医师、主治医师担任。

（5）被邀请会诊专科医师应在接到《电子会诊申请单》后24小时内登录会诊平台，按确定会诊时间会诊，特殊情况应向远程会诊医生说明原因并另行安排时间。原则上申请远程会诊医师应当亲自或指定人员陪同完成会诊。

（6）被邀请会诊医生完成会诊后，应将会诊意见及时反馈给远程申请会诊医生，再由远程申请会诊医生反馈给患者。被邀请会诊医生需按《病历书写基本规范》要求在《电子会诊申请单》上书写会诊记录，提出诊断及治疗意见。

（7）若病情复杂不能明确给出诊断及治疗意见时，被邀请会诊医生应及时请上级医师复诊。《电子会诊申请单》由远程申请会诊医生打印随病历保存，互联网医疗中心接诊医生负责打印《电子会诊申请单》留档。

（二）远程多学科会诊管理工作

（1）申请会诊对象限于疑难危重病例及少见病例，并且已经经过远程会诊单位科内或全院会诊，仍然不能明确诊断或治疗效果不佳者。

（2）疑难危重病例及少见病例或不能明确诊断或治疗效果不佳者需院内多学科会诊时，需在拟定会诊时间前24小时，由互联网医疗中心接诊医师OA填写《院内多学科会诊申请表》，申请表中需填写病情摘要及会诊目的。经互联网医疗中心主任同意、报医疗科批准，审核批准后，申请会诊单位的主体部门与被申请远程会诊单位的主管部门约定会诊时间及专家安排。由医疗科通知具体会诊时间及有关专家指定时间统一上线，同时将患者病情摘要、会诊目的等相关信息发送给受邀会诊科室。受邀会诊临床科室必须派出副主任医师及以上职称人员参加。

（3）会诊原则上由互联网医疗中心主持，医疗科派人参加。会诊一般在互联网医疗中心进行。

（4）医疗科全程参与并负责督导会诊过程。

（5）参加会诊医师提前查看患者病历资料，根据专科情况远程询问病史及相关辅助检查资料。

（6）申请远程会诊的相关人员应在会诊约定时间前提前携带病历资料进入登录医院远程虚拟医疗会诊中心参与会诊，患者一同参加。由申请远程会诊单位医院指定主管医师汇报病历和诊疗情况，回答会诊专家的提问。

（7）上级医师做补充发言，提出会诊目的及需要解决的问题。

（8）参加会诊的医师分别发言。

（9）主持人综合讨论意见，确定诊治意见。

（10）医疗科填写、记录《多学科会诊督导表》。

（11）互联网医疗中心接诊医师须将会诊内容详细、准确地记入患者的《电子会诊申请单》中，会诊记录须有主持人审核并签字。《电子会诊申请单》由远程申请会诊医生打印随病历保存，互联网医疗中心接诊医生负责打印《电子会诊申请单》留档。

三、实践及感悟

（一）实践

（1）互联网诊疗平台接诊流程如图9－2所示。

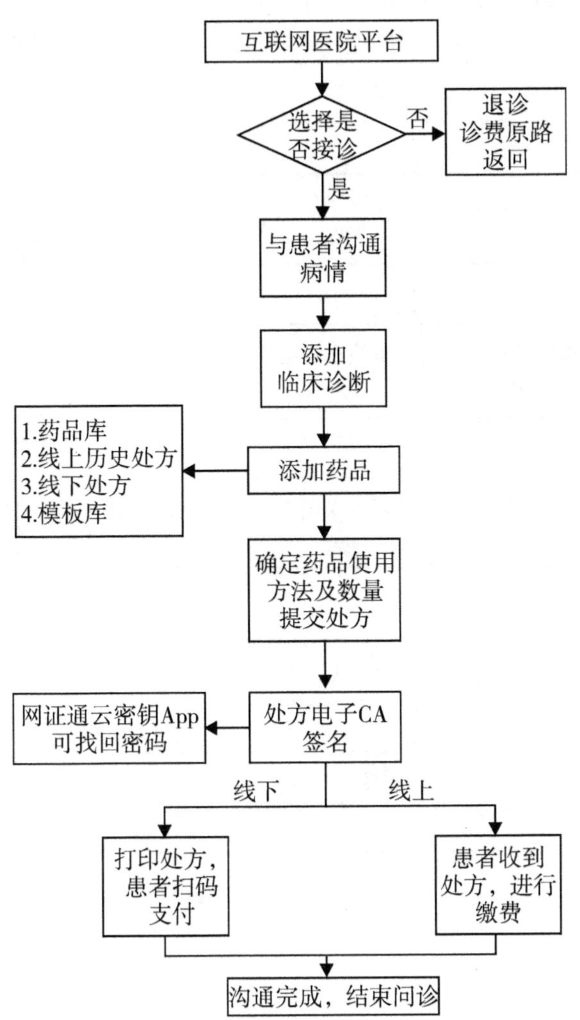

图9－2　互联网诊疗平台接诊流程

（2）远程会诊流程图如图 9－3 所示。

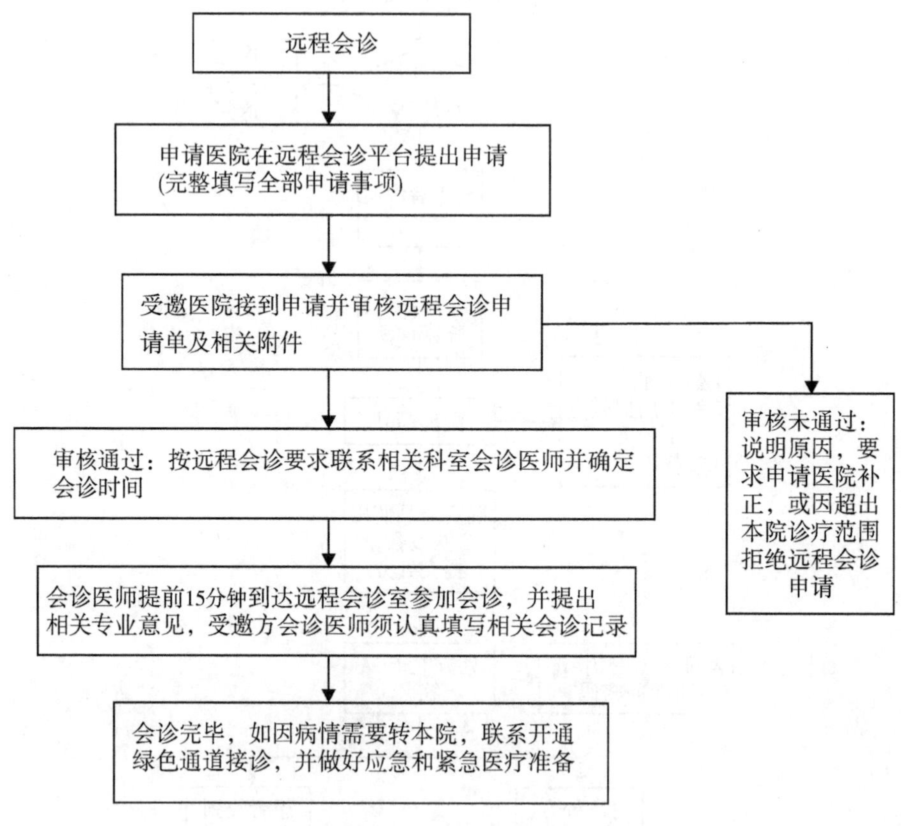

图 9－3　远程会诊流程

（二）感悟

综上，建议各个互联网医院能够建设远程会诊系统，实现远程会诊、远程诊断、监护、指导和教育等途径，实现医院患者资料和就医信息的分享，提升对患者患病诊治服务能力，缓解患者看病难题[13]。通过远程会诊平台，对患者数据和信息进行交互，进而可以达到统一化标准，实现资源和数据之间分享，对患者信息进行实时动态监督和分析，充分发挥建设远程会诊平台的价值，实现医院远程会诊的总体效果和目标[14]。

第四节　远程心电管理

一、远程心电管理职责

（一）远程心电诊断工作职责

（1）诊断时，查对姓名、编号、临床诊断。

（2）发报告时查对医院、姓名、性别、年龄、住院号/门诊号。

（3）普通心电图检查结果必须当天发出报告。

（4）急诊心电图检查结果，必须在2小时内出结果并发出诊断报告。

（5）诊断报告及时、准确、完整。发现“危急值”情况及时报告相关医院并协助联系在线专科医师。

（6）执行检查结果登记手续。

（二）远程心电值班工作职责

（1）实行远程心电中心虚拟值班7×24小时应诊制。

（2）开展远程心电诊断，积极配合远程（含院前车载）的危重症患者心电图诊断抢救工作。

（3）离开值班虚拟诊室要标明去向并留下联系方式。

（4）认真做好心电图诊断报告登记。

（三）远程心电质量控制管理职责

（1）必须按所规定的技术操作常规进行检查，严格遵守各种技术操作规程。

（2）按质控要求进行各项检查工作，遇到问题应及时报告上级领导。

（3）遇有疑问及时与相关医院取得联系，协商处理。

（4）在报告单发出前，应仔细核查，防止发生各种差错事故。

（5）对互联网诊断服务点、合作医院的各种检查仪器设备，定期进行检查、校正、保养、维修，实行专人使用，专人保管。

（四）远程心电交接班工作职责

（1）远程心电诊断中心虚拟诊室值班医师每日应与上班医师进行工作交接。

（2）当班医师在下班前应将当日特殊处理事项记入交班本，并做好交班工作。

（3）值班医师负责心电图急诊以及特殊检查临时情况的处理，配合车载远程的危重症患者的抢救工作。

（4）值班医师遇有疑难问题时，应及时向上级医师报告。

（5）值班医师必须 24 小时应诊，保持电话通畅，接电话 10 分钟内必须到达远程心电诊断中心。

（6）每日晨会，值班医师将值班情况的重点向当日当班医师报告，并填写医师交班本。

二、远程心电管理工作

（一）远程心电操作管理工作

（1）远程心电操作人员必须严格按照仪器操作规程进行规范操作。

（2）热情接待患者，耐心做好解释工作。

（3）急诊心电图上传图纸必须与诊断医师先行联系，并告知为急诊病例，争取及时出具报告结果。

（4）定期对远程心电图机以及有关心电图检查物品进行检查保养和校正，确保心电图检查的时间，患者的姓名、性别、年龄等基本信息客观准确。如有损坏或者信息不准确等问题，需及时与互联网医疗中心或后台联系。

（5）保持工作环境清洁卫生，开机前检查心电图机性能确保完好，检查结束后切断电源开关，确保安全存放。

（6）检查时，查对科室、姓名、性别、年龄、住院号/门诊号、检查目的，确保完整上传。

（二）远程心电图危急值报告管理工作

（1）远程心电图检查发现危急值结果。

（2）确认仪器设备录图正常。

（3）电话通知相关部门以及合作医院人员。

（4）于危急值登记本上记录报告时间、相关部门以及合作医院接电话人员姓名。

（5）进一步明确诊断后，发送心电图诊断报告至相关部门及合作医院，为临床争取救治时间，由临床科室相关人员打印心电图诊断报告。

（三）远程心电图报告审核管理工作

（1）日常报告签发制度：日常报告均需要具有执业医师资格以上的医师进行审核签发。

（2）遇疑难病例诊断，需经上级医师审核确定，后方可签发报告。

（3）夜班的急诊报告可单独发出，遇疑难病例诊断需要留下患者的联系电话及地址，第二天及时向上级医师汇报，如有遗漏则联系患者收回原报告再发更正报告。

（4）进修医师及见习医师无单独发报告的权限。

（四）远程心电图差错事故登记报告制度

（1）建立医疗事故差错登记本，及时登记所发生的差错事故的原因、经过、后果等，并用登记表一式两份，上报医务科及质检科各一份。情况紧急、严重者除书面汇报外，需口头向院长报告。

（2）发生严重差错或医疗事故时应立即报告互联网医疗中心及医务科，采取补救措施，以减轻和消除差错事故造成的不良影响，并按本制度第一项的规定逐级报告。

（3）发生差错事故的各种有关记录应指定专人妥善保管，不得擅自涂改、销毁。

（4）发生差错事故的当事人和科室应如实反映情况，按规定报告。差错事故责任者应在三日内提交书面检查材料。如隐瞒不报，事后被领导或他人发现时，则按情节及后果责任予以处理。

（5）远程心电中心定期组织部门人员分析差错事故原因、性质、教训，并提出切实可行的改正和防范措施。

（6）差错、事故的性质定级，按上级有关文件处理。

三、实践及感悟

（一）实践

远程心电流程如图 9 –4 所示。

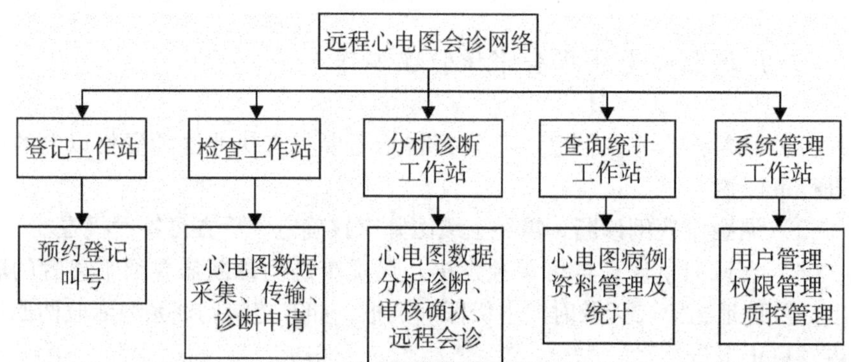

图 9 –4　远程心电流程

（二）感悟

远程心电会诊网络系统的应用更加方便各基层人员的操作，保证了心电图采集结果能够通过无线网络传输，并使心电图数据得以更好地保存，同时也可帮助医疗人员获得更加清晰的心电波形以进行分析；在基层医院中实施基于互联网云平台的远程心电会诊网络系统可使远程会诊不再受到限制，实现就地采集信息、实时传输及移动会诊，显著提高了医院的诊断及治疗效率[15]；疾病患者整个治疗及诊断工作中的监控远程心电会诊网络系统的建设对医疗机构与心电数据管理系统起到连接作用，便于心内科医生随时查阅及诊断；远程心电会诊网络系统的建设与应用更好地保证了基层医疗机构遇到疑难杂症之后能够及时与医院专业人员取得联系，以便患者的病情得到及时有效的诊断，并为后续治疗提供可靠依据。

远程心电会诊网络系统为医院电生理检查搭建了信息化平台，是医院门诊、住院、远程电生理信息的会诊平台，是区域内电生理信息数字化存储[16]，基于互联网云平台的远程心电会诊网络系统的建设及应用更好地实现了医联体、基层机构和医疗机构与上级医院之间的信息共享，明显提高了心电图的上传量及会诊量。另外，该系统的建设能够改善诸多基层医疗机构的心电图诊疗条件，使得患者在节约时间及节省费用的同时，获得更好的医疗服务。远程心电会诊网络系统的应用保证了基层医疗机构心电图相关诊疗问题得到有效解决，充分降低心电图的误诊率，也更加容易被患者接受及认可。建设“云心电”网络远程诊断系统，以医联体建设为抓手，整合我区卫生医疗资源，为我区健康大数据统计做技术支撑，形成心血管疾病的网格化管理体系，提升区域卫生防控能力。

第五节　远程影像管理

一、远程影像管理职责

（一）远程影像诊断工作职责

（1）实行 24 小时值班和交接班制度。

（2）远程影像诊断要密切结合会诊医师申请。执行诊断报告 2 名医师双签字制，进修或实习医师书写的诊断报告，应经上级医师签名；疑难病例由主治医师以上职称医师签发。

（3）坚持集体阅片制。每日晨会在主任医师、副主任医师或主治医师的主持下，对前日或当日的疑难病例、摄片进行分析讨论，提出诊断或处理意见。在主任技师或主管技师的主持下，分析讨论照片的质量和技术问题，为照片的诊断正确率、优质率等统计提供依据。

（4）坚持病例随访制度、病例讨论制度，加强与申请会诊医生的密切联系，不断提高 X 线或超声诊断水平。

（5）X 线图像信息是医院工作的原始记录，对医疗、教学、科研都有重要作用。放射影像学资料应由远程影像诊断中心统一保管，保管手续应与病案资料相同，便于查阅，严格执行借还手续。

（6）工作质量考核：不定期对远程影像诊断人员进行工作质量考核，应在平时严格登记制度、累积资料的基础上，半年到一年考核评定一次。

二、远程影像管理工作

（一）远程影像诊断质量安全管理工作

（1）成立远程影像诊断质量与安全管理小组，指定质量管理员，负责远程影像诊断质量与安全管理具体工作。

（2）每月由远程影像诊断质量与安全管理小组组长召开图像质量评价及诊断报告质量分析会，分析问题，对发生质量安全问题的当事人提出整改要求、限期整改，不断提高工作质量。

（3）远程影像诊断报告书写的内容和格式由远程影像诊断中心制定出一定的规范，并有审定和签发制度，诊断报告必须由主治医师以上的人员或主任授权的高年资住院医师签发。

（4）远程影像诊断中心有质量保证工作的各种记录、质量控制等资料。至少保存五年，并定期进行分析和评价。

（5）加强设备管理，建立设备运行、保养及维修档案。定期进行设备保养、准确性校准。

（6）建立岗位责任制，明确各类人员的职责，严格遵守规章制度，严防差错事故发生；认真执行各项操作规程，保证影像工作质量。

（7）根据业务动态变化，及时调整人员、设备，建立合理工作秩序，保证远程影像诊断正常运转。

（8）不定期对远程影像诊断人员进行质量安全管理教育，并考核记录存档。

（二）远程影像诊断报告书写规范及审核管理工作

1. 远程影像诊断报告书写规范

（1）一般资料：包括检查日期、姓名、性别、年龄、检查号、科别、床号等，书写时要按顺序填写完整。

（2）检查名称和检查方法或技术。

（3）医学影像学表现，要求按片中所示详细描述，用词形象，语句通俗易懂。

（4）医学影像学诊断，要求同一种表现最多不能超过三种结果。

（5）远程影像诊断报告一式两份，一份发给邀请会诊方，一份留远程

影像诊断中心存档。

2. 远程影像诊断报告审核管理工作

（1）报告医师必须由获得主治医师职称二年以上的医师担任，完成当日诊断报告的审核。

（2）报告医师必须核对“申请单，片头，报告”三者的姓名、性别、年龄、检查号、医院住院号/门诊号、病房号/床号、检查日期、报告日期以及书写报告医师的签名。急诊检查还需要包括检查时间和临时报告的时间。

（3）报告医师对每份摄片必须核对检查名称、部位和方法是否达到有关申请医师提出的要求（针对性要强）。认为不妥者需及时与申请会诊医师联系商榷。

（4）报告医师在审核报告过程中应注意修正错误的或不当的专业描述用语，以及描述与诊断结论的一致性，特别是影像学诊断的准确性。必要时提出加做和/或重做有关的 X 线检查，交申请会诊医师落实执行。尽可能地减少误诊、漏诊、错诊概率，提高报告的正确性。

（5）报告医师应对摄片中临床要求以外的阳性症状发现在报告中有所述及，并按诊断重要性的主次顺序写在结论中以供临床参考。

（6）报告医师在同意的和修改后通过的报告上签名，字迹要清晰。

三、实践及感悟

（一）实践

远程影像会诊主要包括以下流程：会诊申请、会诊审核、信息传送、启动会诊、会诊完成。具体流程如下：医生发现有疑难病症，需要院外专家进行诊断，提出远程会诊申请；远程会诊中心接收到申请后，确认其是否满足远程会诊的要求，若满足则商定会诊专家等；开始会诊后，医生将患者的检查信息发送给会诊专家，专家无须固定时间和空间，可以进行移动诊断并填写会诊意见，该信息可设置时效期，确保患者隐私性。

远程影像流程如图 9 -5 所示。

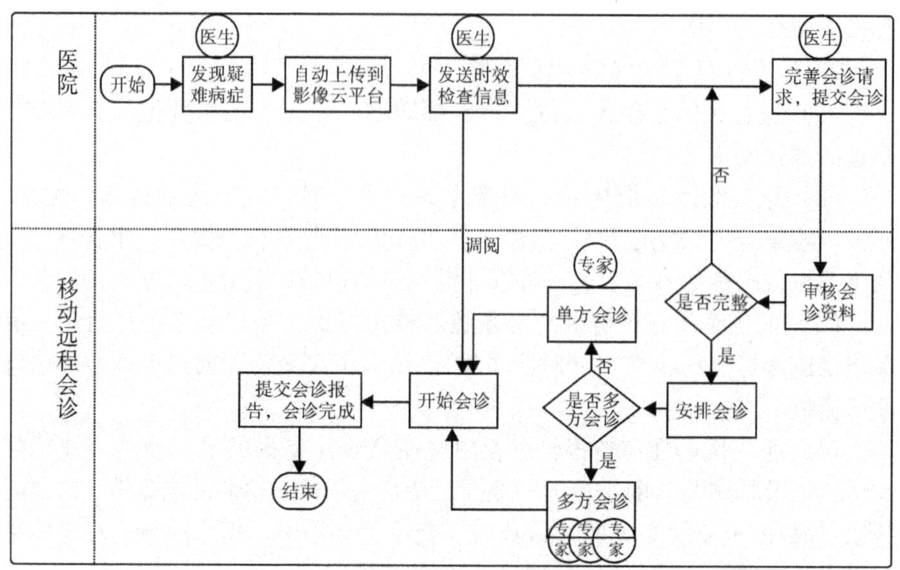

图9-5　远程影像流程

（二）感悟

远程影像的作用和优势：

（1）实现基层医院影像诊断的全数字化会诊管理：基层医院影像科通过全数字化诊断的工作流程、全新的互动交互式阅片方式极大地提高了诊断质量，专家可以通过在家中及路途上通过互联网随时随地访问中心影像数据，最大限度地降低误诊、漏诊[17]。

（2）实现基层医院患者的优先预约检查：通过远程影像集中管理系统进行实时预约、申请，患者不需往返奔波，影像和报告通过系统进行实时数字化传递和网络化存储，可以在医院实时了解患者在中心医院的所有的影像诊疗信息，为双向转诊带来了极大的便利和先决条件。

（3）实现医学影像教育实时示教：基层医院影像科遇到影像诊断疑点，即可以通过网络系统进行面对面咨询和交流。中心医院新的影像检查手段和技术方法及典型病例，基层医院可以通过系统实时查看、了解学习，拓展了影像教育的新途径。

总体而言，远程会诊的最终目的是消除地域和医院层次的显著差异，最大可能地实现全国范围内的医学影像病例的共享机制，远程影像会诊的多样

化业务融合发展，需要调动三级医院、基层医疗机构、医保部门、患者等各个利益相关方的积极性[18]。在远程影像会诊的两端，医生服务能得到相应的回报，是推动业务良性发展的关键。目前多个省市已出台政策，将远程会诊收费纳入医保支付范围，但完全依靠政府推动无法摆脱画饼充饥的现状。这就需要在远程影像会诊的运营模式上进行创新，通过市场化机制吸引更多的医疗资源的倾斜与汇聚，进一步提升服务提供的效率及质量、降低成本，形成良性循环[19]。顺应远程影像会诊未来发展方向，其运营模式要求既要结合新技术应用，围绕患者的核心需求展开服务，又要通过跨医疗机构资源的整合提升，实现跨医院多学科会诊的效率与效益平衡。

第六节　医师服务管理

一、医师服务管理职责

（1）医师在互联网系统上开展诊疗活动应当依据《医师法》《个人信息保护法》等相关法规，按照核定的执业类别和范围执业，禁止超执业范围、超诊疗科目、未注册、备案开展执业活动。

（2）医务人员互联网上执业应严格落实实名制，认真核实患者身份信息。

（3）遵照《电子病历书写规范》格式、内容要求书写电子病历。

（4）遵照《电子处方管理规范》要求开药施方。

（5）保守医密，未经患者本人同意，医师不得向他人公开患者个人资料、病史、病程及治疗过程资料。

（6）互联网诊疗过程中，当患者病情出现变化，应当立即终止互联网诊疗活动，引导患者到实体医疗机构就诊。

（7）诊疗结束前，医师应根据情况为患者做好复诊预约，可以将互联网诊疗与线下诊疗相结合。

（8）医师应恪守职业道德，不得为谋取不正当利益不合理转介患者，扰乱医疗秩序。

（9）医师不得通过平台传播国家法律法规禁止的不良信息，不得对国家、社会及医院有诋毁污蔑的不良言行。

（10）医师需开具符合《互联网诊疗管理规范》的药品电子处方。执行诊疗范围为低龄儿童（6 岁以下）互联网平台问诊，应当在确认患儿有监护人和相关专业医师陪伴下开展。

（11）互联网诊疗的接诊医师必须按时出诊，由医师本人完成诊疗过程，不能擅自替诊。

（12）严禁医师私自以任何形式将互联网诊疗平台患者转到外院线下检查、治疗、手术等。

（13）凡有违反此条款者，停止其从事互联网诊疗工作的资格。

（14）互联网诊疗医生服务评估标准见表9－3。

表9－3　互联网诊疗医生服务评估标准

医师服务评估标准				
标准大类	标准点	详细内容	分值	说明
形象 开始语	形象	穿整洁白大褂，头发、妆容等符合医者形象，耳机戴好，摄像头清晰	5	服务过程中不与他人说话、不做其他不相干的事情
	开始语	先行问候，态度亲切友好	5	“您好，由我为您服务，请问有什么可以帮您？”
合规性 标准	本人 咨询	真实患者咨询，整个咨询过程必须清晰地看见咨询者本人	10	1. 真实客户咨询，包含患者本人和为亲人咨询的代买药者，医师听不懂患者方言的可让基层医疗机构人员协助咨询，患者和其均在摄像头范围内，可以清晰辨认面部特征。 2. 慢性病开方不能弄虚作假，应拒绝，但语言应该委婉得体
	不超执 业范围	未出现超执业范围执业的情况	5	超执业范围的线上服务应拒绝，但语言应该委婉得体

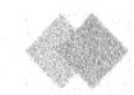

续上表

医师服务评估标准				
标准大类	标准点	详细内容	分值	说明
专业问诊标准	现病史采集	症状出现的时间、性质、部位、有无诱因、伴随症状、治疗经过、做过哪些辅助检查、现在要求解决的问题	15	指定用药也必须询问收集病情，慢性病则需要跟患者确认是否确诊过
	既往史采集	既往是否患过什么重大疾病、哪里诊断的、治疗措施和现在服药状况	10	根据不同病情进行既往史采集，并非全部内容都需要涵盖
	诊断及用药	针对病情合理推荐用药，告知用法用量	10	根据病情掌握情况，可能由什么原因导致的某种病
	用药讲解	搭配用药，简单告知药物功效	10	针对疾病需要尽量搭配用药，对于有系统提示的搭配药品功效进行简单说明
	基本信息了解	姓名、年龄、性别，14岁以下儿童还需询问体重	10	各项记录准确，无错别字和误差
	针对疾病提醒	交代用药疗程、饮食生活睡眠方面的注意事项，尤其是用药配伍禁忌	10	务必提醒用药期间的禁忌和风险
	风险控制提醒	如果病情改变或加重请及时到医院就医	5	如果病情较重、可能出现误诊的病情或可能出现病情变化的，医生需提醒患者
	结束语	祝患者早日康复，确认患者无其他需求，告别后挂断	5	有明确的挂断提示，如“再见”
合计			100	

二、医师服务管理工作

（一）基本管理工作

（1）遵守医疗卫生健康法律法规及医院管理制度，认真执行互联网诊疗管理规定，落实日常管理要求。

（2）严格遵守基本医疗管理制度及处方制度，根据患者病情开具适当电子处方及健康处方。

（3）严格执行上下班考勤制度和排班要求，要求不迟到、不早退，不私自停诊、不换诊、不脱岗。

（4）认真执行互联网医院诊疗核心制度，严格规范在线诊疗，避免投诉及纠纷发生，如发生重大医疗纠纷按流程逐级上报，及时处置。

（5）按时参加统一安排的学术活动和业务培训，积极参与业务、学术讲课，总结交流工作经验，鼓励参加专业论文，参编教案及科研、撰写课题。

（6）积极参加互联网医疗线上线下义诊，收集、改进互联网诊疗技巧，做好正面宣传。

（7）按照复诊病历、处方书写规范要求，认真完成电子病历及电子处方。

（8）做好规范诊疗、分诊、转诊、健康咨询和所收住院患者的追踪服务。

（二）医师管理工作

（1）医师应提前 5 分钟到岗，做好准备，准时开诊。

（2）医师应遵守劳动纪律，不迟到、不早退、不空岗。

（3）医师不得擅自缺岗，若需请假，经考勤人员同意，做好代班安排，并通知相关部门，未经批准不允许自行停诊。

（4）工作中必须穿工装、戴工卡并保持工作桌面整洁。

（5）医师应热情服务，态度和蔼，礼貌接诊，有序安排病员就诊。

（6）医师应对患者详细询问病史，用语严谨，如有特殊情况或对诊治不明确，及时建议患者到实体医院进一步明确诊断、治疗。

（7）非本专业的患者应及时转诊、转科，严禁跨科看病、超范围执业。

（8）对诊断不明、非复诊慢性病等患者，立即停诊，并指引到线下就诊。

（9）医师面对纠纷时应及时上报管理部门申请协调，避免和患者进行口角冲突。

（10）医师应严格执行医疗操作规范，按《处方管理办法》《药品管理法》合理用药。

（11）认真学习业务知识，熟练掌握各项理论，保障医疗安全。

（12）诊疗过程、诊后服务应当时刻维护患者的隐私。

以上要求，请各医师认真执行，如发现违章、患者投诉者，经查实，按规章制度处理。

（三）值班、交班及休假管理工作

1．排班、交接班管理工作

（1）参与互联网诊疗的临床科室实行排班轮流制，医师按照电子排班表独立承担接诊任务。

（2）严禁私自换班，上班时间实行线上接诊打卡制。

（3）分班制：每周上班 7 天，每天 7 小时工作制，即白班 8：00—12：00，14：30—17：30；晚班 12：00—14：30，17：30—21：30。

（4）因公外出，需在企业微信及医院人事 OA 上提前申请，不得擅自离岗。

（5）坚守工作岗位，确保医疗服务的连续性，接班人员若未到岗，严禁当班人员离岗。

（6）每天实行交接班登记制，如有特殊情况，需报送上级医师和本部门负责人。

（7）实行工作量统计制，每天一小结，每月一汇总，每季一上报。

2．值班、休假管理工作

（1）值班管理工作。①严格按照互联网诊疗管理制度，执行作息时间。② 因互联网医疗中心与临床专科属于互补关系，如因科室需要参加门诊及义诊等工作，需按所在科室工作制度执行。③节假日上班按照加班标准另外计算。④换班：如因特殊情况需换班，提前告知考勤人员，原则上一个月不超过 2 次换班；周日及夜班在排班表公布后，原则上不能再行修改。

（2）休假管理工作。需在不影响正常运作的前提下申请如年假、婚假、产假等假期，无特殊情况下科室一般不能同时 2 人休假；休假期间绩效按工作量统计。

（四）会议学习管理工作

每周一上午8：00—9：00组织工作会议或学习。特殊情况随时召集召开。

（1）会议（学习）主题：明确主题，围绕会议（学习）主题有序展开，不能漫无目的闲聊。主题包括：医院要求、互联网诊疗服务、运营管理、传达上级会议、接待、交流、通报服务质量、反馈存在不足等方面工作。

（2）参加人员：根据不同的主题，由互联网医疗中心负责人、互联网医疗中心秘书、全体医生、科员、系统开发、后台服务、市场运营及相关人员参加。

（3）内部培训：以平等为原则，中心全体人员轮流主讲，参培人员集体讨论的方式展开。主讲人需提前准备电子课件交负责培训的兼职人员。

（4）会议纪律：不能无故缺席、迟到、早退。

（5）会议、学习培训记录：由中心秘书负责布置、签到，请假、缺席、迟到人员登记，对会议培训主要内容做详细记录，会议培训后整理成纪要，课件发到互联网医疗中心工作群。

（五）人员培训管理工作

（1）参培范围：全体医务人员及从事互联网诊疗多点执业医师、系统开发人员，互联网医院运营等人员。

（2）带教培训：从事互联网诊疗3年以上的医师，具有主治医师以上职称的医师，应承担进修生、互联网诊疗观摩及各兄弟医疗机构派往学习人员的带教培训，并达到培训效果。

（3）培训内容。①岗前培训：院规院史、医院规章、服务技巧、岗位应知应会，医德医风、行业规范，服务流程、文书书写、互联网医疗系统，业务知识、法律法规等。②常规培训：新增互联网+智慧医疗政策法规、智慧医院、数字医疗、互联网诊疗平台新功能操作、制度规范、诊疗流程、诊疗风险与风险防范、疾病临床指南、行业标准等。③临床科室培训：互联网医疗政策、管理制度、规范流程、系统功能应用、互联网诊疗激励机制，退费机制，互联网诊疗风险防范及医院要求的培训等。④进修转岗培训：为提高医务人员素质，医师定期派往外院或本院相关专业住院部进修，派往职能

部门轮岗培训，夯实业务、提高服务管理效能。⑤会议学术培训：互联网+智慧医疗在医院体系还是一个新业态，从事互联网医疗服务、信息技术、运营、管理人员要适应新形势，更新观念，每年最少参加1次省内外学术活动，以提升团队整体业务管理水平。

（六）培训考核评价管理工作

为进一步贯彻落实医院员工培训安排和互联网医疗中心《人员培训制度》，规范并有序、高效地开展全员培训，激发全员参与学习热情，提高广大医务人员专业素质，实现新业态下应知应会和创新服务，以及培训工作科学化、制度化考核评价，特制定本制度。

（1）全体人员利用业余时间，采取集中与在线相结合、会议与学术讲座一体化、上级（同行）与业余自学相融合等形式培训。

（2）履职尽责，授课人（讲者）授课前认真备课，授课时呈现规格统一的电子课件（讲义）。

（3）严格考勤，参加培训者先签到，中途离开需签早退并注明早退原因，所有培训不准随意请假、不准迟到和早退，禁止旷学。

（4）参学人员，自备学习（听课）笔记，保存好学习材料，完整记录培训内容。

（5）积极参与国家、省、市及院内外远程培训和远程专题讲座。

（6）活跃学术气氛，凡参加学术活动和外出短训者需做好学习笔记、认真整理培训及学术资料，学习后回医院当月进行专题汇报和组织全员培训。

（7）提高培训质量，按照培训内容，每月自查，次月第一个早会通报，每季度按百分制考核一次，每半年对所培训内容考试（测评）一次。

（8）建立培训（学习）评价制，全年授课、培训分值≤80分者，除扣除年终绩效（20%）外，授课人（见各类人员职责）会被处以罚金并取消评先、评优资格。

三、实践及感悟

（一）实践

1. 医师服务流程（图9－6）

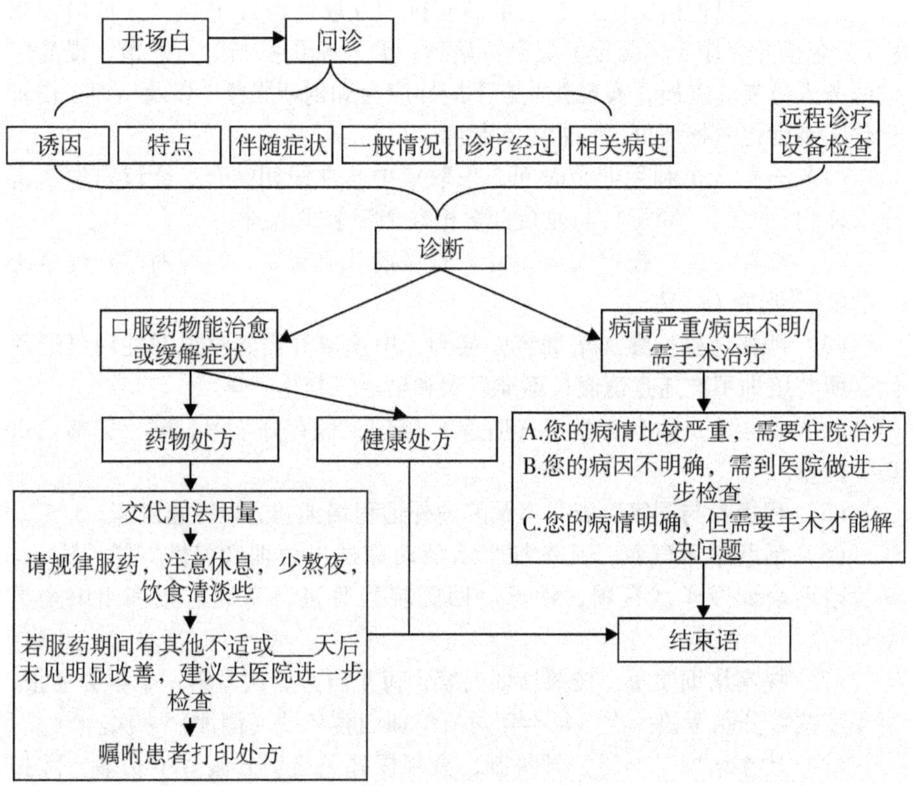

图9－6　医师服务流程

2. 互联网诊疗医师各环节工作流程（表9－4）

表9－4　互联网诊疗医师各环节工作流程

流程	责任部门	工作要求	相关文件/记录
候诊	服务人员	1. 服务点需按照《互联网诊疗服务点建设标准》建设。 2. 服务点人员合理安排好候诊患者。 3. 确保候诊患者候诊时间在一定时间段。 4. 维持候诊环境、秩序。 5. 对候诊患者提供健康宣教服务。 6. 对医保身份就诊患者检视证件	互联网诊疗服务管理规范
接诊	医师	1. 实行《首问医师负制》。 2. 接诊医师对就诊患者仔细询问病史，如有可能指导患者上传体查。 3. 记录好《互联网诊疗电子病历》。 4. 接诊医师应向患者、合适的患者家属或其代理人提供以下信息：诊疗方案和取药途径	1. 首（问）诊医师负责制 2. 电子病历管理规范 3. 医患沟通制度 4. 医疗安全制度
初步诊断	医师	1. 医生综合分析病情，判断口服药物治疗是否能治愈或缓解。 2. 诊断明确者，开出电子处方。 3. 非本专科疾病，按《分诊制度》分诊到相关专科医师接诊	分诊制度
处方及建议	医师	1. 对于诊断明确者，开具电子处方，并交代清楚药物用法、用量，嘱咐患者遵医嘱用药。 2. 对于诊断不明确，需经过检验、检查确诊的，开具检查申请单或协助预约。 3. 对于超诊疗范围，或某些疾病需要住院治疗观察的，或自行口服药物效果不明显，在征得患者同意的前提下，可帮助预约实体医院进一步诊疗。 4. 对于在互联网就诊的患者，根据病情，应开具健康处方，给予必要的健康指导建议。 5. 系统无限制医保身份诊疗范围内的患者可使用医保目录药品	1. 电子处方管理规范 2. 互联网诊疗检验、检查电子申请单 3. 住院诊疗服务流程 4. 互联网医疗健康处方
取药	药师	药师按《药房调配工作规范》开展工作。 医保标志的处方取药，严格按照医保目录规定厂家及品规（准字号）由医院药房按处方发药，开具省二医电子发票	1. 中药房调配工作规范 2. 西药房调配工作规范
跟踪随访	健康管理师	健康管理人员按照健康管理的要求负责对有需求的就诊患者进行跟踪随诊和规范管理	健康管理服务流程

（二）感悟

医务人员提供“互联网＋”医疗服务时，应注意以下事项：①医务人员应选择有资质的互联网医院和互联网平台提供医疗服务[20]。②要明确自己提供的医疗服务性质。诊疗服务的对象是复诊患者；服务范围是部分常见病、慢性病；服务项目是复诊和开具处方，处方只能是常见病、慢性病的处方，禁止开具麻醉药品、精神药品、特殊管理药品及其他用药风险较高的处方。③在互联网医院上提供诊疗服务，需遵守《执业医师法》《医疗纠纷预防与处理条例》等法律法规，遵守诊疗规范，更应注意履行知情告知义务、诊疗注意义务、信息保护义务。④与第三方平台合作时，应签署合作协议，明确双方权利义务，维护自身合法权益。

第七节　药品准入、服务和配送管理

一、药品准入、服务和配送管理职责

（一）药品准入管理职责

（1）负责药品及相关产品市场准入制度有关法律法规和政策的宣贯。

（2）组织药品及相关产品生产加工企业申报生产许可证。

（3）负责药品及相关产品生产许可证的申请受理、委托加工、变更等工作。

（4）负责药品及相关产品生产许可证申报材料的审核。

（5）负责对申报生产许可证的药品及相关产品生产加工企业进行初审并指导企业整改。

（6）负责组织药品生产加工企业的生产许可证现场核查工作，配合省局对药品相关产品进行现场核查。

（7）完成药品生产许可证申报材料的上报，协助做好申报材料的归档，组织药品企业接受省局的抽查。

（二）药品服务和配送管理职责

（1）严格遵守国家政策法规及院内有关采购药品的各项规章制度，把好药品质量关。

（2）负责药品经营企业资格合法性审查，按有关规定要求留存企业有关证照资料备查。

（3）及时将药品保管员制订的药品采购计划通过互联网药品采购平台下单采购。

（4）负责在药品采购平台确认收货、确认发票工作。

（5）协助药品保管员检查库存药品的质量，发现问题，及时与供应商联系处理。

（6）负责通知经销商处理近效期和积压药品并记录。

（7）负责采购药品发票的汇总、复核、验收与报账工作。

（8）负责征求临床科和本科各班组意见，掌握药品使用情况，发现问题及时解决并上报。

（9）负责组织收集药品价格文件及药品采购平台信息，通知药品账务、价格管理员调整药品信息资料及价格。

（10）确保药品配送准确：负责将医院或药店采购的药品准确配送到指定地点，确保配送过程中不发生错误。

（11）药品包装和标识：负责将药品进行包装，并标注相关的信息，如药品名称、批号、规格、有效期等，确保药品的包装完整和安全。

（12）药品质量控制：负责药品的质量控制工作，包括对药品进行验收、储存、保管等工作，确保药品的质量符合相关标准要求。

（13）药品储存管理：负责药品的储存工作，包括对药品的分类、整理、保管和更新等，确保药品存放的整齐和有序。

（14）储存环境维护：负责储存区域的环境卫生和温湿度控制，确保药品储存环境的干净、整洁和符合相关规定。

（15）物流管理：负责协调和安排配送路线、运输工具和配送时间等，确保药品按时、安全地送达目的地。

（16）内存管理：负责对药品的库存进行定期盘点，及时补充库存，并进行记录和报告。

（17）协助配送团队其他工作：协助配送团队进行其他相关工作，如配送路线的规划、配送过程中的问题解决等。

二、药品准入、服务和配送管理工作

（一）药品准入、服务和配送管理工作内容

药品准入管理工作主要包括负责互联网诊疗药品、器械的筛选、准入，药品目录字典的制定；建立互联网医院药品管理规章制度，督促检查在线医生的药品使用、信息反馈、审核与审批；负责互联网诊疗电子处方管理、电子处方点评、反馈、通报、改进和监管、培训等工作，总结互联网诊疗用药特点等[21]。

（1）第三方药品配送单位必须具有相关资质，同时具有线下实体药店运营经验。

（2）药品质量严格把控，采用一票否决制，一旦出现“伪劣”药品投诉，经过证实后，立即终止合作，并向其追偿。

（3）互联网医院内任何途径收到的患者关于药品品质相关的投诉，需要第一时间反馈到药学服务部。

（4）由药学服务部根据投诉情况，决定采用电话核实，或者是现场核实等方式确认“伪劣”药品投诉的真实性。

（5）签约第三方药品配送单位的准入，由药学服务部评估，每年进行一次综合评估，采用末位淘汰制，更新签约合作的第三方药品配送单位。

（二）第三方药品配送单位服务品质监管

（1）重点监测配药的准确率、及时性、品种的丰富度。

（2）药学服务部每周对药品电商提供的相关数据进行分析，出具月度报告，对于发现的问题及时反馈。

（3）对于第三方药品配送单位实行差错分级管理，按照电商服务品质，每半年做出评估。

（4）根据评估结果，由药学服务部给出继续合作、限期整改、终止合作的决定。

（5）签约的第三方药品配送单位在服务流程及内容等方面做出调整时，需要事前通知到互联网医院，供药学服务部评估。

（三）互联网医院签约的第三方药品配送单位价格监管

（1）签约的第三方药品配送单位需将所有线上药品价格报备医院药学服务部，若存在明显差额需告知互联网医院接诊医师知晓。

（2）签约的第三方药品配送单位在进行药品价格调整时，需至少提前3个工作日书面通知医院药学服务部及互联网医院，并需留存互联网医院相关部门的“已收到”的回执（邮件或书面），确保信息传递到位。

（3）签约的第三方药品配送单位需确保所售药品价格符合国家相关规定，如出现违背国家相关规定的情况，所产生的后果由第三方药品配送单位承担。

（四）互联网医院药品配送服务流程

1．调配处方

（1）调配药师打印处方及药品配送明细单。

（2）调配药师根据处方或药品配送明细单进行药品调配。调配时应注意核对药品名称、规格、包装量、剂型等信息。

（3）调配完成后将药品整齐摆放在预配容器内。

（4）调配药师在调配完毕后应在处方或药品配送明细单上签字或盖章。

2．确认处方

（1）电子处方流转通过第三方配送的处方发药，药师按照患者的就医ID号/身份证号/互联网处方流转号/物流配送码等信息核收药品。

（2）药师在医院信息系统（HIS）中调出患者电子处方，再次核对患者信息及药品信息，确认无误后在医院信息系统（HIS）中确认发药并在处方和药品配送明细单上签字或盖章。

3．药品交接

药品交接环节需设置监控视频，发药药师与物流人员应在摄像头可监控的范围内对处方、药品配送明细单、调配好的药品、收费票据等进行交接，按照处方或药品配送明细单再次核对患者姓名、药品名称及数量，核对无误后双方在药品配送交接单上签字或盖章；交接单由药学部门留档备查。

4．配送信息传递

互联网处方系统通过信息接口与第三方药品配送企业的信息系统相连接。患者在手机App或小程序中填写药品接收人信息、联系电话及药品接收详细地址；患者再次确认信息无误后提交至互联网处方系统，继而传递给配送物流公司信息系统。物流信息系统按照一个患者一个包一个物流单号的原则，生成物流单号。互联网诊疗处方系统通过信息接口自动抓取物流信息并显示在系统中，供医院及患者查询及追踪。物流人员打印配送单后粘贴在药品包装箱上。

药品配送过程需完善物流追踪、信息回传和反馈，保障医院、配送物流公司和患者实时查询药品配送每个节点的状态，保证全程的可追溯性。

5. 药品包装

（1）在药品打包前，发药药师与物流人员应共同检查所有药品的性状、有效期和外包装的完好性，保障药品质量，并应确保每种药品都附有独立说明书。

（2）按照一个患者一个包装的原则整体包装，不得与其他患者的药品混放。

（3）包装严密，保证抗压、防震、防水、无泄漏破损等情况；对易碎、易漏药品应进行独立加固包装，防止药品破损，污染其他药品；对标签裸露的药品应增加外包装，防止药品标签内容被磨损，影响患者安全用药。

（4）根据药品储存要求，常温储存药品可使用普通包装箱包装，箱内采用气垫膜或充气缓冲垫等对空隙处进行填充，避免药品在配送过程中剧烈震荡；胰岛素等需冷藏或冷冻储存药品应使用加装冰袋及温控包装的泡沫箱进行包装并对箱体内空隙处进行填充（需先对药品进行适当包装后再放入有冰袋等蓄冷剂的包装箱，不得直接接触冰袋等蓄冷剂，防止对药品质量造成影响）。

6. 运输及储存

（1）应保障运输过程中包装箱的密封密闭性，防止出现破损和污染等问题。

（2）应保证运输和储存过程各环节的环境均符合药品说明书规定的条件。

（3）确保运输和储存温度在药品说明书标明的贮存温度范围内；对于胰岛素等需冷链运输的药品，应使用具有冷藏功能的冷藏箱或其他方法，确保药品在 2 ～ 8 ℃或说明书规定的条件下运输；运输过程的温控记录应做到可溯源、可存档。

（4）运输公司应具备相应的存储条件，应对邮件采取分区、遮光、通风、防潮、防虫、防鼠等措施。

7．药品签收

（1）患者或其指定人员接收药品时，物流人员需向其交接药品、处方及单据，并共同核对患者姓名、药品名称、数量，同时检查药品包装是否完整、无异常。

（2）物流人员应当提示收件人，当面开箱检验收货，同时检查药品包装是否完整无异常变化，如出现药品破损、药品遗失或漏寄错寄等异常情况，物流人员应拍照或录像，与患者协商解决并写清经过，双方签字确认，后期依据留档影像资料进行责任界定。

（3）患者或其指定人员验收后在药品签收单上签字确认，物流人员带回存档备查。

8．药品配送确认

（1）合作的物流公司将药品配送至患者或指定人员，通过短信或微信认证确认患者或指定人员身份，核对无误并签字确认后，相关信息反馈至互联网处方系统，提示药品配送已完成。医院或平台接收到反馈信息，可在系统中对患者或指定人员进行提示并再次确认药品配送已完成；患者或指定人员可对此次互联网药品配送到家服务进行评价和反馈。

（2）如遇药品质量问题，由互联网医疗服务或客服及时反馈、及时处理，后期依据留档影像资料进行责任界定；必要时可提交法务部门进行处理。

三、实践及感悟

（一）实践

互联网医疗平台专科发药流程如图9－7所示。

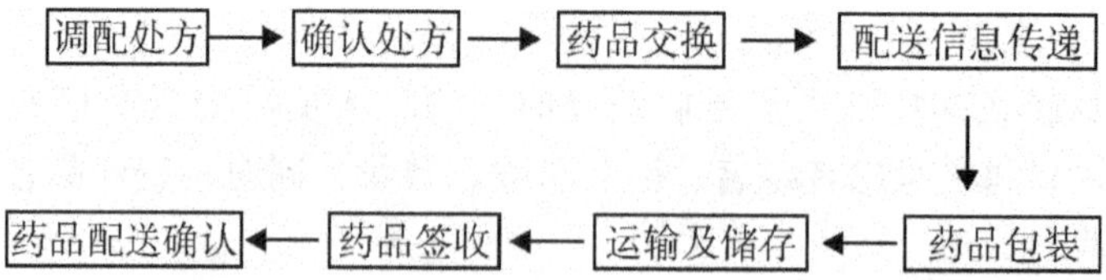

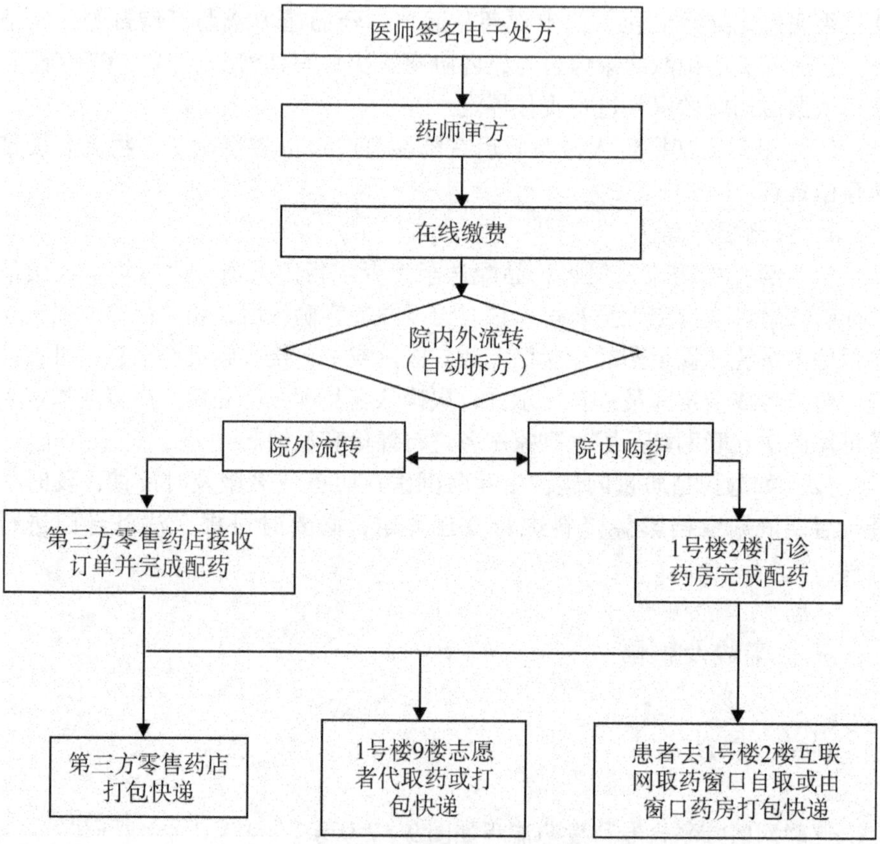

图9－7　互联网医疗平台专科发药流程

（二）感悟

药品安全责任重大，事关人民群众生命健康。

1. 落实药品经营企业主体责任

明确从事药品网络销售的药品经营企业主体资格和要求，并依法明确疫苗、血液制品、麻醉药品、精神药品、医疗用毒性药品、放射性药品、药品

类易制毒化学品等国家实行特殊管理的药品不得在网络上销售。严格监管药品经营全过程管理，对药品网络销售企业的质量安全管理制度、药学服务、药品储存配送、药品追溯、风险控制、信息公开等全过程管理提出明确要求。

2. 落实药品网络销售平台责任

明确第三方平台应当设立药品质量安全管理机构，配备相应的药学技术人员，建立并实施药品质量安全、药品信息展示、处方审核、处方药实名购买、药品配送、交易记录保存、不良反应报告、投诉举报处理等管理制度，并按规定备案。同时，要求平台与药品网络销售企业签订协议，明确双方药品质量安全责任，规定平台应当履行审核、检查监控以及发现严重违法行为的停止服务和报告等义务，并强化平台在药品召回、突发事件应急处置以及监督检查中的配合义务。

3. 明确处方药网络销售管理

考虑到用药安全风险和线上线下一致性管理要求，明确对处方药网络销售实行实名制，并按规定进行处方审核调配；规定处方药与非处方药应当区分展示，并明确在处方药销售主页面、首页面不得直接公开展示包装、标签等信息；通过处方审核前，不得展示说明书等信息，不得提供处方药购买的相关服务，意在强调“先方后药”和处方审核的管理要求。同时，要求处方药销售前应当向消费者充分告知相关风险警示信息并经消费者确认知情，切实防范用药安全风险。

4. 强化各级监管部门的监管措施

明确各级药品监督管理部门在药品网络销售监管中的职责划分和违法行为查处的管辖权，要求强化药品网络销售监测工作，对监测发现的违法行为依法按照职责进行调查处置。强化药品安全风险控制，对有证据证明可能存在安全隐患的，依法明确药品监管部门可以采取告诫、约谈、限期整改以及暂停生产、销售、使用、进口等措施。

第八节　线上就诊患者管理

一、线上就诊患者管理职责

（一）互联网诊疗流程

互联网诊疗流程包括知情同意就医实名注册选择医师、预约挂号、收集个人信息、提交（上传）病历检查资料、医患沟通、诊断、处理、预约检验检查、缴费、取药方式选择。

（二）实名注册就医

互联网诊疗严格执行实名制度，就诊需提供真实有效的身份信息和证件。专家号线上线下一体化精准预约或排队、诊疗。

（三）提交病历资料

上传近6个月的病历资料，要求真实准确，图片资料要清晰、不歪斜。

（四）患者就诊

（1）患者在就诊当日，按照约定的就诊时间，提前通过互联网渠道（包括但不限于手机App、微信小程序）进入互联网诊疗排队、发起问诊、候诊，同时患者关联人及患者本人和完善个人信息等候医师发起接诊。

（2）未成年患者，或以其他形式被限制民事行为能力，需要在监护人的陪同下方可在互联网诊疗平台上就医。

（五）缴费

（1）患者通过互联网诊疗平台在线支付医疗服务、检验、检查等费用，支付方式包括但不限于微信、支付宝、银行卡等方式。

（2）医保脱卡结算患者通过互联网诊疗平台在线支付诊疗挂号、检验、

检查、药品、治疗、住院预支等费用。

（3）不能实现线上支付或线上支付有困难的患者，允许通过线下收费通道（自助机或收费窗口）等方式缴费。

（六）预约检查

互联网诊疗开具的检查、检验、治疗等医嘱，需要在线上完成预约、改约手续，特殊项目委托运维人员代自己来院线下办理。

（七）取药

（1）互联网诊疗如有处方，需通过药学部审核通过。

（2）来本院取药、医保定点药店取药、物流配送三种取药方式，患者根据自身情况选择其中一种。

（八）退费

1．退诊查费

患者候诊阶段，问诊医生尚未接诊：可取消问诊，费用通过原支付渠道退回。

医生24小时内未接诊：将发生自动退费或可联系平台客服协助退费，费用通过原支付渠道退回。

医生已接诊：若需退诊，根据情况由接诊医生或联系平台客服退诊。

2．退处方、检验、检查等项目费用

需联系平台客服（或本院医务社工）与药房及相关检查科室确认服务完成情况，再协助退回患者。

（九）发票

（1）患者缴费票据由收款单位负责提供电子发票。

（2）退费患者发票：应在退费时同步退回收款单位。

（十）患者评价机制

在诊疗结束后，患者以打星形式对医师进行评价，满意度最高评价为五颗星，评价结果在互联网诊疗平台医生个人信息模块上展示，作为医生服务质量考核评价的依据。

二、线上就诊患者管理工作

（一）互联网诊疗医师接诊患者时采取首问负责制度

（1）对首（问）诊病员应详细询问病情，进行互联网上收集的相关检查结果、穿戴设备检查依据，认真地进行诊治，做好病史记录。不得随便将病员推向其他医生。

（2）经初步问诊不属本专科的首诊患者，应及时分诊至相关专科医师处诊疗。

（3）对不适宜在互联网上诊治的患者，包括疑难、危重非首诊患者应引导到线下诊治并做好联系方式登记，以便病情追踪。

（4）坚持文明行医，礼貌服务，做到“三不”，即不推、不顶、不冷。

（二）专科间分诊管理工作

专科患者病情复杂或超出本医师能力范围不能处置的，接诊医师可分诊给本专科上一级医师。

分诊程序：

（1）由接诊医师根据病情提出分诊申请，征得分诊医师同意方可进行。

（2）被邀请分诊医师应在接到分诊后根据患者问诊情况合理安排患者问诊并给出相应处理。

（三）非本专科间分诊管理工作

病情涉及他科、本专科不能处置者，可分诊至其相应专科。

分诊程序：

（1）由接诊医师根据病情提出分诊申请，征得分诊医师同意方可进行。

（2）被邀请分诊医师应在接到分诊后根据患者问诊情况合理安排患者问诊并给出相应处理。

（四）后台分诊管理工作

如遇网络故障（如声音视频、网络延迟影响问诊等）、个人信息错误（如非实名登记等）或因特殊原因无法正常问诊等情况可分诊至后台调试并说明情况。当发生分诊时，提出分诊申请医师诊查费将自动退还患者，患者将按新接诊医生诊查费标准重新缴费。

三、实践及感悟

（一）实践

1. 互联网医院问诊流程（图9－8）

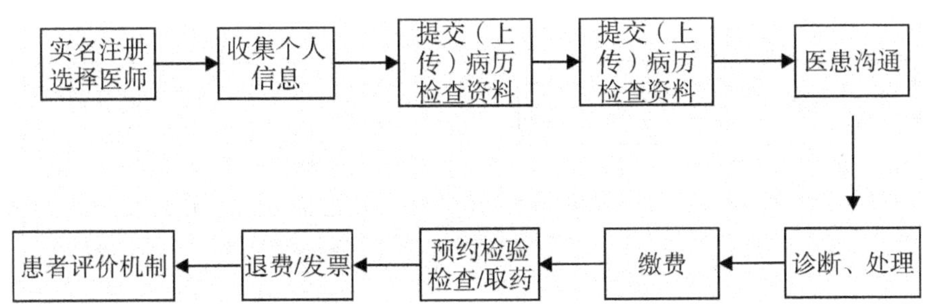

图9－8　互联网医院问诊流程

2. 互联网医院退费流程

(1) 问诊退费流程（图 9 -9）。

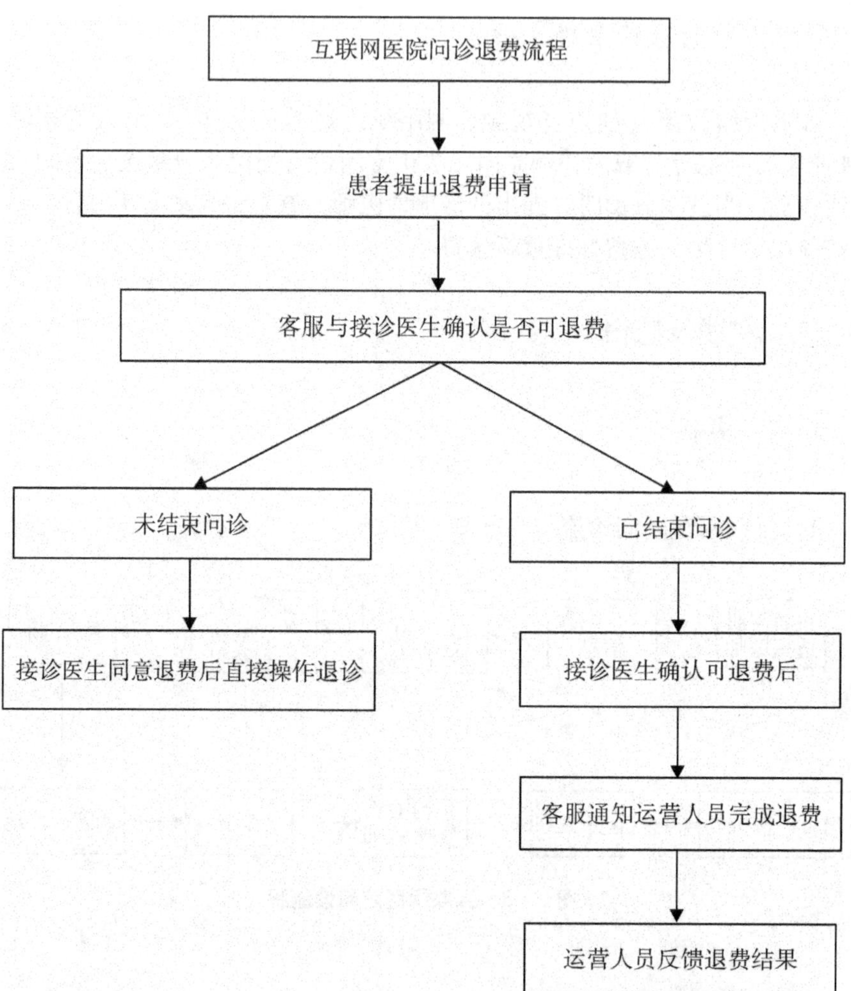

图 9 -9 问诊退费流程

（2）处方退费流程（图9－10）。

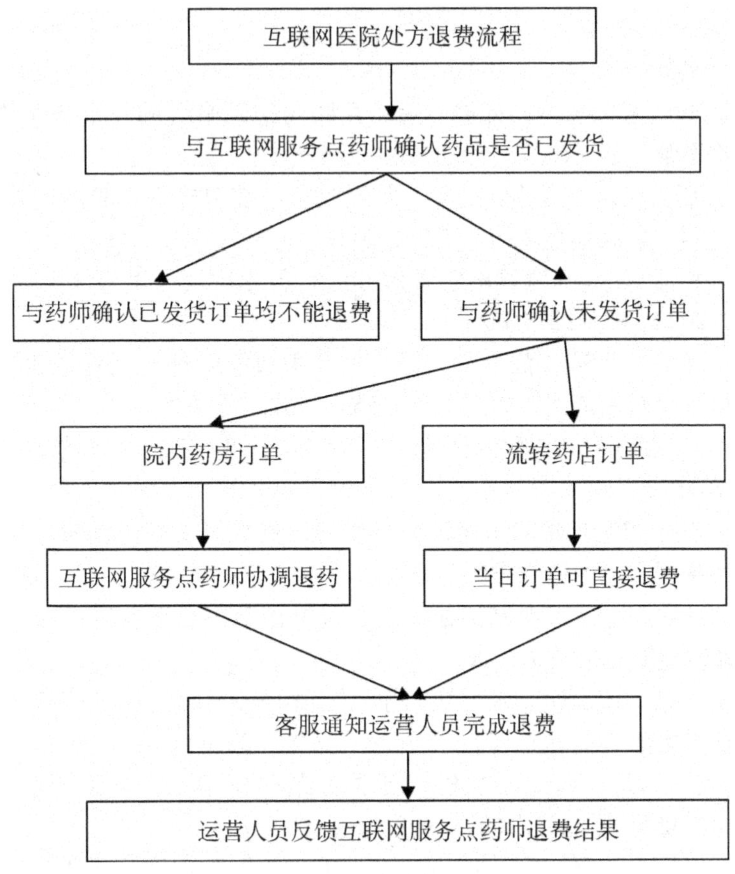

图9－10　处方退费流程

（二）感悟

通过互联网医疗问诊，让挂号等待时间和缴费等待时间真正实现了“零”等候。就诊流程改善后，便捷的挂号及支付方式缩短了患者就诊时间，改善了门诊挂号收费窗口区域人满为患的排队现象，提高了患者满意度和体验感。未来，医院将进一步加快智慧医院体系建设，全力推进“互联网＋医疗”，健全和完善医院数据中心平台，依托信息化开展各种便民服务、加强医院运营管理，力求让百姓少跑腿、数据多跑路，不断满足群众看病就医需求，不断增强人民群众的获得感、幸福感，为提升医疗质量、提升工作效率、提高患者就医体验、实现医院健康可持续发展做好有力保障。

参考文献：

[1] 辜晓惠，马丽，林波，等. 互联网医院平台的建设与实施 [J]. 北京生物医学工程，2022 (5)：526 - 530.

[2] 唐裕婷，许亮业，何毅. 新冠疫情防控模式下互联网医院的设计与应用 [J]. 电脑编程技巧与维护，2022 (5)：21 - 23，41.

[3] 张春芳.《互联网医院管理办法》技术解读与思考 [N]. 中国计算机报，2020 - 05 - 25 (012).

[4] 王森，王瑞，范先红，等. 医疗主数据管理实施路径探究 [J]. 中国卫生信息管理杂志，2023 (4)：555 - 561.

[5]《互联网诊疗监管细则》公开征求意见 [J]. 医学信息学杂志，2021，10：93.

[6] 关于印发互联网诊疗管理办法（试行）等文件的通知 [J]. 中华人民共和国国家卫生健康委员会公报，2018 (7)：25 - 35.

[7] 李巍. 基于互联网的远程医疗脑电诊断中心平台实践 [J]. 电声技术，2022 (2)：78 - 81，86.

[8] 吴浩，刘新颖，张世红，等."互联网 + 社区卫生健康管理服务"标准化建设指南（二期）[J]. 中国全科医学，2018，16：1891 - 1909.

[9] 俞天智，杨旭. 公立医院自主建设互联网医院的实践与思考 [J]. 中国卫生质量管理，2021 (9)：9 - 12.

[10] 温丽，朱伟杰，钟小艳，等. 互联网医院建设及其助力基层医疗服务探索与实践 [J]. 医学信息学杂志，2023 (6)：79 - 83.

[11] 陈淑华，周其如，连万民，等. 基于人工智能物联网的新型区域医疗联合体实践探讨 [J]. 中国数字医学，2021，12：9 - 13.

[12] 龚翔，赵宗祥. 规范网络售药需要多部门齐抓共管 [N]. 中国医药报，2004 - 05 - 18 (1 - 3).

[13] 苏日娜，孙德俊，温利萍，等. 内蒙古自治区远程医疗平台新型冠状病毒肺炎防控工作模式 [J]. 中国医学装备，2020，11：146 - 149.

[14] 朱伟健. 医院远程会诊系统技术方案之研究 [J]. 电子技术与软件工程，2019，12：19.

[15] 江惠琼，洪燕玲. 基于互联网云平台的远程心电会诊网络系统的应用 [J]. 北京生物医学工程，2020 (5)：513 - 517.

［16］刘胜红，李立，田维淮，等．基于互联网的“云心电”远程心电会诊系统在提升基层医疗机构心电诊断水平的应用研究［J］．智慧健康，2020，27：17－18.

［17］钱农，陈建国，吕君，等．基于互联网的瘦客户端远程实时影像会诊系统的设计与实践［J］．中国医疗器械杂志，2010（1）：27－28.

［18］曹童英，王文明．基于 Web 的医学影像远程会诊中心的建设［J］．中国医疗设备，2015（8）：101－103.

［19］姚侃敏，潘自来，张宁芳，等．“互联网＋”时代远程影像会诊运营模式探讨［J］．中国医学计算机成像杂志，2021（4）：369－372.

［20］田胜男．“互联网＋”医疗服务中医师执业的法律问题探讨［J］．中国卫生人才，2021（5）：23－27.

［21］邓勇．互联网医院运营模式解读及法律问题探讨［J］．中国卫生质量管理，2019（4）：113－116.